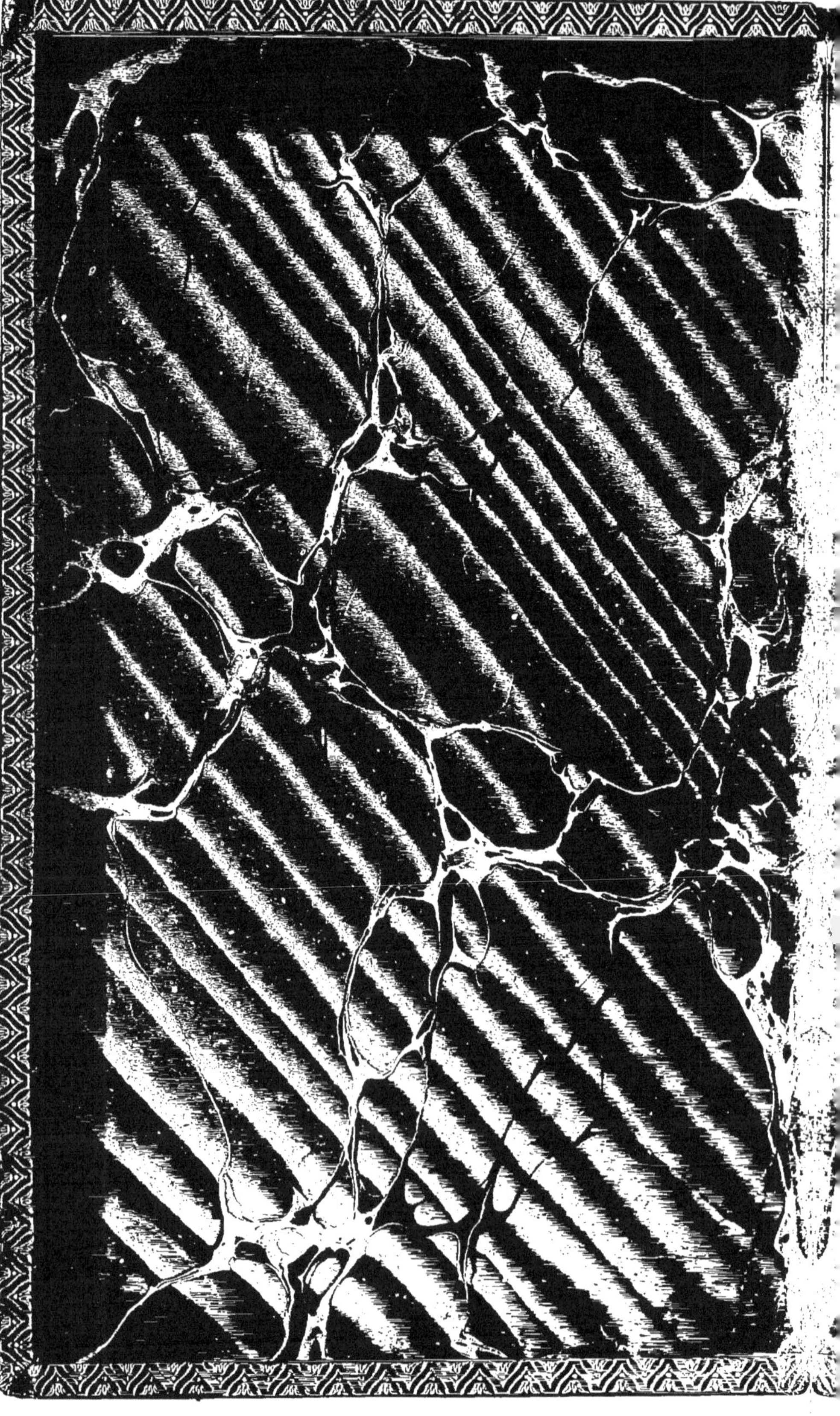

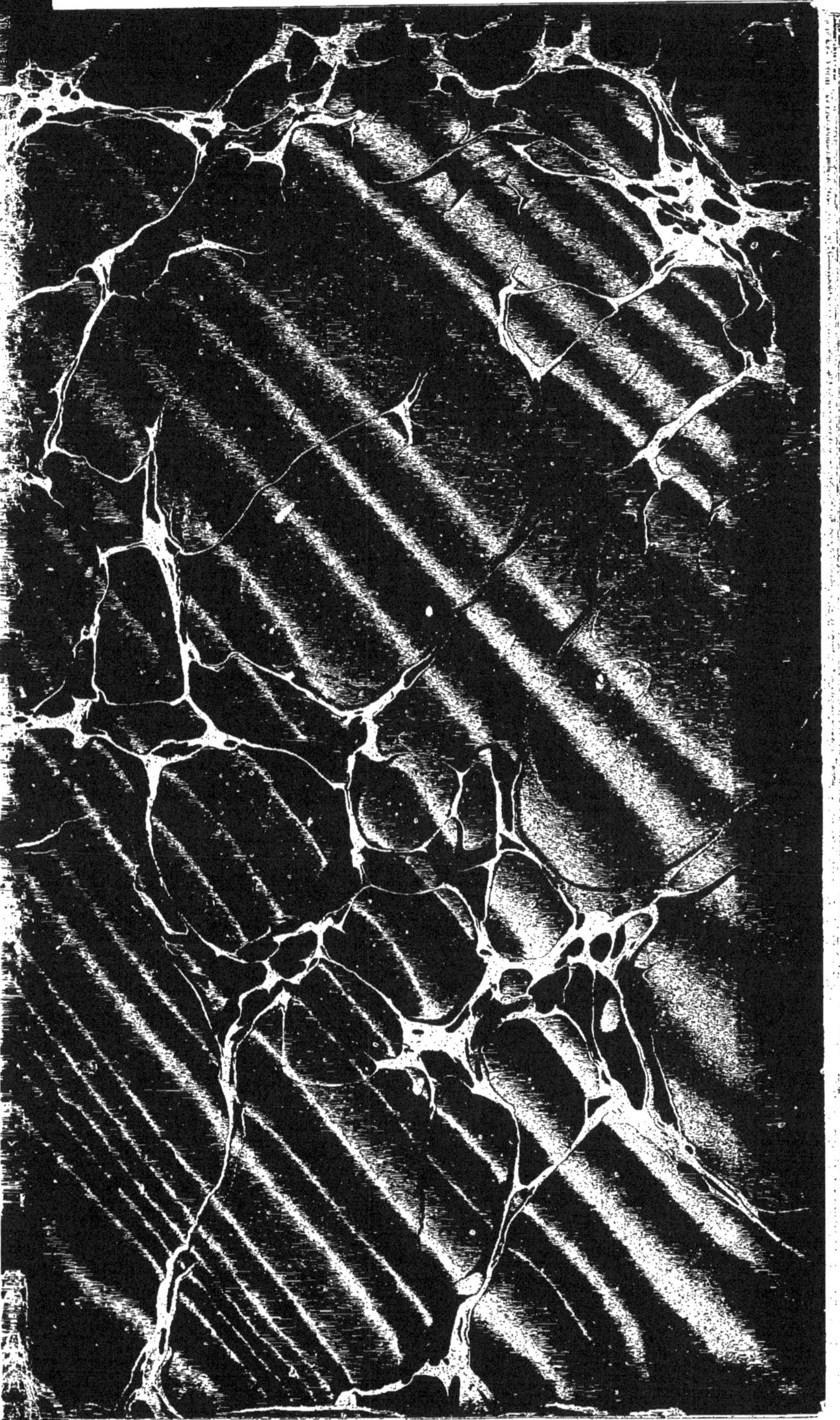

TRAITÉ
DE THERAPEUTIQUE
ET
DE MATIÈRE MÉDICALE.

FÉLIX LOCQUIN, Impr.,
rue Notre-Dame-des-Victoires 16.

TRAITÉ
DE
THÉRAPEUTIQUE
ET DE
MATIÈRE MÉDICALE

PAR A. TROUSSEAU,

DOCTEUR EN MÉDECINE, AGRÉGÉ A LA FACULTÉ DE MÉDECINE DE PARIS, MÉDECIN DES HOPITAUX, PROFESSEUR PARTICULIER DE THÉRAPEUTIQUE ET DE MATIÈRE MÉDICALE, CHEVALIER DE LA LÉGION D'HONNEUR;

ET

H. PIDOUX,

DOCTEUR EN MÉDECINE, PROFESSEUR PARTICULIER DE THÉRAPEUTIQUE.

« Naturam morborum curationes ostendunt. ».
(HIPPOCRATE).

« Nous ne devons pas dénommer et caractériser chaque maladie individuelle ; mais nous devons en faire de grandes partitions, de grandes divisions rapportées à la différence essentielle des méthodes curatives qu'il ne faut pas confondre avec les remèdes, comme font les ignorans ». (GRIMAUD).

TOME SECOND. — 1re PARTIE.

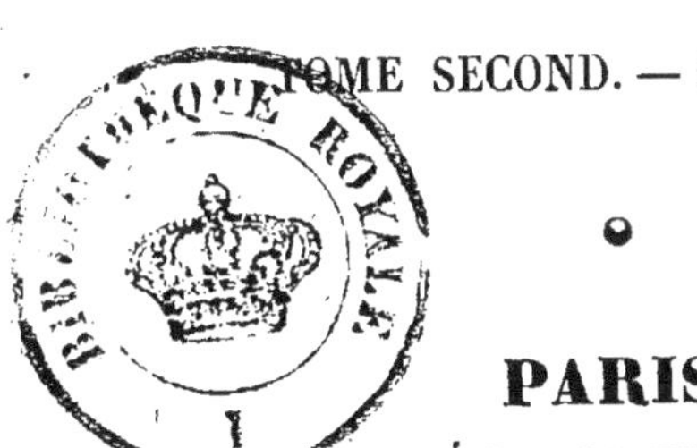

PARIS.

BÉCHET JEUNE,

LIBRAIRE DE LA FACULTÉ DE MÉDECINE DE PARIS,

4, place de l'École de Médecine.

1837

THÉRAPEUTIQUE

SPÉCIALE.

MÉDICATION EXCITANTE.

EXCITANS GÉNÉRAUX.

Pour bien apprécier les indications de l'emploi des Excitans, ce qui constitue pour nous la médication, il est essentiel de bien connaître le mode d'action de ces médicamens, indépendamment de leur application thérapeutique.

Par médicamens Excitans ou mieux *Pyrétogénétiques*, nous entendons tout agent capable de susciter une forme de fièvre caractérisée par un surcroît d'énergie dans l'impulsion du cœur et dans la fréquence de ses battemens ; par l'augmentation de la chaleur de la peau, et par les modifications nombreuses des phénomènes intimes de nutrition qui accompagnent ordinairement ce que, dans le langage pathologique, on est convenu d'appeler la fièvre inflammatoire.

Nous n'avons pas défini cette forme de fièvre par cette singulière banalité : *exaltation des propriétés vitales* ; parce que cette exaltation ne se remarque que dans certains appareils, et que, du moment que l'on sort de l'ordre physiologique, soit en excitant, soit en déprimant, soit en pervertissant, le trouble est toujours ressenti inégalement.

Si bien ménagée que soit l'excitation, on n'obtiendra jamais par exemple que les fonctions des reins, de la peau et de la membrane digestive soient en même temps augmentées; et, pour prendre l'exemple le plus simple, supposons pour un moment que le corps soit refroidi de manière à faire naître un sentiment de malaise général; en même temps que les fonctions de la peau, que les forces musculaires et génératrices sont diminuées, celles des reins, des membranes muqueuses augmentent. Une réfocillation graduée ramène tout au type normal, ce qui implique augmentation d'un côté et diminution de l'autre.

Si maintenant nous continuons d'appliquer au corps le calorique, *ce type des Excitans*, nous allons de nouveau arriver à un état anormal précisément opposé à celui d'où nous étions partis, et en même temps que l'action du cœur s'augmentera, les fonctions sécrétoires de la peau s'exagèreront, et celles des reins et des membranes muqueuses diminueront d'autant.

Il ne faut pas prendre pour une excitation générale celle d'un appareil général. Expliquons-nous.

Tous les Excitans agissent sur le système nerveux de manière à augmenter son influence sur les appareils qu'il anime. Or, comme il anime tout, tout devait être excité. Il en est ainsi immédiatement; et il est vrai de dire que toutes les fonctions tant générales que spéciales sont pour un instant simultanément exaltées, les fonctions animales d'abord, les fonctions organiques en second lieu. Nous verrons plus bas quel parti on peut tirer de ce fait. Mais les phénomènes vont devenir plus complexes; le cœur, activé par le système nerveux, monte bientôt l'économie au ton de la fièvre, et dès-lors il y a perturbation, et inégale répartition de l'excitation, comme nous l'avons démontré tout à l'heure. Le sang qui aborde en plus grande quantité dans les masses nerveuses y produit des troubles fonctionnels liés à l'état de pléthore, troubles qui ne sont pas plus une exagération des actes physiologiques du cerveau et de la moelle que l'indigestion n'est l'exagération de la digestion. Nous avons donc d'abord, sous l'influence des Excitans, augmentation presque simultanée et passagère de toutes les fonctions, puis fièvre angéioténique avec toutes ses conséquences.

Toute la question de la médication Excitante se réduit à celle-ci : apprécier les circonstances dans lesquelles il est bon de stimuler le système nerveux, et de susciter la fièvre vasculaire ou angéioténique.

On ne peut se dissimuler que cette question est brûlante aujourd'hui; la doctrine du Val-de-Grace domine tellement toutes les théories médicales actuelles, elle s'est tellement infiltrée dans l'esprit de ceux qui lui résistaient le plus obstinément, elle a été propagée, prêchée avec tant d'enthousiasme et de conviction, que toutes les traditions de nos devanciers ont été oubliées, et qu'aujourd'hui on a presque un air d'étrangeté quand on veut essayer de rappeler quelques-unes de ces lois pathologiques et thérapeutiques qui naguère étaient monnaie courante.

Il nous répugne beaucoup de nous servir quelquefois d'expressions nouvelles lorsque surtout nous ne mettons pas en circulation de nouvelles idées; mais les mots, par l'abus qu'on en fait, sont détournés de leur sens primitif, et, peu à peu, ne représentent plus les idées dont ils étaient originairement la traduction; il en résulte la nécessité de parler autrement, bien qu'en pensant de la même manière.

La vie, dit Brown, *ne s'entretient que par des stimulans.* Proposition en apparence si vraie qu'elle est aujourd'hui presque axiomatique. Nous n'oserions pas affirmer que l'aliment est un stimulus, que la lumière, que les effluves odorantes soient des stimulus; que le sperme en contact avec l'ovule soit un stimulus; que l'impression en contact avec le cerveau et les ganglions nerveux soit un stimulus. Rien à notre sens ne le prouve.

L'aliment, la lumière, les effluves odorantes, sont des occasions; mais non des causes d'action pour l'estomac pour l'œil, pour la membrane olfactive. La cause d'action ou la capacité fonctionnelle appartient au tissu vivant et organisé suivant un certain mode. Il n'en est pas de la matière organisée comme de la matière brute ; celle-ci ne peut agir que par une impulsion extrinsèque qui devient réellement et essentiellement cause du mouvement ; mais la matière organisée est douée de spontanéité, et les impressions extrinsèques qu'elle reçoit sont seulement l'occasion du mouvement et non la cause.

Il y a ici une apparence de subtilité logomachique que nous tenons à faire disparaître, et nous prions le lecteur de bien peser le raisonnement suivant sur lequel repose toute notre argumentation.

On peut à bon droit regarder l'impulsion comme la cause du mouvement d'une bille de billard; on peut à juste titre considérer la gravitation et l'attraction comme la cause des mouvemens harmoniques de l'univers, puisqu'on peut soumettre la cause et l'effet à des calculs rigoureux. Le corps mobile étant représenté par 1, et l'impulsion par 10, nous aurons un résultat plus considérable que si l'impulsion était 5, ou que si le corps mobile était 2. Ici rapport parfait de causalité. Mais 1, 10, 30, 100 de lumière appliqués à l'œil ne feront pas que la vue soit rendue plus énergique en raison de la quantité de lumière appliquée. 1 de lumière éblouira celui qui sort d'une cave ; 100 de lumière seront insuffisans pour celui qui vient de traverser, par un soleil brillant, des montagnes couvertes de neige. Si donc la lumière était la cause de la vision, comme l'impulsion tout à l'heure était la cause du mouvement, nous pourrions calculer la vision comme nous calculions le mouvement, ce qui est impossible. C'est ce que n'a pas compris M. Broussais, qui, raisonnant sur la matière brute, a vicieusement changé les termes du syllogisme et substitué le mot matière organisée, comme si les conséquences devaient être les mêmes.

Cette manière d'envisager la matière organisée dans ses rapports avec les agens extérieurs était séduisante par sa simplicité, et c'est ce qui a ébloui M. Broussais lui-même et ceux qui se sont pressés après lui sur la route facile qu'il avait frayée.

Nous en voulons venir à ce principe capital d'où dérivera tout ce chapitre, savoir que la puissance des agens extérieurs sur l'économie devra être calculée du point de vue de la spontanéité d'action de nos élémens organiques, autant ou moins que du point de vue de la nature et de l'intensité de ces agens.

Ainsi, au lieu d'admettre le principe unitaire de Broussais, qui faisant abstraction de l'état organique, toujours supposé le même, fait jouer le principal rôle aux stimulans, nous voulons au contraire, la vie supposée dans les tissus, accorder aux modifications spontanées ou acquises de l'état vital une place éminente, et accorder aux causes extérieures une importance moindre que celle qu'on lui concède généralement de nos jours.

Supposons donc l'homme vivant pourvu de tous ses organes et dans un état d'équilibre parfait. Il a, en lui-même, toutes ses conditions d'existence, toutes ses aptitudes fonctionnelles.

Prenons maintenant un autre exemple dans la fonction de la vision. L'organe de la vue étant sain et dans les conditions normales d'exercice fonctionnel, un faisceau lumineux appliqué à l'œil deviendra l'occasion de la fonction. Il fallait d'une part aptitude fonctionnelle, d'autre part intensité occasionnelle normale. Que la lumière soit nulle, la vue ne peut s'exercer par défaut d'occasion; qu'elle soit excessive, la vue ne peut plus s'exercer par excès de la cause occasionnelle. Aux deux extrémités de l'échelle, cécité résultant de deux causes essentiellement opposées. Que le sang cesse tout d'un coup d'aborder au cerveau, abolition de la faculté de sentir, de penser et de se mouvoir; qu'au contraire il distende outre mesure les vaisseaux cérébraux, abolition de la faculté de sentir, de penser et de se mouvoir. Mêmes troubles fonctionnels, répondant à deux causes diamétralement opposées. Il en est de même chez deux hommes dont l'un, mourant de faim, délire parce qu'il meurt de faim; et l'autre, à la suite d'un repas où il n'a épargné ni les mets succulens ni les vins généreux, délire aussi, mais pour une autre cause.

Pense-t-on que ces troubles fonctionnels analogues doivent être traités par les mêmes moyens thérapeutiques? Certes non;

car tandis que dans un cas nous rendrons la vue en diminuant l'intensité de la lumière, dans l'autre nous la donnons en augmentant la masse des faisceaux lumineux. Pour remédier aux mêmes accidens, nous employons ou nous éloignons les Excitans, suivant qu'ils ont été appliqués à l'organe en trop petite ou en trop grande quantité.

Jusqu'ici nous avons pris comme point de départ l'état de santé parfaite; voyons maintenant les modifications qui peuvent naître, le stimulant restant le même et l'état organique changeant seul.

Supposons la peau du corps à 26° R : une affusion à 28° donnera une impression de chaleur, excitera. Mais si la peau est à 29°, la même affusion donnera une impression de froid, débilitera. Le calorique n'est donc plus qu'un Excitant relatif, puisqu'il est stimulant ou débilitant en raison de l'état dans lequel il surprend l'économie. De même pour la lumière, stimulant normal de la rétine. Si, depuis long-temps, l'œil est plongé dans une obscurité profonde, la lumière la plus faible permettra de distinguer les objets; et si, depuis plusieurs minutes, l'œil reçoit une vive lumière, ce qui tout à l'heure était suffisant pour l'exercice de la vision ne le sera plus maintenant. Cependant le stimulant est le même, l'état de l'organe a seul changé. Prenons un troisième exemple : soit 50, stimulant normal de l'estomac de l'homme; si cet homme reste long-temps à l'usage des alimens peu stimulans, il éprouvera une vive irritation de l'estomac lorsque tout-à-coup il reprendra des alimens représentés par 50 comme stimulans; si au contraire il s'est habitué à prendre des alimens fortement excitans, ceux qui tout à l'heure le stimulaient trop vivement seront maintenant incapables de monter l'estomac au ton de l'excitation physiologique nécessaire à l'accomplissement de la fonction.

En est-il de même dans l'ordre pathologique? Brown qui, plus que Broussais, a fondé une doctrine toute physiologique, a prétendu que les lois que nous venons d'indiquer réglaient également la pathologie. Broussais qui voulait être physiologiste a tout simplement nié ces lois qui sont de la dernière évidence. Broussais a eu tort en niant ces lois ; Brown a eu tort en les appliquant toutes à la pathologie ; et, chose singulière, le premier qui avait la prétention d'édifier une doctrine toute basée sur la physiologie, a fait abnégation des notions physiologiques les plus vulgaires, et n'a fait de la pathologie qu'avec de la pathologie ; et l'autre qui voulait être pathologiste à tout prix, n'a fait de la pathologie qu'avec de la physiologie. Erreur déplorable, parce que l'homme malade n'est pas celui dont les fonctions sont exagérées, mais celui dont les fonctions sont troublées, ce qui n'est pas la même chose à beaucoup près. Les organes malades sans doute se souviennent de l'état physiologique, mais ils n'obéissent plus que très-imparfaitement aux lois qui régissent l'état de santé.

Broussais a dit : plus un organe est irrité et plus il est irritable.

Brown a dit : plus un organe est incité, et moins il est incitable.

Brown a eu raison dans l'ordre physiologique, et nous l'avons surabondamment démontré dans les exemples que nous avons cités plus haut.

Brown a eu quelquefois raison dans l'ordre pathologique, si l'incitation est répétée et qu'elle reste la même.

Broussais a eu raison dans l'ordre pathologique. Ainsi, de toute évidence, les Excitans augmentent l'irritation locale ; cette loi ne souffre pas une seule exception.

Mais Brown et Broussais en émettant une proposition absolue ont été au-delà de la vérité ; c'est ce que nous allons essayer de démontrer.

Il est clair que les Excitans augmentent l'excitation tant locale que générale, aussi regardons-nous comme parfaitement contraires aux règles de la saine pratique les lois pathologiques de Brown, qui stimule dans toutes les maladies excepté dans la pneumonie, la variole et le rhumatisme aigu. Nous pensons au contraire comme Broussais que presque toutes les phlegmasies doivent être rangées dans la catégorie exceptionnelle de

Brown, et que plus vivement une partie est irritée, et plus elle est irritable.

Le principe de Broussais est vrai si l'on n'a égard qu'à l'état local; mais il est faux si l'on veut considérer l'état général. Du point de vue de solidisme exclusif, comme l'entend Broussais, et dans l'idée où il est que toujours la fièvre est provoquée par une irritation locale, il est absurde de supposer que jamais l'opportunité de la médication Excitante puisse se rencontrer: mais pour nous qui sommes humoristes, qui croyons à la nécessité de l'élimination des principes morbifiques, nous croyons aussi que la fièvre est souvent bonne à quelque chose, et qu'il est des cas où la médecine doit la provoquer. Quand un principe morbifique est introduit dans l'économie, l'alcool, par exemple, il va, absorbé par les vaisseaux, se mettre en contact avec tous les tissus qu'il modifie à sa manière; une fièvre s'allume, en rapport et avec l'intensité de la cause et avec la susceptibilité idiosyncrasique du malade. Puis bientôt, par l'exhalation pulmonaire, par les sueurs, par les urines, l'alcool s'échappe de l'économie et tout rentre dans l'ordre dès que la cause est éliminée. La fièvre dans ce cas a eu cette incontestable utilité, qu'elle a multiplié les phénomènes intimes de sécrétion et mis l'organisme dans les conditions les plus favorables pour se débarrasser des produits morbides qui le gênaient. Pour nous, comme pour l'école hippocratique, la fièvre est toujours une condition de guérison de ces maladies, la condition *sine quâ non* de la coction morbifique.

On a feint, dans ces derniers temps, de jeter du ridicule sur ce mot de *coction hippocratique*, que très-probablement on n'a pas compris.

Coction, comme on le sait, était synonyme de *digestion*, et le père de la médecine désignait par la même expression la digestion des alimens et celle des principes morbifiques. Il pensait et nous pensons après lui que le principe morbifique introduit dans l'économie suscitait un travail analogue à celui que l'aliment introduit dans l'estomac suscite dans cet organe.

La différence entre l'aliment et le principe morbifique, c'est que le premier, approprié à la substance de l'homme, ne cause qu'une perturbation passagère dont triomphe aisément l'organisme; l'autre, au contraire, étranger à l'économie, révolte et trouble; d'où la fièvre.

La digestion alimentaire est d'abord dans les premières voies, c'est-à-dire dans le tube digestif, l'occasion d'un travail de réaction locale; dans les secondes voies, c'est-à-dire dans les vaisseaux, elle devient l'occasion d'une excitation générale ou d'une fièvre de digestion, fièvre causée par l'excitation générale que l'étrangeté du chyle provoque dans tous les tissus de l'économie. Car le chyle et les liquides divers puisés par les vaisseaux à la surface de l'intestin, ne sont pas tellement appropriés à nos tissus qu'ils doivent d'emblée et intégralement s'assimiler à notre substance. L'élément des secondes voies comme celui des premières doit subir une épuration; et comme les fèces sont les résidus de la première digestion, les urines, les sueurs, la perspiration pulmonaire, sont le résidu de la seconde. Supposons pour un instant que les molécules organiques ne fussent pas impressionnées par le chyle et les liquides alimentaires absorbés, et que ces produits restassent enfermés dans le sang et infiltrés dans les tissus à la nutrition desquels ils doivent servir, tous les phénomènes nutritifs seraient par cela même arrêtés, et cet état serait incompatible avec la vie. Mais si le médecin, à l'aide des Excitans, monte l'organisme au ton nécessaire pour qu'il réponde partout à l'impression des sucs digestifs, nous verrons alors la trame osseuse assimiler les sels calcaires, les muscles s'emparer de la fibrine, et les émonctoires divers livrer passage à tout ce qui ne peut servir à la nutrition. Mais il était besoin, pour que ce phénomène s'accomplît, il était besoin, disons-nous, d'une excitation plus vive, d'une véritable fièvre.

De même pour les causes morbifiques. Si un élément morbide est introduit dans l'économie, il pénètrera avec le sang dans toutes les parties, et suscitera une réaction d'autant plus énergique qu'il sera, par sa nature, moins assimilable et plus excitant; cette fièvre, comme tout à l'heure, mettra les émonctoires divers en rapport fonctionnel avec les produits à éliminer, et la nature ainsi se débarrassera des causes morbides. C'est exactement dans ce sens que l'on doit entendre la coction hippocratique des maladies.

Si l'excitation générale est trop vive, que les centres ou les conducteurs nerveux de la vie intérieure soient modifiés à tel point qu'ils n'envoient plus aux organes l'influx nécessaire à l'accomplissement des fonctions éliminatrices, le devoir du médecin sera de modérer cette excitation par tous les moyens que la pratique lui enseigne; mais si, au contraire, soit à cause de la nature septique du principe morbifique, soit sous l'influence du traitement, l'excitation générale est tombée au-dessous du type normal, et si le système nerveux ganglionnaire qui préside aux sécrétions n'est pas assez énergiquement stimulé, le médecin alors devra, à l'aide des Excitans, éveiller la fièvre nécessaire à l'accomplissement de la fonction sécrétoire.

Nous venons de raisonner dans l'hypothèse où le principe morbifique n'a pas causé dans les organes autre chose que ces perturbations passagères dans les actes intimes de la circulation capillaire et de l'innervation, qui ne sont point encore de l'inflammation. C'est de cette façon seulement qu'il peut être assimilé à l'aliment, et que nous lui avons appliqué le grand principe de la coction hippocratique.

Supposons maintenant que ce même principe morbide ait plus particulièrement agi sur le poumon et ait constitué une fluxion de poitrine. Ici la cause sera d'une petite importance, l'effet local occupera une place pathologique bien autrement grande. Nous croyons qu'ici encore la fièvre de réaction, si énergique qu'elle soit, doit être assimilée à celle dont nous parlions tout à l'heure; que les produits morbides fabriqués au point irrité et résorbés sont une cause de fièvre comme l'ingestion d'un poison, comme le principe morbifique dont nous parlions tout à l'heure. Toute la conduite du médecin se résume en ces termes : modérer la fluxion locale en tempérant l'intensité de la fièvre, favoriser la résolution des produits morbides épanchés et l'élimination des produits morbides résorbés. Le plus ordinairement, loin d'avoir à exciter la fièvre, le médecin s'appliquera à la tempérer, car la cause est énergique et fortement excitante elle-même. Et la coction de ces produits morbides qui circulent en si grande masse dans l'économie, impossible ou du moins très-difficile, ne sera facilitée que par de grandes évacuations sanguines ou humorales qui agiront ici comme agirait un vomitif pour débarrasser l'estomac surchargé.

Mais ici même, comme dans le cas le plus simple, il peut arriver que le système nerveux fléchisse, que les forces soient insuffisantes pour la digestion des produits morbides et pour la coction finale, et qu'il faille exciter la fièvre pour en finir avec l'élimination définitive des produits morbides résorbés.

Il est bien rare qu'au début des maladies aiguës l'indication des Excitans se présente : la fièvre dans ce cas est plutôt trop énergique que trop faible; mais à la fin des pyrexies et des phlegmasies, quand l'incitabilité de tous les appareils est usée en quelque sorte par l'exercice successif et à chaque instant répété de la digestion morbide, et par les médications débilitantes que l'on a mises en œuvre, il arrive que chaque élément organique a besoin d'un stimulant nouveau, comme un estomac lassé de la même alimentation, et que les Excitans alors rendent au système nerveux cérébro-spinal et ganglionnaire l'aptitude à influencer les autres élémens organiques. C'est donc en général à la fin des maladies aiguës, lorsque la fièvre est tombée et que la résolution s'effectue lentement, qu'il faut employer les Excitans généraux; nous dirons plus bas, en traitant de la médication irritante, les circonstances dans lesquelles les topiques irritans appliqués au voisinage des parties enflammées activent localement la résolution comme les Excitans généraux favorisent l'assimilation complète, ou du moins l'élimination complète des produits morbides non assimilables.

Il est pourtant des maladies aiguës dans lesquelles la cause a agi avec une effroyable intensité en même temps sur le système nerveux qu'elle sidère, et sur certains organes qu'elle congestionne et dans lesquels elle simule une phlegmasie; nous voulons parler du choléra, par exemple. Ici d'emblée le système nerveux est frappé d'une telle impuissance, que l'économie est impropre à toute coction et que l'organisme va mourir opprimé sous la cause morbifique qui le surcharge et qui ne peut être éliminée, comme un estomac gorgé d'alimens devenu inhabile à tout acte de digestion. C'est alors qu'il est besoin des Excitans les plus énergiques pour redonner à la fibre la vitalité sans laquelle la cause morbifique ne pourra être éliminée.

Le choléra asiatique doit à juste titre être placé au premier rang des maladies dans lesquelles des excitans peuvent être utiles, comme la pneumonie et le rhumatisme articulaire aigu doivent être placés en dernier; mais intermédiairement il est des affections qui, plus rapprochées ou plus éloignées de ces points extrêmes, réclament l'usage des Excitans ou les repoussent.

Plus longue est une maladie dans l'accomplissement de ses phases, plus il faut à l'économie de forces pour suffire à ces coctions successives et incessantes, nécessitées par l'absorption long-temps continuée de produits morbides nouveaux; aussi dans la fièvre typhoïde, dans la variole confluente, l'emploi des Excitans est-il souvent indiqué, indépendamment de la nature septique de la cause, mais par le seul fait de la lenteur des révolutions morbides; tandis que dans la pneumonie, dans la rougeole, dans la variole discrète, les tempérans sont presque toujours exclusivement indiqués.

La longue durée de la maladie est bien un élément de l'indication des Excitans; mais cet élément est bien moins important que celui qui se tire de la septicité même de la cause morbide: la peste et le typhus nous en fournissent un exemple frappant.

D'après tout ce que nous venons de dire, il s'ensuit que l'indication des Excitans se juge moins d'après les symptômes locaux que d'après l'état général. Jamais, quand une fièvre vasculaire se montre avec énergie, que le pouls est plein et que les sécrétions se font régulièrement, jamais il ne nous viendra à l'esprit de recourir à des médications Excitantes, quand bien même il ne nous serait possible de découvrir aucune lésion locale importante ; et au contraire nous n'hésiterions jamais à donner des Excitans énergiques, si, en même temps que l'auscultation nous permettrait de constater une péripneumonie fort étendue, nous voyions le pouls petit et faible, la respiration lente, la peau refroidie et les forces musculaires déprimées. Et dussions-nous augmenter la fluxion de poitrine, nous exciterions encore, parce que, en définitive, on meurt bien rarement par le poumon, mais bien plutôt par la stupéfaction générale qui frappe tous les élémens organiques et qui éteint les aptitudes fonctionnelles des molécules élémentaires comme celles des tissus et des appareils.

Cette dernière proposition paraîtra peut-être un peu paradoxale aux partisans des nouvelles idées médicales, accoutumés à mesurer graphiquement la gravité d'une maladie par l'étendue des lésions locales ; c'est pourquoi nous nous y appesantirons un instant.

Dans la pneumonie, c'est un fait reconnu par tous les cliniciens, l'étendue du mal n'est pas sans importance ; mais très-certainement cette étendue plus ou moins grande n'est pas l'élément principal. On voit des gens mourir avec un lobe hépatisé, on en voit d'autres survivre aux fluxions inflammatoires qui envahissent un poumon tout entier. Et contre l'opinion de ceux qui regardent l'état local comme le point de départ exclusif des troubles généraux, il est évident que ces troubles généraux prennent chez l'un une intensité effroyable et chez l'autre une gravité peu notable, ce qui par conséquent n'est nullement expliqué par la considération unique de la lésion du poumon.

Si donc les troubles généraux ou sympathiques, ou symptomatiques, comme on voudra les appeler, constituent le véritable danger, et si le malade va mourir par ces troubles, bien que la respiration soit peu lésée, n'est-il pas évident qu'une médication qui ferait cesser ces troubles devrait être à tout prix employée, dût-elle aggraver l'état local, qui en définitive n'est pas menaçant, puisque les fonctions de l'organe ne sont pas notablement troublées. Que si aux signes que nous avons donnés plus haut, nous trouvons, dans une pneumonie, l'indication des Excitans, nous n'hésiterons pas à administrer ces héroïques moyens, quand bien même nous devrions pour un instant exagérer la phlegmasie pulmonaire.

Nous ne devons pas dire, comme l'école anatomique le dit si souvent, le traitement débilitant convient dans la pneumonie, le traitement excitant convient dans la fièvre typhoïde; mais seulement, le traitement excitant ou débilitant est opportun dans tel état de l'économie lié à la pneumonie ou à la fièvre typhoïde.

On ne peut pas dire non plus d'une manière absolue que les Excitans sont indiqués dans la vieillesse, contre-indiqués dans l'enfance et dans l'âge adulte. La réaction, il faut en convenir, est, toutes choses égales d'ailleurs, beaucoup plus énergique dans le jeune âge qu'à une époque de la vie plus avancée; mais si, d'une part, la nature de la maladie peut jeter exceptionnellement l'organisme d'un adolescent dans les conditions où se trouve habituellement celui du vieillard, d'autre part, le vieillard peut conserver dans quelques circonstances assez de juvénilité, qu'on nous permette cette expression, pour réagir à la manière d'un adulte. Le médecin doit donc se tenir pour dument averti et se diriger, non d'après l'âge et les signes locaux, mais d'après l'état fébrile.

Il doit encore tenir grandement compte des habitudes d'excitation auxquelles a été soumis le malade. Car si, sous l'influence des causes excitantes les plus énergiques, l'individu, dans l'état de santé, ne réagit que mollement, lorsque, dans l'état de maladie, à ces causes excitantes ordinaires se substitueront les causes excitantes morbides, celles-ci seront aussi impuissantes à susciter la fièvre, que l'alcool l'était depuis long-temps. C'est ce que nous voyons arriver chez les ivrognes. Chez eux, l'excitation fébrile causée par un érysipèle, par un phlegmon, par un anthrax et quelquefois même par un rhumatisme articulaire et une pneumonie, est si peu énergique, qu'elle est impuissante à la digestion des produits morbides, et des Excitans deviennent nécessaires, ceux mêmes auxquels l'organisme était accoutumé; et alors l'excitation alcoolique et l'excitation maladive doivent être réunies et agir de concert. Que si par hasard chez ces mêmes hommes la cause morbifique a un caractère septique, les Excitans alors devront être d'autant plus puissans que l'organisme est depuis plus long-temps blasé contre l'impression des agens stimulans.

Ces états divers de l'économie dans lesquels nous avons trouvé l'indication des Excitans, doivent être rangés sous le titre commun d'*asthenie* suivant Brown, d'*adynamie* selon Pinel. Il nous reste à parler de l'*ataxie* dans laquelle les Excitans sont également indiqués.

Pour nous l'ataxie est caractérisée, non comme on l'a dit et comme on le répète si ridiculement tous les jours, par les convulsions, les contractions, le délire, etc., etc.; mais par les symptômes que nous avons dit appartenir à la grande famille des spasmes essentiels, et sur lesquels nous avons insisté avec tant de force en traitant du musc, tome 1, page 33; nous y renverrons donc nos lecteurs, nous contentant d'ajouter ici que les Excitans sont toujours indiqués dans cette complication des maladies aiguës.

Le choix des Excitans est de quelque importance, et cependant à cet égard il est difficile de poser des règles que ne fassent varier à l'infini mille circonstances inappréciées jusqu'ici, et probablement inappréciables et du côté du malade et du côté des médicamens.

Les Excitans purs, tels que le calorique, les alcools, l'ammoniaque, les vins, les boissons fermentées, les eaux gazeuzes, sont plus spécialement indiqués dans cet état de débilité générale, caractérisé par un affaissement uniforme de tout le système de l'économie: les Excitans antispasmodiques, tels que les éthers, les labiées, les ombellifères aromatiques, devront être préférés lorsque les phénomènes de prostration sont accompagnés de symptômes ataxiques et de cette bizarrerie, de cette désharmonie qui caractérisent l'état nerveux ou spasmodique qui complique les affections aiguës.

EXCITANS SPÉCIAUX.

Il y a deux manières de concevoir l'action des Excitans spéciaux. Ou ils provoquent une excitation générale avec crise spéciale, ou bien ils exercent une action élective immédiate sur tel ou tel appareil organique : dans le premier cas on peut considérer l'agent médicamenteux comme un élément morbifique qui, après avoir stimulé tous les organes avec lesquels le sang le met en contact, se trouve plus spécialement en rapport d'affinité élective avec tel ou tel émonctoire. Ainsi le virus varioleux peut, dans l'ordre pathologique, être considéré comme un Excitant spécial de la peau, bien qu'il détermine une fièvre générale, et partant une excitation multiple ; dans l'ordre thérapeutique, nous comparerons les sudorifiques aux agens morbides tels que les virus varioleux, morbilleux et scarlatineux. Certains sudorifiques exercent en même temps cette action générale et spéciale ; de ce nombre sont les Excitans les plus purs, le calorique, l'ammoniaque, les alcooliques. D'autres sudorifiques ne semblent pas exercer une action générale, soit que cette action soit inappréciable, soit qu'elle soit nulle en effet : d'emblée ils activent les fonctions sécrétoires de la peau ; ce sont les médicamens que nous avons décrits plus spécialement (tom. I, p. 393), sous le titre de sudorifiques proprement dits.

L'indication de ces derniers semblerait devoir exister lorsqu'il y a fièvre vive et que les émonctoires restent fermés à l'élimination des produits morbides; si en effet on excitait la transpiration, l'économie se trouverait soulagée d'autant ; mais l'expérience démontre que ces Excitans, comme les diurétiques et les emménagogues, deviennent alors de véritables Excitans généraux, et que presque toujours ils perdent, dans ce cas, les qualités spéciales par lesquelles ils se distinguent lorsque l'organisme, en équilibre, n'est pas troublé par la fièvre. C'est surtout dans les maladies chroniques constitutionnelles que l'emploi des sudorifiques est indiqué. La vérole, le rhumatisme, la goutte atonique, la scrophule, la cachexie mercurielle, la diathèse purulente, réclament l'emploi de ces moyens. En favorisant la tendance vers la peau, les sudorifiques présentent à chaque instant le sang et les produits morbides qu'il contient au plus vaste émonctoire de l'économie, et chaque jour, à chaque instant, un peu de la cause morbifique est éliminée.

Par cela même que ces médicamens n'épurent que lentement et en détail, ils doivent, surtout dans les maladies chroniques, où la cause est si inhérente et se régénère si facilement, ils doivent, disons-nous, agir long-temps dans le même sens. Aussi, dans les véroles constitutionnelles, dans les rhumatismes, etc., les sudorifiques seront-ils continués pendant trois, six, dix mois, et quelquefois même davantage, en ayant soin d'en interrompre l'usage pendant quelque temps pour y revenir ensuite.

Les sudorifiques qui agissent comme Excitans généraux, le calorique, l'ammoniaque, les alcooliques, ne pourraient pas, comme ceux dont nous venons de parler, être assez long-temps continués pour détruire une cause morbide fixe : dès qu'ils n'agissent que par une fièvre intermédiaire, il est clair qu'ils exercent sur l'économie une influence analogue à celle que cause un accès de fièvre éphémère, et cette influence ne peut qu'être fâcheuse; mais quand le principe morbide est de sa nature vague et fixé dans l'économie par des racines peu profondes, les sudorifiques excitans sont au contraire indiqués. Ainsi, dans la vérole constitutionnelle, dans le rhumatisme chronique, dans la goutte atonique, les premiers sont applicables; les autres, au contraire, dans le rhumatisme fibreux, dans la goutte non fébrile, comme le prouve l'utilité incontestable des bains de vapeur dans ces deux dernières formes de maladie.

Nous n'oserions affirmer que les sudorifiques non excitans n'agissent que par leurs propriétés sudorifiques; probablement, et nous inclinons vers cette opinion, ils possèdent des vertus neutralisantes spéciales en vertu desquelles ils modifient l'agent morbide. Sans doute on ne peut prouver directement une pareille idée; mais n'acquiert-elle pas une certaine probabilité quand on voit les médicamens ne pas toujours provoquer de crise par les sueurs, et cependant agir, quoique avec plus de lenteur.

Tout ce que nous venons de dire des sudorifiques s'applique aux diurétiques et aux emménagogues. Presque tous les médicamens excitans activent en effet la sueur, les urines, le flux menstruel; mais il existe des agens plus spéciaux, tels sont les sudorifiques, les diurétiques et les emménagogues dont nous avons parlé dans notre premier volume.

Pendant la fièvre, alors que les fonctions nerveuses sont employées à l'accomplissement de fonctions nouvelles, il est impossible de diriger leur action vers tel ou tel appareil; aussi les emménagogues et les diurétiques, pas plus que les sudorifiques, ne doivent-ils être employés que lorsque l'orgasme fébrile est entièrement passé.

La plupart des diurétiques sont en même temps des irritans topiques, et, comme tels, ils enflamment souvent la membrane muqueuse digestive, avec laquelle on les met en contact. Aussi ne peuvent-ils être administrés de cette manière quand il existe des signes de phlegmasie gastro-intestinale et qu'on a des raisons de craindre l'exacerbation de cette phlegmasie. D'ailleurs dès que les diurétiques purgent, ils ne sont plus absorbés et ne provoquent que la supersécrétion de la membrane muqueuse du tube digestif. Ainsi quand l'intestin est sain et peu irritable, ils doivent être donnés de manière à ne pas produire d'abondantes évacuations alvines ; quand l'estomac et les intestins sont malades, une autre voie reste ouverte à l'absorption: cette voie c'est celle de la peau. Nous obtenons en effet des évacuations urinaires souvent très-abondantes, en recouvrant le ventre de fomentations faites avec un mélange de teintures de scille et de digitale, ou de décoctions de ces mêmes plantes.

Le mode d'action des diurétiques est parfaitement analogue à celui des sudorifiques ; seulement il est plus énergique, plus rapide et n'a pas besoin d'être aussi long-temps soutenu. Il est même important de ne pas le soutenir aussi long-temps, car ce ne serait pas impunément, ni pour le rein qui peut en être irrité, ni pour la membrane muqueuse digestive qui n'en supporterait pas long-temps l'action si le médicament avait été ingéré.

Nous terminerons ce chapitre par deux mots sur les emménagogues. Ces médicamens sont bien moins spéciaux encore que ne le sont les sudorifiques et les diurétiques, et on le conçoit aisément si l'on veut comparer la nature des organes d'excrétion. La peau transpire toujours, les reins sécrètent toujours de l'urine, depuis le commencement de la vie extra-utérine jusqu'au terme de l'existence : il y a donc dans ces organes une aptitude fonctionnelle continue qui n'a besoin que de l'occasion la plus légère pour être excitée ; mais il n'en est pas de même pour la menstruation ; la femme n'est réglée que pendant le tiers de sa vie à peu près, et, pendant cette courte période, la sécrétion sanguine n'a lieu que 50 ou 60 jours dans le cours d'une année. La menstruation est donc une fonction passagère, intermittente, accidentelle ; tant de conditions la dérangent que l'on conçoit toutes les difficultés qui embarrassent le thérapeutiste quand il veut l'activer ou la régulariser. Aussi pour qu'un médicament emménagogue soit réellement emménagogue, il faut des conditions générales de santé sur lesquelles il est important d'insister ici.

La fonction menstruelle n'est pas tellément essentielle à la constitution de la femme adulte, qu'elle doive s'exercer quand même. Aussi se trouble-t-elle facilement quand l'harmonie générale vient elle-même à être gravement troublée. Tant qu'existent ces troubles généraux, c'est vainement qu'avec des emménagogues on voudra rappeler les règles; la première condition de toutes c'est de rétablir l'équilibre, et alors l'Excitant spécial de l'utérus devient dans la balance un poids important. Ce n'est pas seulement quand il y a de la fièvre et que des organes éloignés sont atteints d'une phlegmasie antagoniste, que les fonctions utérines tarderont à se rétablir; c'est aussi lorsque, comme dans la chlorose, le sang se trouvera dans de telles conditions qu'il ne sera plus propre à exercer sur la matrice et sur les autres organes le stimulus nécessaire à l'accomplissement de leurs fonctions. Et si, dans cette singulière maladie, nous voyons les fonctions constantes, telles que la calorification, l'innervation, la diurèse, le diaphorèse, si bizarrement et si opiniâtrement perverties, que sera-ce pour une fonction accidentelle comme la menstruation?

Dans le cas où la fièvre ou une phlegmasie antagoniste s'oppose à la fluxion menstruelle, la médecine devra s'occuper de combattre cette fièvre ou cette phlegmasie; dans le cas où la pléthore en sera la cause, c'est en diminuant la masse du sang ou en atténuant sa plasticité que les conditions du flux utérin deviendront plus faciles; si au contraire il faut attribuer à la chlorose le dérangement de la fonction, c'est aux toniques, c'est aux martiaux qui reconstituent le sang que devra s'adresser le thérapeutiste.

Les moyens propres à combattre la fièvre, la phlegmasie, la pléthore, la chlorose, bien que si opposés entre eux, seront non pas des emménagogues, mais des agens de constitution normale, et partant des agens qui placeront l'économie dans des conditions telles que l'utérus ressentira efficacement l'impression des Excitans spéciaux.

Les développemens dans lesquels nous venons d'entrer suffiront, nous l'espérons, au médecin pour bien comprendre l'indication, c'est-à-dire l'opportunité de l'emploi des emménagogues.

MÉDICATION IRRITANTE.

On entend par Médicamens irritans les agens qui déterminent une irritation sur les points avec lesquels ils sont en contact.

Par *Médication irritante*, la science des indications que la médecine remplit à l'aide des médicamens irritans.

La médication irritante se subdivise en quatre sections : Médication irritante substitutive ou homœopathique, transpositive, spoliative, excitative.

MÉDICATION SUBSTITUTIVE OU HOMOEOPATHIQUE.

La doctrine homœopathique, en tant que doctrine, ne mérite certainement pas le ridicule que les applications thérapeutiques des homœopathes lui ont valu.

Lorsque Hahnemann émit ce principe thérapeutique *similia similibus curantur*, il prouva son dire en l'appuyant sur des faits empruntés à la pratique des médecins les plus éclairés. De toute évidence les phlegmasies locales guérissent souvent par l'application directe des irritans qui causent une inflammation analogue, inflammation thérapeutique qui se substitue à l'irritation primitive.

Ce qui était vrai dans les maladies externes l'était certes beaucoup moins pour les affections internes; mais Hahnemann, ébloui par la vérité d'une idée qu'il avait entrevue et formulée, s'exagéra bientôt, comme tous les novateurs, l'importance de sa découverte.

Ses disciples, comme il arrive toujours, débordèrent bientôt le maître et l'entraînèrent dans leurs idées exagérées; et le mysticisme germanique venant bientôt s'y mêler, la thérapeutique homœopathique devint à ce point singulière qu'elle dut avoir de nombreux partisans; car il n'est idée si absurde qui ne trouve des médecins pour la soutenir et des malades qui se jettent au-devant de l'expérimentation. L'homœopathie a eu sa vogue à Paris comme partout, il n'est guère de praticien à qui elle n'ait valu quelques infidélités; mais aujourd'hui que l'engouement est passé et qu'il n'y a plus de courage à entrer dans une lutte facile contre un ennemi désarmé par le ridicule et par l'insuccès, essayons de constater ce qu'il y a eu de véritablement pratique, non dans les rêveries thérapeutiques de la vieille homœopathie, mais dans le premier jet sorti de la tête d'Hahnemann encore jeune.

Quand une cause morbifique est appliquée au corps de l'homme, elle détermine des effets qui sont nécessairement en rapport et avec la nature de la cause qui agit et avec l'état de l'économie qui subit l'impression.

Nature de la cause. Suivant Brown et Broussais, il n'existe qu'une cause morbifique, l'application des *excitans* au corps de l'homme. Toute cause n'agit que par le plus ou moins d'*excitation* qu'elle provoque; *excitans* comme cause, *excitation* comme effet; c'est à peu de chose près ce à quoi se réduit la doctrine pathologique de ces deux grands novateurs. La différence d'intensité de la cause, la différence du mode de réaction de l'économie, sont la source des innombrables différences des formes maladives. L'interprétation différente que Brown et Broussais ont faite des jeux de la réaction a été cause de la prodigieuse différence des conclusions thérapeutiques auxquelles ils sont arrivés, chacun de son côté. Et cependant l'idée fondamentale de leur doctrine est identique; M. Broussais l'a reconnu en prenant la proposition synthétique de la doctrine de Brown pour texte de la sienne.

Ainsi que nous l'avons déjà dit, Brown et Broussais ont admis comme axiome une proposition erronée que rien jusqu'ici ne démontre ; et comme toute leur doctrine reposait sur ce fragile édifice, ils ont pu, tout en raisonnant avec beaucoup de rigueur et de logique, arriver néanmoins aux conséquences les plus fausses.

Dire que *la vie ne s'entretient que par les stimulans*, c'est émettre une proposition dont la vérité semble évidente au premier abord, mais qui, si l'on y réfléchit un instant, paraîtra improuvable.

On ne peut, certes, contester que la vie ne s'entretienne par des modificateurs ; c'est là une proposition d'une vérité triviale, mais précisément elle a la trivialité des axiomes, et c'est en cela qu'elle est bonne. Par modificateur et modification, on exprime des faits que l'on ne juge pas ; par stimulans et excitation, on substitue un jugement à des faits, et l'on raisonne mal.

C'est une fatale erreur en philosophie de n'attacher aux mots qu'une importance médiocre ; dans les propositions principales, les mots sont sacramentels et doivent avoir un sens tellement clair que leur application dans le discours n'arrête jamais l'intelligence du lecteur.

Nous verrons plus bas quelle importance philosophique nous devons attacher aux mots *modificateur* et *modification*, et combien les explications et les faits de la pathologie se rangent aisément sous ces chefs; tandis qu'ils se refusent à fléchir devant l'excitation, principe de Brown et de Broussais.

En effet, pour ces deux pathologistes tout est dans la quotité du stimulus, l'*état organique étant supposé identique chez tous les hommes*.

Ce qui fait une pneumonie plus grave, c'est la quotité du stimulus appliqué au parenchyme pulmonaire. A cette quotité répond exactement une étendue de lésion locale, une réaction proportionnelles. De même pour la plèvre, pour le péricarde, le péritoine, le foie, le cerveau, l'utérus, etc., etc., etc.

On ne peut contester la vérité de ces principes ; ils sont d'une évidence flagrante, et c'est leur évidence même qui a séduit et entraîné hors de la voie de la vérité les illustres médecins dont nous ne partageons pas les idées. Or, quand on leur montrait, au milieu d'une influence épidémique, des causes évidemment les mêmes pour tous, amener des résultats si prodigieusement différens, ils invoquaient les différences des organisations, et en cela ils avaient raison.

C'était là une large part des maladies qui rentrait rigoureusement et très logiquement dans la circonscription de leur système.

Mais ils furent bientôt ébranlés par les pathologistes, qui se livrèrent à l'étude des maladies spéciales, et on doit dire que M. Bretonneau surtout, en appelant l'attention des praticiens sur les lésions spéciales du tissu muqueux et en particulier sur la diphthérite et sur la dothinentérie, porta aux doctrines d'Édimbourg et du Val-de-Grace un coup dont M. Broussais a cherché vainement à se dissimuler la gravité. Pour Bretonneau comme pour nous, les différences dans la nature de la cause apportent dans les maladies des différences aussi grandes que la variété des organisations peut elle-même en apporter.

Pour nous, ce n'est donc plus la quotité d'action du modificateur morbifique qui détermine la forme de la maladie, mais bien la qualité de ce modificateur, comme ce n'est pas la quotité de la semence génératrice, mais sa qualité qui détermine la forme du produit.

La quotité ne donne pour résultat que le plus ou le moins; la qualité donne la forme.

Il n'est plus aujourd'hui de pathologiste, si entêté qu'il soit d'une doctrine dychotomique, qui pourtant n'admette quelques maladies locales ou générales dans lesquelles on constate quelques formes si constantes, si invariables, que l'on se voit forcé de reconnaître l'importance de la qualité du modificateur; mais ces maladies sont pour eux les moins nombreuses; pour nous, elles sont les plus fréquentes.

Et d'abord, dans les maladies spéciales se rangent sans exception toutes les affections contagieuses. C'est de celles-là qu'on peut dire à juste titre qu'elles se sèment de graine, et que par conséquent elles retiennent nécessairement de la qualité de l'agent générateur. Or, les maladies contagieuses sont de beaucoup plus fréquentes qu'on ne l'imagine communément, et bien des affections catarrhales communes se transmettent de l'homme malade à l'homme sain.

Que si nous excluons l'idée de contagion, et si nous jugeons la maladie par ses phénomènes locaux et généraux seulement, nous verrons que la classe des affections spéciales prendra tout de suite une telle étendue qu'elle remplira la plus grande partie du cadre nosologique.

En ne prenant ici pour exemples que les modificateurs dont il est le plus facile de constater les effets, nous voyons que les agens chimiques appliqués au corps de l'homme produisent chacun une action spéciale. Ainsi, parmi les caustiques, les chlorures d'or, d'arsenic, de zinc, d'antimoine, le feu, la potasse, la soude, la chaux, les acides nitrique, sulfurique, hydrochlorique, fluorique, les sels d'argent, de cuivre, de mercure, etc., etc., exercent sur la peau une action tellement différente que l'on peut, avec quelque habitude, reconnaître le modificateur, à la manière dont il se comporte avec les tissus comme agent physique ou chimique, et surtout à la forme de la réaction locale qui succède à l'application du modificateur.

Ici évidemment on ne peut arguer de la quotité d'action de l'agent perturbateur, car l'expérience démontre que jamais, avec le nitrate d'argent, par exemple, on ne fera ce que l'on peut faire avec le beurre d'antimoine; et cela quelles que soient les doses que l'on emploie d'ailleurs. Que cela tienne aux qualités chimiques des deux modificateurs et à la façon dont ils se combinent avec les parties, peu importe; pourvu qu'il y ait différence et différence constante.

Si maintenant nous examinons les poisons, nous les voyons agir chacun à sa manière, et tellement à sa manière que le plus léger examen suffit presque toujours pour distinguer la nature du poison. Certes, il n'est pas de toxicologiste un peu exercé qui ne distingue l'intoxication par l'opium, de celle qui suit l'ingestion de la stramoine, de la vératrine, de la strychnine, qui ne saisisse les différences qui séparent les effets du plomb de ceux du mercure, du cuivre, de l'arsenic, qui ne constate la diversité des accidens qui suivent l'absorption du venin du crotale, de la vipère, du scorpion, de la tarentule, de l'abeille, du chien hydrophobe, de l'animal charbonneux.

Ici, à chaque cause, un effet spécial, c'est-à-dire un effet caractérisé par une forme particulière qui se reproduit toujours comme les caractères spécifiques d'une série d'individus qui constituent une espèce dans un genre commun.

Que dire maintenant des virus varioleux, vaccin, scarlatineux, morbilleux, syphilitique, qui n'ait été dit partout et répété à satiété ?

Ce que nous voyons pour l'homme, nous le voyons pour les animaux, nous le constatons pour les plantes elles-mêmes, dont l'organisation est si inférieure, et, dans leurs désordres pathologiques, les plantes restent encore comme témoignage puissant de l'influence de la qualité de la cause dans la forme de la maladie. Nous voyons en effet les insectes qui blessent les feuilles ou les tiges des plantes provoquer, au point de contact, des exubérances morbides dont le caractère univoque rappelle l'agent de la blessure ; ainsi telle forme de gale succède à la piqûre de tel insecte; et avec une telle constance que le naturaliste exercé juge toujours à la forme, à la couleur, au volume de la tubérosité, quel est l'insecte dont la larve y est contenue.

Ces questions ne sont pas oiseuses; elles serviront à constater la spécificité de durée, grand point de la médication homœopathique.

Dans tous les exemples que nous venons de prendre, il y aurait une flagrante absurdité à attribuer les effets seulement à la quotité et non à la qualité de la cause. Il est en effet aussi impossible, quelque quantité de virus variolique que l'on applique au corps de l'homme, de provoquer les symptômes de l'hydrophobie, que de faire avec des escharrotiques une escharre qui se comporte comme celle de la pustule maligne.

Mais s'il est absurde de refuser à la qualité de la cause une part immense dans la forme des effets, il est presque aussi ridicule de vouloir exclure la quotité de la cause de toute participation à la production des effets. La *quotité*, c'est-à-dire le plus ou le moins dans la cause, a une grande influence sur l'intensité des effets, mais elle ne peut les faire différens quant à leur nature intime.

Jusqu'à présent nous sommes descendus de la cause aux effets. La cause bien connue, bien appréciée, sinon dans sa nature intime, du moins dans le temps de son application au corps du malade, il a été facile de la suivre dans les jeux de réaction qu'elle a sollicités dans l'organisme, et la forme spéciale de ces phénomènes secondaires a pu être aisément constatée. Si toutes les causes étaient aussi saisissables, il n'y aurait aucune difficulté, et la spécialité serait aisément démontrée pour presque toutes les maladies : mais pour un grand nombre d'affections, la cause est inconnue, l'effet seul est présent, et il faut alors remonter de l'effet connu à la cause inconnue.

Or, remarquons que la spécialité d'une maladie est aussi bien prouvée par l'invariabilité de ses formes indépendamment des causes qui l'ont produite, que si l'on avait connu en même temps l'effet et la cause.

Les causes de la plupart des maladies qui se révèlent par des troubles fonctionnels du côté du ventre nous sont parfaitement inconnues; mais ces troubles fonctionnels, les lésions qui s'y rattachent ont une forme si invariable que nous arrivons tout aussi vite à l'affirmation de la spécialité.

Entre le choléra asiatique, la dysenterie, le choléra nostras, la dothinentérie, il y a des différences si tranchées, et les symptômes qui les accompagnent sont tellement positifs, que les médecins les moins expérimentés les distinguent l'un de l'autre, et la possibilité même de cette distinction implique l'idée de la spécialité; car il n'y a distinction possible que s'il y a des caractères spécifiques, et la constatation de ces actions spécifiques établit par cela même la spécificité.

Or, pour les quatre maladies dont nous venons de parler, ce n'est certes pas par la quotité phénoménale, c'est-à-dire par l'intensité de chacun des symptômes que le caractère de l'affection se juge, mais bien par la qualité, c'est-à-dire par la forme spéciale de certains phénomènes, indépendamment d'ailleurs de leur intensité.

Quoi qu'on fasse en effet, on ne fera jamais d'une dothinentérie un choléra asiatique, d'une dysenterie un choléra nostras, quelle que soit d'ailleurs la gravité de ces maladies diverses. Chacune conservera ses traits distincts, ses caractères spécifiques. De la constance des effets il est philosophique de conclure à la constance des causes. Et il n'est pas en effet plus logique de présumer une cause identique pour le choléra et la fièvre jaune, qu'il ne l'est d'attribuer à l'action du même virus la variole et la vaccine.

Les sectateurs de Brown et de Broussais, après s'être longtemps débattus contre les argumens pressans qui ruinaient leur doctrine dychotomique, se sont vus forcés enfin de reconnaître des maladies spéciales, et comme si, en admettant ce seul principe, leur système n'était pas détruit, ils ont voulu essayer encore de concilier la doctrine des spécialités avec leurs théories étroites.

Qu'importe à Brown que la variole soit ou non une maladie spéciale, il n'en tient compte. C'est une affection sténique ou asthénique, c'est la seule chose qui l'occupe ; d'où l'indication de stimuler ou de débiliter.

Pour Broussais, il en est de même; qu'importe après tout que le choléra diffère par ses formes de la dothinentérie : ce n'est en définitive qu'une irritation du tube digestif qui éveille des sympathies différentes. L'irritation est le phénomène commun, culminant ; c'est lui seul qui est sérieusement en cause, il domine tout, de lui seul ressortent toutes les indications thérapeutiques.

Telle est l'objection de Broussais, que nous n'avons pas atténuée, que nous avons laissée avec toute sa puissance, mais qui nous paraît faible et misérable.

Sans doute, et nous le confessons franchement, presque tous les modificateurs qui s'appliquent au corps de l'homme suscitent localement une réaction commune que l'on est convenu d'appeler inflammation ou irritation. Toute la question se réduit à savoir si ce phénomène commun a vraiment l'importance pathologique qu'on lui accorde. Sans doute la pustule maligne et le furoncle, la variole et l'impétigo, le chancre syphilitique et l'herpès préputial, la laryngite aiguë et le croup, la dothinentérie et l'embarras gastrique, l'ophthalmie catarrhale et l'ophthalmie scrophuleuse, la dartre rougeâtre et le varus sébacé, ont pour caractère commun l'inflammation; comme la douce amère et le datura stramonium, la chélidoine et le pavot, l'églantier et le laurier-cerise ont des caractères communs puisqu'ils se rangent dans les mêmes familles naturelles; mais quel médecin, quel naturaliste, seront assez insensés pour n'attacher qu'une importance secondaire aux caractères spécifiques qui jouent ici un rôle si puissant?

Écoutons Bretonneau : « L'obstination d'un médecin, dit cet » excellent praticien, qui persiste à ne voir dans le catarrhe » bronchique et dans l'angine pelliculaire que deux nuances peu » importantes de la même affection, n'équivaut-elle pas à celle » d'un naturaliste qui soutiendrait que la vipère n'est qu'une va» riété de la couleuvre, et qui, apportant en preuve de son opi» nion la similitude du mode de circulation et celle des caractères » génériques seulement, regarderait les écailles ou les plaques » qui recouvrent la tête, l'absence ou la présence des crochets » à venin, comme des différences peu importantes. Qu'objecter » cependant à l'antagoniste des distinctions, lorsque, à ses yeux » fascinés par la prévention, une vipère et un serpent à son» nettes ne sont que des couleuvres exagérées? quel parti pren» dre? Insister sur la différence des effets que produisent les » morsures de ces reptiles, et, en attendant que la vérité » éclate à tous les regards, se hâter, si une blessure enve» nimée vient d'être reçue, d'enlever la cause d'une grande » maladie, en retranchant la petite portion de tissu vivant

» que le venin a pénétré. » Bretonneau, *Notes inédites sur les Phlegmasies spéciales.*

C'est à dessein que nous nous sommes appesantis sur la question de la spécificité des maladies, parce que cette question domine aujourd'hui la pathologie, et que nous ne pouvions bien faire comprendre la médication substitutive, si préalablement nous n'avions bien établi ce grand principe pathologique, qu'à l'action de *chaque modificateur répond une modification spéciale.*

En effet, tous les modificateurs irritans déterminent une irritation dont l'intensité, dont la gravité, en tant que lésion locale et générale, sont subordonnées à leur nature même, abstraction faite de la prédisposition du sujet. Le pathologiste attentif peut donc calculer jusqu'à un certaint point la portée de l'agent irritant, et quand il ne peut saisir la cause, il peut néanmoins par l'expérience et par l'application de la statistique médicale apprécier la durée probable, la gravité d'une phlegmasie. Il voit que telles phlegmasies ont une marche nécessaire et en quelque sorte fatale, qu'elles naissent, croissent et se terminent en un temps déterminé, qu'elles ont en quelque sorte une vie comme les plantes et les animaux; que d'autres, incertaines dans leur durée, tantôt ont une existence éphémère, tantôt se prolongent invinciblement jusqu'à la dissolution de la vie, tantôt apparaissent et disparaissent sans que rien de régulier ne se voie dans leur marche.

Il en résulte que, pour un médecin vraiment savant, la durée probable et la marche naturelle des maladies sont à peu près connues. Cette notion, la plus importante pour le thérapeutiste, celle sans laquelle il ne peut avec philosophie se livrer à la moindre expérimentation, est pourtant celle que l'on néglige le plus dans les études cliniques. C'est celle qui a manqué essentiellement et qui manque encore à tous les médecins homœopathes.

La marche et la durée d'une phlegmasie connues, s'il était possible de mettre en contact avec le tissu enflammé un modificateur irritant lui-même qui changeât le mode d'irritation existant et qui abrégeât la durée de la maladie, n'aurait-on pas, par cette substitution, rendu un grand service thérapeutique?

Or, les choses se passent-elles ainsi? évidemment oui. Une phlegmasie occupe la membrane muqueuse oculaire, un collyre avec le sublimé, le nitrate d'argent, le calomel, le précipité rouge, tout en irritant pour un instant la partie déjà enflammée, guérit pourtant l'inflammation existante.

Le fait une fois constaté, il s'agit d'en étudier les lois.

Et d'abord, bien que la substitution puisse s'exercer médiatement, c'est-à-dire par l'intermédiaire des organes d'absorption et sur les tissus avec lesquels les agens irritans ne sont pas en contact direct, nous ne considérerons cependant ici que la substitution directe, c'est-à-dire celle qui s'exerce par les modificateurs irritans appliqués directement sur les tissus irrités.

Nous devons considérer toute irritation locale comme le produit de l'application locale d'un agent irritant, soit que la cause soit interne, soit qu'elle procède du dehors. Ainsi, lors même qu'une cause interne, le vice dartreux, par exemple, produit une phlegmasie chronique de la peau, il faut absolument que l'action de ce vice se soit exercée sur le tégument externe; c'est une condition nécessaire du développement de la dartre.

La première notion que le médecin doive chercher à acquérir, c'est celle de la gravité et de la marche naturelle de la maladie; nous avons déjà insisté sur ce point. Cette notion acquise, il reste à constater l'influence du modificateur thérapeutique. Car, avant tout, il faut que la maladie substituée ne soit pas plus grave que celle que l'on a voulu remplacer. Il est bien évident, par exemple, que les agens qui détruisent les tissus par leur action chimique ou physique sont merveilleusement aptes à faire disparaître les lésions qui siégent sur ces tissus; mais détruire n'est pas guérir, et si quelquefois le médecin est forcé de recourir à d'aussi puissantes ressources, c'est quand l'affection locale a une gravité et une incurabilité telles que la destruction du mal et du tissu malade est indispensable.

Toutefois, l'action du modificateur thérapeutique ne peut guère se préjuger, et à l'expérience seule il appartient de prononcer sur la manière dont les propriétés vitales réagissent contre la cause irritante. Il semble, en effet, qu'entre la chaux vive qui escharrifie en quelques minutes et le beurre d'antimoine qui agit avec plus de lenteur, il y ait une différence notable, et on serait tenté de croire que l'action de la chaux sera plus violente et plus destructive que celle du chlorure; l'expérience démontre le contraire, et dans beaucoup de phlegmasies locales, que l'on est convenu d'appeler spontanées et qui en définitive ne diffèrent des autres que par des conditions tout à fait indépendantes de la cause elle-même, cette même difficulté de juger se présente encore. Au début de deux angines, dont l'une se révèle par une légère phlegmasie locale accompagnée d'exsudation membraneuse et qui est à peine fébrile, et l'autre par l'appareil inflammatoire le plus énergique et une puissante réaction générale, il semble naturel de croire que la plus grave est celle qui frappe avec le plus de violence, et cependant, tandis que celle-ci entraîne à peine autre chose qu'une incommodité de plusieurs jours, l'autre, au contraire, tue presque toujours par l'extension de la fausse membrane dans les voies aériennes.

Ce n'est en effet ni par la nature de la douleur, ni par l'ordre d'apparition, par la rapidité du développement des phénomènes morbides que se juge la gravité d'une irritation communiquée. Par exemple, en instillant dans l'œil une solution concentrée de tartre stibié, c'est à peine si le patient éprouve un peu de cuisson, tandis qu'en insufflant un grain de poudre de tabac, il survient incontinent une irritation des plus violentes; mais peu de minutes suffisent pour mettre fin à cet appareil formidable, tandis que dans le premier cas l'œil s'injecte lentement, s'enflamme, et bientôt surviennent les phénomènes d'une ophthalmie des plus graves, trop souvent suivie de la perte de l'œil.

La gravité et la marche des phlegmasies thérapeutiques, s'il est permis de nous exprimer ainsi, ne se juge donc qu'expérimentalement comme celle des phlegmasies pathologiques.

Ainsi, avant de mettre en œuvre la médication substitutrice, nous devons connaître la portée de nos armes thérapeutiques.

Parmi les agens irritans homœopathiques, il en est dont la portée est très-courte, c'est-à-dire qui déterminent des phénomènes qui disparaissent rapidement, tels sont, par exemple, le nitrate d'argent, le sulfate de zinc, le nitrate de mercure, le calomel, les chlorures alcalins; d'autres dont les effets sont beaucoup moins fugaces, tels sont les cantharides, le tartre stibié, l'arsenic, les caustiques puissans, la moutarde, les euphorbiacées, les renonculacées, les colchicacées.

Or, comme il faut toujours proportionner l'intensité d'action de l'agent substituteur à la phlegmasie que l'on veut combattre, il s'ensuit qu'il serait ridicule de combattre des lésions superficielles avec les agens de la seconde série, tandis qu'au contraire l'indication de ces mêmes moyens ressort dans les lésions de tissu graves, profondes ou chroniques. Ainsi, la pustule maligne, le bouton varioleux, se détruisent sous l'influence d'un caustique, et le carcinome superficiel de la peau, aggravé par des irritations superficielles, est détruit par les caustiques qui emportent toute l'épaisseur du derme, ou par des irritans qui, tels que l'arsenic, ont une action profonde et long-temps prolongée.

Quand on veut proportionner l'action homœopathique à l'irritation existante, deux écueils sont également à éviter : *rester en-deçà; aller au-delà.*

Il y a en général peu d'inconvéniens à rester en-deçà du but; et l'on peut même, en suivant cette prudente voie, arriver à un résultat aussi avantageux, pourvu qu'on ait le soin de soutenir l'action thérapeutique et de la renouveler. Soit une blennorrhagie urétrale que l'on veut guérir par des injections de nitrate d'argent. En commençant par une dose faible, un quart de grain de nitrate d'argent par once d'eau distillée détermine une irritation thérapeutique légère qui ne dominera pas la phlegmasie syphilitique, mais qui se substituera à celle-ci seulement pour une partie, de sorte que si nous nous servions d'une formule (ce qui est loin d'être exact), nous aurions une irritation blennorrhagique représentée par 10, une irritation substitutive représentée par 2. La substitution n'étant pas proportionnelle à la phlegmasie locale, celle-ci persistera comme 8; mais on conçoit qu'en prolongeant le contact de la solution irritante avec la membrane muqueuse, on compensera par la durée d'application le peu d'intensité de l'agent substituteur.

Cette méthode est d'autant plus rationnelle qu'il est impossible de connaître à priori la sensibilité des tissus, et qu'il vaut mieux avoir à augmenter l'irritation qu'à la tempérer, lorsque par imprudence on l'a exagérée.

Nous disions tout à l'heure que chaque agent homœopathique avait une portée qui lui était propre. La durée d'action varie depuis quelques heures jusqu'à quelques jours, et cela en raison de la nature intime du modificateur, de la dose à laquelle on l'emploie.

Or, si l'on compare entre elles l'irritation morbide et l'irritation substitutive, on verra que la première, par cela même qu'elle préexiste, et que le tissu est profondément modifié par le fait seul de la durée de la maladie, a pris en quelque sorte droit de domicile, et aura d'autant plus de tendance à se reproduire. Que si l'agent homœopathique n'a de durée d'action que pour six, douze ou vingt-quatre heures, il pourra bien s'être substitué pendant ce laps de temps à la phlegmasie qu'on avait à combattre; mais si le thérapeutiste lâche pied tout de suite, les accidens primitifs se renouvellent. Pour que la substitution s'exerce efficacement, il faut renouveler l'action substitutive avant que l'effet de l'application topique précédente soit entièrement passée.

Ainsi, quand on traite la dyssenterie par des lavemens dans lesquels on a fait dissoudre ou du nitrate d'argent ou des sels neutres purgatifs, on tempère, dès les premières injections les douleurs coliques et le flux sanguin; mais, huit ou dix heures après, les accidens reparaissent : le précepte ici est de ne pas attendre le retour des phénomènes dysentériques; mais de renouveler les lavemens assez souvent pour laisser toujours le malade sous l'influence de la médication.

En supposant, comme nous l'avons fait jusqu'ici, que tous les sujets sont dans un état identique, et en ne tenant aucun compte des dispositions individuelles, il est évident que l'irritation homœopathique sera en raison de la dose de l'agent substituteur. Mais il faut nécessairement tenir compte et un compte important de ce que Brown appelait l'épuisement de l'incitabilité, autrement on userait en vain du même agent irritant.

Suivant Brown, à chaque élément organique comme à l'économie, est départie une propriété fondamentale, l'incitabilité. Les *stimulans* développent l'*incitation*; mais l'incitation ne peut se développer sans que la capacité d'incitation, ou mieux l'incitabilité, ne s'épuise. Il en résulte que le rôle du médecin doit être, ou de redonner de l'incitabilité par le repos, par l'alimentation, etc., etc., pour que le même stimulant développe toujours la même incitation, ou bien encore augmenter l'action de l'incitant pour que l'incitation soit la même, l'incitabilité étant moindre. En fait, cela revient à dire que les tissus et l'économie s'accoutument à l'action des stimulans divers; que, par suite de cette accoutumance, ils ne sont plus excités par les mêmes agens qui les excitaient auparavant; que par conséquent pour obtenir tous les jours le même résultat, il faut augmenter la force de l'excitant précisément en raison de la diminution de la susceptibilité organique. La conséquence de ces principes est que la dose de l'agent substituteur doit être graduellement augmentée, non pas dans une proportion qui soit a même pour tous les malades et pour toutes les maladies, mais dans une proportion que dirigera toujours l'étude expérimentale de l'irritabilité du malade.

De cette grande loi pathologique de Brown que nous essayions d'indiquer tout à l'heure découle encore une application essentielle de la substitution si on l'envisage dans les affections aiguës ou dans les maladies chroniques.

L'habitude de l'inflammation dans un tissu rend ce tissu plus propre sans contredit à prendre la même inflammation, mais le rend moins apte à recevoir des impressions étrangères. Ainsi, toutes choses étant égales d'ailleurs, il faudra un agent irritant plus énergique pour opérer la substitution dans une maladie chronique que pour une maladie aiguë; et l'on comprendra mieux encore l'importance de ce précepte, si l'on songe qu'outre la diminution de l'incitabilité, conséquence nécessaire de la chronicité, nous avons encore à lutter contre une direction long-temps vicieuse des propriétés vitales dans la même partie, et contre une affection qui a jeté des racines bien plus profondes; tandis que, dans les phelgmasies aiguës, la substitution s'exerce d'une part à moindres frais, et d'autre part n'aura pas besoin d'être demandée si long-temps.

Ce que nous disions plus haut (pag. 34) de la nécessité de répéter l'action substitutive pour ne pas donner à la phlegmasie morbide le temps de reprendre le dessus, mène également à un autre précepte qui n'en est en quelque sorte que le corollaire. C'est que, non seulement il faut répéter cette action, mais aussi la prolonger de manière à faire perdre entièrement au tissu l'habitud de l'inflammation première, et ce n'est pas pour un jour seulement, mais quelquefois durant quelques semaines, qu'il faudra prolonger l'action des irritans homœopathiques.

Nous avons fait plus haut un précepte de ne jamais enlever d'emblée une phlegmasie ordinaire, mais quelques médecins plus hardis, après avoir préludé par quelques essais pour tâter la susceptibilité de leurs malades, doublent, triplent, décuplent la violence de l'agent irritant, et remplacent de vive force par une phlegmasie thérapeutique l'inflammation qu'ils avaient à combattre. Cette méthode nous a toujours paru peu sage; mais autant nous sommes disposés à la blâmer dans les circonstances ordinaires, autant nous voulons en faire un précepte dans les maladies locales dont la gravité peut, en quelques heures, compromettre les jours du malade ou le salut d'un organe. Ainsi, sans tâtonner, devons-nous cautériser au plus vite la pustule maligne et les tissus environnans, et appliquer la pierre infernale sur la membrane muqueuse oculaire envahie par la phelgmasie blennorrhagique.

Il ne faut pas confondre l'irritation homœopathique avec l'inflammation morbide, et réciproquement. Il y a inconvénient des deux côtés, mais il faut convenir qu'il y en a plus encore à rester en-deçà de la curation qu'à obtenir plus qu'on ne désire. Il suffit en effet, si la persistance de la phlegmasie tient à la persistance dans l'irritation substitutive, il suffit, disons-nous, de cesser toute médication pour guérir, tandis que si l'inflammation première était encore présente, il faudrait recommencer tout le traitement, si, pour l'avoir un instant cessé, on laissait la phlegmasie reprendre son intensité.

Essayons pourtant d'indiquer quelques règles à l'aide desquelles on pourra juger si l'irritation qui persiste appartient à la Médication ou à l'affection première.

Lorsqu'on applique à un tissu enflammé un modificateur irritant, il est ordinaire, ou que les phénomènes inflammatoires soient immédiatement augmentés, ou qu'ils éprouvent une diminution plus ou moins notable. Quel que soit le résultat, il doit être attribué au médicament, et c'est ce résultat immédiat qui doit être choisi comme point de repère.

Si l'expérience a déjà permis de constater que la sécrétion morbide, la douleur, la démangeaison sont diminués sous l'influence de l'agent irritant, le retour de ces accidens signalera le retour de la phlegmasie première, et la cessation de l'action homœopathique. Que si au contraire l'agent substituteur est l'occasion d'une exagération notable dans la douleur, dans la sécrétion, dans les démangeaisons, etc., le retour aux phénomènes ordinaires indiquera la nécessité de recourir de nouveau au modificateur thérapeutique.

Le premier cas est très-facile à juger, mais le second est à ce point difficile qu'il nous semble impossible de se conduire autrement que d'après les données expérimentales dont une longue habitude peut seule faire connaître la valeur.

Dans le plus grand nombre des cas, comme on n'a pas essayé d'enlever d'emblée la phlegmasie, et que par conséquent on ne peut supposer une complète substitution, il suffit de constater après 24, 48 ou 72 heures une diminution notable dans les accidens primitifs, pour conclure à l'efficacité de la médication et pour être autorisé à la reprendre; et bien que les accidens inflammatoires développés immédiatement sous l'influence du modificateur thérapeutique se confondent, de manière à ne pouvoir en être distingués, avec ceux de l'irritation pathologique, on n'aura plus à se guider que d'après les résultats et l'expérience et l'analogie: ces guides, si sûrs en médecine, nous dirigeront avec plus de certitude encore que des règles sujettes à trop d'exceptions.

Le principe Brownien que nous posions (pag. 35) ou si on l'aime mieux, l'étude de l'influence du *suétudisme*, mènent encore à d'autres conséquences thérapeutiques. Nous avons vu que l'habitude de l'application des stimulans diminuait l'incitabilité dans la partie, la rendait par conséquent moins apte à être influencée par les agens d'excitation. Il en résulte que, comme moyen prophylactique des irritations locales, l'application habituelle des stimulans est une utile médication. Les femmes le savent bien, qui, pour faire cesser et même pour prévenir les irritations du visage connues vulgairement sous le nom de couperose, se servent habituellement de lotions irritantes avec le sublimé, ou même d'eau simple chargée d'une grande quantité de calorique. Ne voyons-nous pas l'habitude des lavemens chauds éteindre la sensibilité, la contractilité, et la faculté sécrétante de l'intestin; comme l'habitude des alimens de haut goût et des excitans du tube digestif, loin de provoquer des gastrites, jette au contraire la membrane muqueuse de l'estomac dans un état d'insensibilité organique qui paralyse toutes ses fonctions. Vérité si admirablement démontrée par Brown, si mal appréciée par Broussais. C'est ainsi que les artisans qui s'exposent continuellement à l'action d'une vive chaleur, loin d'avoir le teint coloré comme les gens du Nord, par exemple, sont remarquables par leur extrême pâleur. Ainsi les cuisiniers, les boulangers, les verriers, les chaufourniers, etc., etc.; ainsi les habitans des pays équinoxiaux. Et les médecins qui s'occupent habituellement de la thérapeutique des maladies cutanées savent tous l'immense parti que l'on tire de l'application du calorique à la peau, non moins comme moyen préventif que comme médication curative.

Jusqu'ici nous avons eu peu égard à la cause de la phlegmasie, et nous l'avons traitée comme s'il s'agissait toujours d'une affection de cause externe. Nous n'avons point eu égard à l'état de l'économie. Cette omission, nous l'avons faite à dessein, et personne sans doute ne sera tenté de supposer que nous n'attachions aux causes internes qu'une importance secondaire. Dans la thérapeutique des phlegmasies internes, la curation de la cause interne occupe quelquefois la place principale, dans d'autres circonstances cette cause peut être négligée sans inconvénient. Dans la plupart des syphilides cutanées le traitement interne suffit presque toujours, la médication topique est presque superflue; et au contraire, pour presque toutes les dartres, le traitement interne est adjuvant, et l'emploi des moyens thérapeutiques directs occupe le premier rang.

Admettant même que la phlegmasie dartreuse procédât d'une cause interne, il ne s'ensuivrait pas que l'on ne dût s'en prendre ultérieurement qu'à cette cause; car la cause peut avoir agi et n'agir plus, et cependant la maladie locale subsiste, exactement de même qu'après l'application passagère d'un agent irritant externe l'effet irritant peut durer encore longtemps après.

Le souvenir de la cause interne, si peu agissante qu'elle puisse être encore, doit entrer pour quelque chose dans le choix du modificateur. Il faudra en effet préférer le nitrate de mercure à la pierre infernale dans le traitement des phlegmasies syphilitiques ; les préparations d'iode aux sels de cuivre dans les dartres scrophuleuses, parce que chaque molécule organique est en quelque sorte un *microcosme* qui participe à l'état géneral, et d'autant plus que la vitalité y est rendue plus active par l'état inflammatoire.

MÉDICATION IRRITANTE TRANSPOSITIVE.

Quand deux actes physiologiques ou pathologiques d'une certaine valeur s'exercent en même temps, le plus puissant atténue l'autre. C'est l'explication du célèbre aphorisme d'Hippocrate: *Duobus laboribus simul obortis, non in eodem loco, vehementior obscurat alterum.* Sur ce principe a été fondée la médication transpositive. Le problème à résoudre était celui-ci: *Etant donnée une maladie grave*, dans un autre lieu, *produire artificiellement, une maladie plus énergique et moins dangereuse, afin d'atténuer la première.*

La possibilité de la transposition est subordonnée à des circonstances qu'il est bien essentiel d'indiquer ici, circonstances relatives à la nature, au siége, à l'âge, à l'étendue de la maladie.

A la nature des maladies. Parmi les maladies, il en est qui altèrent à peine la texture des organes, et dont la volatilité est telle que la moindre perturbation suffit pour les faire changer de siége. Dans ce cas sont les névralgies qui n'ont point encore amené l'inflammation des nerfs, le rhumatisme, les congestions, et certaines phlegmasies de la peau, telles que l'urticaire, la roséole, la rougeole, etc., etc.

D'autres, au contraire, sont caractérisées par une adhérence très grande aux organes, adhérence telle que quelquefois nulle Médication ne la peut surmonter. Telle est la variole, telles sont la plupart des inflammations parenchymateuses, les dégénérescences organiques.

Quelques efforts que l'on fasse à l'aide des révulsifs pour arrêter les progrès d'une pneumonie, d'une hépatite, d'une éruption pustuleuse de la peau ou des membranes muqueuses, jamais on n'y parvient; la maladie suit son cours, à moins que d'autres moyens ne viennent en aide au médecin; tandis que dans les affections fugaces dont nous avons parlé plus haut une vive irritation, appliquée à la peau ou sur une membrane muqueuse, suffit ordinairement pour déplacer l'irritation que l'on fixe ainsi sur le lieu où l'on vient d'appeler la fluxion thérapeutique.

Relativement au siége de la maladie. Il est à remarquer que les phlegmasies aiguës des membranes muqueuses sont plus généralement rhumatoïdes ou catarrhales, c'est-à-dire que l'irritation y est passagère, peu tenace, superficielle; tandis que, dans les parenchymes, l'inflammation est plus opiniâtre, plus profonde. Cela tient sans doute à ce que la facilité de sécrétions irritatives sur ces membranes amène un dégorgement immédiat du tissu, et que, dans les parenchymes, les sécrétions retenues deviennent elles-mêmes cause d'une nouvelle irritation. Quoiqu'il en soit de l'explication, l'expérience démontre que la transposition s'exerce facilement des membranes muqueuses sur la peau ou sur une autre membrane muqueuse. Ainsi, l'angine catarrhale aiguë cède souvent, avec une rapidité extraordinaire, à un vomitif, à un purgatif, à un simple sinapisme; il en est de même de certaines bronchites, des coryzas, des gastrites, des entérites, des colites; c'est que, dans ce cas, l'irritation de la membrane muqueuse était probablement de nature rhumatismale. Un résultat aussi avantageux ne s'observe pas pour les phlegmasies même légères des parenchymes. La transposition n'est pas facile dans les affections parenchymateuses, si ce n'est lorsque l'irritation n'a pas provoqué plus que de la congestion, ou bien lorsque les symptômes aigus sont déjà dissipés.

Puisque l'occasion se présente ici, nous devons à nos lecteurs de nous expliquer nettement sur la proposition paradoxale qui se trouve dans le dernier paragraphe.

Pour l'école physiologique, l'irritation est supposée exister toujours tant que tous les phénomènes inflammatoires ne sont pas passés; pour nous, nous croyons possible qu'il n'y ait que peu ou point d'irritation, alors même que certains phénomènes inflammatoires sont encore au plus haut degré.

On n'a pas assez distingué, suivant nous, les résultats primitifs des résultats secondaires de l'irritation : l'augmentation de la vascuralité de la partie (congestion sanguine), la tuméfaction, qui en est la conséquence, la douleur, la chaleur, telles sont les conséquences immédiates de l'irritation; mais supposons pour un instant que l'irritation cessât tout-à-coup; que resterait-il de tous ces phénomènes? de la tuméfaction et de la douleur: la fluxion active et la chaleur cesseraient presque aussitôt que la cause qui les sollicitait. Il resterait de la tuméfaction, parce que des produits morbides seraient épanchés dans la trame parenchymateuse ou dans le tissu cellulaire, et de la douleur à cause de la distension mécanique des parties; de la même manière que lorsqu'une irritation de la plèvre ou du péritoine aurait entièrement cessé, on pourrait encore trouver dans la cavité séreuse des produits morbides abondans, bien que la cause qui les y avait appelés eût disparu depuis longtemps. Ainsi donc, deux des phénomènes les plus capitaux de l'inflammation, l'intumescence et la douleur, peuvent exister, même à un haut degré, sans qu'il reste de l'irritation.

Nous avons tout à l'heure supposé la disparition soudaine de l'irritation. Bien que cette hypothèse puisse se réaliser quelquefois, elle est cependant assez rare, et ordinairement l'irritation cesse peu à peu, et les phénomènes inflammatoires cèdent ensuite avec facilité. Mais l'irritation à un faible degré peut rester inhérente à la partie et être la cause incessante d'un appel de fluides et de toutes les autres manifestations de l'inflammation chronique; c'est dans ce cas que la révulsion transpositive devra être employée et continuée pendant long-temps jusqu'à ce que la partie ait perdu l'habitude de souffrir.

Ainsi donc, la Médication transpositive est indiquée dans le début des phlegmasies lorsqu'il n'y a encore que des accidens congestifs et une inflammation peu intense; elle est généralement proscrite dans la période aiguë, et appliquée de nouveau lorsque l'on a lieu de supposer que l'irritation est peu vive, lors même que la tuméfaction ou des épanchemens séreux resteraient au degré où on les avait observés à une époque moins avancée de la maladie.

Relativement à l'étendue de la maladie. Si l'état maladif était *un* dans l'économie, la transposition s'opérerait toujours avec une facilité d'autant plus grande que l'inflammation à révulser serait elle-même moins étendue; ainsi on peut établir en principe que les choses se passent ainsi si nous ne mettons en parallèle que des lésions semblables; mais, ainsi que nous l'avons déjà dit, l'étendue est moins importante à considérer ici que la nature et l'âge de la maladie.

On peut, avons-nous dit, transposer avec assez de facilité une phlegmasie catarrhale occupant un espace immense sur une membrane muqueuse; et la révulsion la plus énergique devient impuissante contre une petite ulcération, contre la plus simple des dartres. Avant d'employer l'agent révulsif, il faut d'abord savoir, et l'expérience à cet égard est le guide le plus certain, quelles sont les inflammations transposables; cette notion acquise, il faudra alors agir sur une surface d'autant plus étendue que la phlegmasie elle-même occupera un espace plus considérable. L'oubli de ce principe est la cause du discrédit dans lequel est tombée la révulsion transpositive.

Dans un catarrhe bronchique suffoquant on applique à la jambe ou sur le sternum un vésicatoire peu étendu, et si les accidens ne sont pas conjurés on accuse l'impuissance du remède, quand il ne faut accuser que l'impéritie du médecin. Comment en effet supposer qu'une phlegmasie bronchique qui occupe peut-être en surface plus d'un mètre carré sera révulsée par un vésicatoire de deux ou trois pouces d'étendue, plus aisément qu'une fluxion de poitrine grave ne le serait par une saignée de quelques onces. Il faut faire ce que vient de faire M. Velpeau avec tant de succès. Il a compris qu'il fallait proportionner la médication à l'intensité et l'étendue de l'inflammation, et nous l'avons vu, à l'aide de vésicatoires qui occupaient toute la surface d'un membre, arrêter des flegmons profonds qui menaçaient de produire d'effroyables désordres. Ainsi s'expliquent les incroyables succès de M. Gendrin qui, au début et dans l'acmé d'une pleurésie ou d'une pneumonie, ne craint pas de recouvrir d'un vésicatoire énorme tout un côté de la poitrine.

Le peu d'étendue de l'irritation transpositive, il faut bien le comprendre, se compense par l'intensité de l'inflammation qu'on a produite. Aussi ne faut-il pas désespérer de révulser un catarrhe bronchique capillaire parce qu'il est impossible de mettre sur la peau un vésicatoire aussi large que le seraient les bronches épanouies. Dans ce cas on peut à l'aide des cantharides enflammer la peau dans une grande profondeur, et ici l'intensité compense l'étendue.

Mode d'action des agens transpositeurs. Nous serions fort embarrassés de dire par quelles voies intimes agissent les révulsifs, les explications des pathologistes n'ont point éclairé la question, et nous avouons avec franchise que vainement nous avons cherché l'explication des phénomènes de la transposition. Ce phénomène se reproduit spontanément dans le cours des maladies, et ordinairement ou au début ou au déclin, rarement dans l'acmé. C'est un fait qu'il faut constater; mais c'est un fait aussi parfaitement inexplicable que la plupart des autres actes organiques intimes.

Pour l'école physiologique, si, dans le cours d'une phlegmasie, il s'en développe spontanément une autre à la suite de quoi disparaisse la première, c'est là une révulsion transpositive ; car révulsion et métastase se confondent pour M. Broussais. Mais il y a de la part de ce pathologiste, un sophisme qui porte sur l'ordre d'apparition des phénomènes. Prenons pour exemple les oreillons.

Nous savons tous que très-souvent la phlegmasie de la région parotidienne se transporte, chez l'homme, sur le testicule ; chez la femme, sur la glande mammaire. Si l'inflammation commençait au testicule pendant que la fluxion parotidienne est dans toute sa force, et si celle-ci ne diminuait que lorsque l'autre aurait atteint un certain degré, on aurait droit de penser que l'inflammation de la glande séminale a révulsé celle de la parotide ; mais remarquez que souvent la disparition ou tout au moins l'affaissement presque total des oreillons précède la douleur et le gonflement du testicule, et dès lors, comment expliquer le fait, sinon par quelque chose de tout à fait différent de la révulsion, et comment ne voit-on pas que les pathologistes avaient eu raison de séparer la révulsion de la métastase. Que la métastase une fois accomplie, l'inflammation métastatique soit une cause de révulsion transpositive pour une autre phlegmasie, ou même pour la fluxion qui pourrait encore rester vers l'organe primitivement irrité, c'est ce que nous admettons sans peine ; mais il faut aussi que l'on confesse qu'il y a là un phénomène primitif, la métastase ; un phénomène secondaire, l'inflammation métastatique ; et enfin un effet de cette inflammation, la révulsion transpositive.

Mais laissant de côté la question de la métastase aujourd'hui si débattue, et supposant que toujours la phlegmasie spontanée qui servira de moyen de révulsion préexiste à la transposition, nous verrons que nous n'expliquerons guère mieux le phénomène.

En effet, en prenant la chose au point de vue de l'école physiologique, et admettant que dans la question de la révulsion c'est toujours par la quotité de l'irritation qu'il faut juger, on se demandera comment il se peut faire qu'une irritation, d'abord en quelque sorte à l'état embryonnaire, puisse germer, croître, se développer et finir par prendre une extension à ce point prépondérante qu'elle atténue les autres, et cela pendant qu'il existe une phlegmasie puissante par laquelle elle devrait être facilement révulsée. Si l'on doit poser en principe qu'une irritation plus forte en révulse une plus faible, jamais, en vertu de cette loi, une phlegmasie une fois établie ne souffrirait qu'une autre phlegmasie prît droit de domicile dans l'économie.

Or, il n'en est pas ainsi : nous voyons plusieurs phlegmasies marcher de front en conservant chacune sa teneur et en se modifiant peu l'une l'autre, si ce n'est dans certaines expressions phénoménales. C'est que parmi les causes morbifiques, il en est de fatales par lesquelles naissent et se développent des maladies indépendamment de toute circonstance intérieure. Ainsi nous voyons marcher ensemble la variole et la dothinentérie, la variole et la vaccine, et comme dans l'exemple fameux rapporté par M. Bretonneau ; la variole, la dothinentérie et la dysenterie, chacune avec sa forme, ses caractères spécifiques. Alors on comprend que la révulsion, dans ce cas, ne s'exerce que sur la fluxion inflammatoire, par exemple, mais non sur la maladie qui marchera quand même.

Par la spécificité de la cause et des inflammations s'explique aisément ce qui était inexplicable dans les théories du Val-de-Grace, savoir, qu'une maladie dans laquelle l'irritation ne jouera d'abord qu'un rôle très-secondaire se développera à l'ombre d'une phlegmasie grave, et finira par prendre elle-même le dessus en tant qu'inflammation, et par atténuer transposivement la première. On est donc conduit à penser que les inflammations transpositives spontanées sont produites par des causes spécifiques souvent inappréciables, mises en jeu, développées par la maladie ou par la phlegmasie primitive.

Il faut ensuite tenir compte de ce que nous disions un peu plus haut (pag. 43), savoir que la fluxion inflammatoire peut persister alors que toute irritation a cessé ; c'est dans ce cas que l'irritation même la plus légère pourra révulser aisément ce que le vulgaire des médecins considère comme une active inflammation ; et il est bien probable qu'il en est ainsi, la plupart du temps, pour les phlegmasies révulsives spontanées, et l'on voit qu'ici il n'est plus besoin de recourir à la spécificité des causes.

Il s'en faut de beaucoup néanmoins que la multiplicité des phlegmasies spontanées de cause identique soit toujours une cause de révulsion l'une de l'autre. Ainsi, jamais l'inflammation de la peau du bras dans la variole, si vive et si intense qu'elle soit, ne révulsera l'inflammation de la peau de la jambe. C'est que le virus varioleux est une cause à effet multiple inflammatoire. D'une cause à effets aigus si nous passons à une cause à effets chroniques, nous verrons que les phlegmasies syphilitiques multiples du gland, du col de l'utérus, des os, du pharynx, du larynx, de la peau, ne se révulsent pas l'une l'autre.

Elles ne se révulsent pas, disons-nous, et c'est vrai en tant que variole ou syphilis; mais les phénomènes communs à toutes les phlegmasies locales, savoir la fluxion sanguine, se révulse jusqu'à un certain point. Voyez, en effet, comme dans la variole la tuméfaction des mains et des pieds fait disparaître celle de la face, comme l'apparition de la phlegmasie de la peau fait céder les troubles fonctionnels nombreux, manifestation de lésions organiques internes encore superficielles.

Durée de la révulsion transpositive. La révulsion, quant à sa durée, se divise en immédiate et en médiate ; la révulsion immédiate se juge en effet avec rapidité, et quelques minutes suffisent souvent pour la constater. Ainsi un pédiluve sinapisé fait cesser instantanément une douleur de tête ou de gorge ; un sinapisme enlève en peu de minutes une douleur rhumatismale superficielle. Un large vésicatoire ammoniacal dissipe subitement l'orthopnée qui dépend du catarrhe bronchique. Ces résultats se produisent assez fréquemment dans la pratique pour avoir acquis à la médication révulsive un grand et juste crédit. Pour être moins immédiats, les résultats n'en sont pas moins quelquefois remarquablement prompts. Le catarrhe aigu, à la suite d'un purgatif, l'angine catarrhale après un vomitif, la pleurésie ou la péricardite à la suite de l'application d'un très-large vésicatoire, sont amendés souvent en moins de vingt-quatre heures.

Cette médication se juge donc de suite, et il est d'autant plus important de le savoir, que l'on aggrave ordinairement l'état du malade si l'on insiste sur les révulsifs douloureux, alors qu'au bout de douze ou vingt-quatre heures ils n'ont amené aucun bon résultat. Alors au lieu de transposer on excite, mode d'action que nous étudierons dans un des chapitres suivans.

La révulsion transpositive immédiate ne s'applique qu'aux maladies aiguës. Son action est essentiellement rapide. Nous avons dit plus haut (pag. 41 et suiv.) dans quelles circonstances les maladies aiguës permettaient l'emploi de cette médication.

La révulsion lente s'applique aux maladies chroniques; mais elle a toujours une action mixte. En tant qu'agent irritant appliqué à la peau, elle fluxionne un peu sans doute, mais elle opère bien plutôt une spoliation des élémens du sang et une spoliation dérivative.

Dans le chapitre qui va suivre, nous étudierons la médication spoliative isolément; il convient ici de l'envisager sous un autre point de vue.

On avait observé qu'une abondante suppuration amenait le marasme, si des matériaux abondans de réparation ne compensaient la perte qui se faisait. C'est sur ce fait que se fondait la médication spoliative; mais un autre fait a frappé les cliniciens, c'est qu'une suppuration, située par exemple à la partie supérieure d'un membre, amène rapidement l'atrophie de ce membre; et cela probablement parce que, pour suffire à cette sécrétion morbide, une partie du sang de l'artère principale est divertie au détriment des autres tissus qui reçoivent d'autant moins de molécules nutritives. Il y a donc là deux choses à considérer : irritation locale, qui appelle le sang dans une partie; spoliation des élémens du sang : c'est-à-dire, à la fois révulsion transpositive et spoliative. Et en définitive, ces deux formes de révulsions se confondent, car dans la révulsion transpositive immédiate, le sang ou ses élémens sont sollicités vivement vers le point sur lequel s'opère la révulsion; dans la révulsion lente, les élemens du sang sont attirés et versés lentement au-dehors. Il y a seulement cette importante différence que, dans un cas, l'intensité de l'irritation est le phénomène capital, et, dans l'autre, l'abondance de la spoliation. De là découlent naturellement les règles qui doivent nous diriger dans le choix des agens de la révulsion. Pour combattre les maladies les plus aiguës et les plus rapides, les agens révulsifs dont l'action est immédiate. Ainsi, pour les congestions, la moutarde, le calorique, l'urtication, la flagellation, les ventouses. Pour rappeler à la peau les affections éruptives, les mêmes moyens plus long-temps continués. Pour révulser des phlegmasies aiguës, énergiques, l'ammoniaque, les cantharides. Et au contraire, pour les affections chroniques, la pommade stibiée, le vésicatoire à demeure, mais surtout le cautère, le séton. Le fait de l'atrophie des membres à la suite des suppurations morbides ou thérapeutiques dont ils sont le siége mène à l'emploi des cautères et des sétons pour résoudre, non seulement les engorgemens chroniques, mais aussi pour amener l'atrophie dans les tissus qui sont devenus le siége d'un surcroît de nutrition. Ainsi, les cautères et les sétons sur les régions du cœur, du foie, de la rate, pour modifier la nutrition dans ces organes hypertrophiés.

Quand on applique des révulsifs transpositeurs, il faut avoir soin de calculer la durée des accidens auxquels on les oppose, afin de ne pas faire subir au patient des douleurs inutiles et de ne pas le laisser plus tard sous l'influence d'une médication qui peut être dangereuse. Nous en voulons un exemple dans le choléra. L'indication des révulsifs n'existe guère pour le choléra asiatique que pendant la période algide; à tout prix il faut rappeler à la peau la vie qui semble s'y éteindre, et l'on ne saurait trop multiplier les moyens d'excitation cutanée. Que les irritans locaux agissent ici comme excitans généraux ou en transposant à la peau l'irritation interne qui est supposée frapper les organes digestifs, toujours est-il que l'indication des révulsifs n'existe que pendant la période algide; et dès que la réaction s'établit, loin de souhaiter que les points d'inflammation se multiplient, le médecin doit faire tous ses efforts pour les éteindre partout où ils se montrent. Il a donc dû, en irritant la peau pendant la première période, songer à des moyens assez énergiques pour satisfaire à l'indication qu'il avait à remplir, et assez fugaces pour ne plus laisser de traces dès que la seconde période est arrivée. L'urtication, la sinapisation, remplissent à merveille cette indication; et si les vésicatoires avec l'ammoniaque ou avec les cantharides pouvaient procurer immédiatement les mêmes résultats, ces moyens dont on ne pouvait borner l'action à volonté eussent plus tard compromis le salut du malade par le surcroît de fièvre qu'ils auraient provoqué. Nous avons ici choisi le choléra comme type; mais il est peu de maladies où quelquefois il ne faille en agir de même. Dans le début d'une maladie aiguë, si le sang, qui joue un rôle si important dans la plupart des affections, n'est encore dans les tissus qu'à l'état de congestion, un révulsif rubéfiant est indiqué; mais il faudrait craindre un agent topique qui pût solliciter une inflammation persévérante car plus tard si l'inflammation avait été conjurée, on aurait à déplorer l'emploi d'un remède qui prolongerait inutilement les souffrances du malade; et si elle ne l'avait pas été, il serait à craindre que la violente phlegmasie, qui aurait été déterminée par l'agent irritant, ne devînt à son tour une cause d'excitation générale. La même règle doit être observée lorsque l'on a lieu de supposer que plusieurs jours de suite on aura recours à la médication transpositive : on comprend, en effet, que l'on puisse promener sans dommage dix sinapismes par jour sur le corps d'un malade; mais il n'en saurait être de même pour des vésicatoires ou des cautères. En général, les irritations révulsives devront être d'autant moins étendues qu'elles seront plus énergiques.

Lieu de la révulsion. Lorsque l'on veut transporter sur une partie quelconque une phlegmasie ou une congestion dont le siége inspire de justes alarmes, il faut choisir un tissu où la maladie, artificiellement produite, ne soit ni plus grave ni plus incommode que celle que l'on cherche à combattre. Or l'expérience a prouvé que, de toutes les membranes, celles qui supportent le mieux les irritations, c'étaient la peau et la membrane muqueuse du tube digestif. Les singulières assertions de M. Broussais relativement à la suprématie pathologique et physiologique de l'estomac et du canal intestinal n'ont pu trouver crédit qu'auprès de médecins ignorans à la fois de la pathologie et de la physiologie expérimentales. Quand on compare la structure et les fonctions de ces deux membranes, on comprend que, s'il est besoin d'une irritation prompte et d'une évacuation sécrétoire, rapide et abondante, c'est à la membrane muqueuse qu'il faudra s'adresser. Ainsi, dans les angines, dans les catarrhes pulmonaires, dans certaines affections superficielles de la peau que l'on peut faire disparaître sans péril, un vomitif, un purgatif agiront avec plus d'avantage qu'aucun autre irritant topique porté sur la peau; et on le conçoit aisément, quand on songe à l'immense surface de la membrane muqueuse digestive et à l'abondance de la sécrétion qui suit le contact de l'agent irritant sur cette membrane. Si l'on n'a besoin que d'une irritation passagère et superficielle que l'on renouvelle chaque jour, le canal intestinal doit toujours être préféré à la peau; ainsi, dans les céphalées chroniques, dans les congestions cérébrales ou pulmonaires qui se répètent souvent, dans les ophthalmies chroniques, aucun moyen révulsif ne remplace les purgatifs donnés chaque jour. Mais s'il est besoin d'irriter plus profondément et avec plus de continuité, il faut nécessairement s'adresser à une membrane dont les fonctions ne soient pas aussi essentielles à la nutrition; c'est à la peau qu'il faut recourir. Depuis l'invasion de la doctrine physiologique dans la thérapeutique, les révulsifs sur ce canal intestinal avaient entièrement été bannis, et la peau seule avait à supporter la solidarité de toutes les phlegmasies de l'économie; mais depuis quelques années, on revient, avec juste raison, aux purgatifs que l'on avait oubliés.

Il est évident que pendant toute la vie la peau peut être le siége d'une inflammation suppurative, sans qu'il en résulte dommage pour l'économie; elle doit donc être le lieu d'élection pour toutes les révulsions de longue durée. Ajoutez à cela que sur la peau il est permis de choisir la portion que l'on veut irriter, tandis que sur la membrane muqueuse il faut, de toute nécessité, porter l'action du remède sur toute la surface, à moins que l'on ne recoure aux injections anales.

Quant aux portions de la peau ou de la membane muqueuse qu'il faut plus particulièrement irriter, on doit dire qu'il n'y a rien de précis à cet égard, et qu'il faudra en général se conduire d'après les données sur lesquelles nous allons nous arrêter un instant.

L'expérience a prouvé, sans qu'il fût facile de s'en rendre compte, que certaines parties du corps étaient liées avec d'autres parties éloignées par des liens fonctionnels qu'on est convenu d'appeler *sympathies*. Ces sympathies sont infiniment moins nombreuses que ne l'ont prétendu les solidistes et M. Broussais entre autres, mais il en existe quelques-unes. Ainsi l'utérus et les mamelles, liés chez la femme dans l'ordre physiologique, sympathisent aussi dans l'ordre pathologique. De là le précepte d'Hippocrate d'appliquer des ventouses aux mamelles chez les femmes atteintes de métrorrhagie, et celui de tous les praticiens de solliciter le sang vers l'utérus chez les femmes menacées de squirrhe ou de cancer des glandes mammaires.

La suppression de certains flux, de certaines fluxions, de certains accidens morbifiques, tels que le rhumatisme, la goutte, etc., est une cause fréquente de maladies. Le but du thérapeutiste sera évidemment de rappeler ces flux ou ces fluxions au lieu où ils existaient, et le point de l'application révulsive se trouve ainsi indiqué.

Il est clair que si à la suppression d'une epistaxis habituelle ou d'un coryza chronique a succédé une céphalée opiniâtre ou un catarrhe du larynx, la médecine devra appeler sur la membrane muqueuse des fosses nasales une irritation nouvelle, à l'aide de poudres mercurielles, d'ellébore, etc., etc.; et si la fluxion hémorrhoïdale a été supprimée et remplacée par des accidens qui semblent liés à cette suppression, des suppositoires stibiés et des ventouses à la marge de l'anus seront les moyens révulsifs les mieux indiqués, ainsi que des pédiluves chauds ou sinapisés, des ventouses aux cuisses, des bains de siége pour rappeler le flux menstruel, dont la disparition avait excité dans l'économie des troubles graves.

Il arrive quelquefois que ce soit la suppression d'une maladie qui en engendre une autre plus grave, comme dans l'exemple que plus haut nous empruntions aux coryzas, aux hémorrhoïdes, et dans ce cas il faut préférer sans doute l'affection légère à celle qui est plus grave, et tout faire pour rétablir la première; mais il arrive souvent que les malades veulent être débarrassés de l'une et de l'autre. Nous avons connu une jeune femme atteinte de leucorrhée et d'engorgement de l'utérus depuis longues années; elle voulut en être guérie, et dès que le flux utérin fut dissipé, elle éprouva des hémoptysies et tous les accidens de la tuberculisation pulmonaire; heureusement elle fit sur ces entrefaites une fausse couche qui ramena la fluxion utérine et la leucorrhée : tous les phénomènes morbides qui s'étaient développés du côté du poumon cessèrent en peu de temps. Ce fut alors qu'elle se mit entre nos mains pour être de nouveau guérie de la leucorrhée qui l'incommodait. Nous nous refusâmes positivement à rien faire qui pût supprimer cette sécrétion morbide, avant que la malade ne consentît à l'application d'un large cautère au bras. Le cautère fut appliqué; l'affection utérine fut aisément guérie, et la poitrine ne redevint pas malade.

Lors donc que la guérison d'une phlegmasie chronique donnera lieu à de graves accidens, il faudra, sinon rétablir l'affection première, du moins la suppléer à l'aide de topiques capables d'entretenir dans un point de la peau une inflammation permanente et une abondante suppuration; et ici les vésicatoires, les cautères et les sétons joueront le principal rôle.

Si maintenant, considérant les maladies suivant le lieu qu'elles occupent, nous recherchons dans quel point la révulsion doit être établie pour être plus efficace, nous verrons qu'il existe à cet égard des pratiques tellement contraires, et si peu de relevés statistiques qui permettent de constater la valeur des opinions de chacun, que nous serons ici simples critiques, nous abstenant de nous prononcer sur un problème où manquent les élémens d'une bonne solution.

Ainsi, tandis que les uns conseillent les pédiluves sinapisés et l'application de vésicatoires aux jambes pour guérir les affections irritatives du cerveau, d'autres veulent appliquer à la nuque des ventouses, des vésicatoires, des sétons ou des moxas pour satisfaire à la même indication. Quelques-uns, dans les phlegmasies thoraciques aiguës ou chroniques, préfèrent opérer la révulsion sur les parois de la poitrine; d'autres aiment mieux irriter la peau des bras ou des jambes. Ceux-ci, dans les engorgemens du foie, fluxionnent autant qu'ils le peuvent la membrane muqueuse du tube digestif, et principalement la portion inférieure du rectum; ceux-là prescrivent ces moyens, et conseillent au contraire des révulsifs sur la peau et sur le tissu cellulaire de la région de l'hypocondre droit. Quelques-uns établissent une règle qu'ils croient devoir toujours suivre : elle consiste à placer toujours le révulsif entre le cœur et le point malade, de manière à interrompre en quelque sorte la circulation et à dériver le sang ou quelques-uns de ses matériaux, avant qu'il n'arrive au tissu enflammé. Il nous serait difficile de dire si ces préceptes sont fondés en raison, c'est à l'expérience de prononcer en pareille matière. L'usage, qui peut-être n'est pas la meilleure règle, veut en général que, pour guérir les congestions, on applique les agens excitans aux parties qui reçoivent un autre ordre de vaisseaux que ceux qui se rendent au tissu congestionné. Ainsi, tandis que pour solliciter la congestion vers l'utérus dont les vaisseaux sont alimentés par une division de l'artère iliaque, on appliquera aux jambes des topiques irritans capables de fluxionner les extrémités capillaires qui émanent de l'artère fémorale, qui n'est, comme l'hypogastrique, qu'une division de l'iliaque; par contre, on usera exactement des mêmes moyens pour détourner la fluxion du cerveau dont les artères sortent de la carotide et de la sous-clavière. La mobilité du sang, quand il n'y a encore que congestion, rend facile cette action à distance : mais quand il y a commencement de phlegmasie, ou que l'inflammation commence à déchoir, c'est avec la peau qui avoisine le lieu malade que les irritans transpositeurs seront mis en contact. Il en est de même pour la médication spoliative, à moins pourtant que l'on ne veuille en même temps rappeler la fluxion vers un point qui préalablement était le siége d'un travail morbide à la disparition duquel il était rationnel d'attribuer la maladie nouvelle. Ainsi quand la guérison d'un ulcère aux jambes aura été suivie d'une phlegmasie chronique des organes thoraciques, au lieu d'appliquer un cautère ou un séton sur ses parois thoraciques, il sera mieux de mettre une fonticule à la jambe jadis malade, ou de faire suppurer l'ancienne plaie à l'aide d'un vésicatoire à demeure.

Le siége de la révulsion est surtout important à déterminer quand on veut amener l'atrophie d'un organe, ou du moins arrêter le surcroît de nutrition qui va bientôt devenir l'occasion d'un trouble fonctionnel. Ainsi quand l'iode est inefficace pour amener la guérison du goître hypertrophique, l'application d'un cautère sur la peau qui recouvre la tumeur est le moyen peut-être le plus utile, comme aussi dans les hypertrophies simples du cœur il est utile d'entretenir de larges points du suppuration sur la peau de la région précordiale.

MÉDICATION SPOLIATIVE.

Il y a spoliation, dans le sens thérapeutique, toutes les fois qu'on enlève au sang un ou plusieurs de ses élémens, en proportion plus considérable que dans le mouvement normal de composition et de décomposition organiques.

Les sécrétions anormales ne sont en effet que l'exagération des sécrétions régulières de l'économie, et la médication spoliative ne s'exerce que par les sécrétions. Il y a sans doute dans la sécrétion purulente autre chose qu'une sécrétion normale exagérée; mais, en définitive, ce sont toujours un ou plusieurs élémens du sang qui sont sécrétés.

Le ptyalisme, la diarrhée, les vomissemens bilieux ou muqueux, les catarrhes divers, la diaphorèse, la diurèse, sont des moyens de spoliation. Toutefois nous avons déjà parlé des diurétiques et des sudorifiques, plus tard il sera question des évacuans, c'est-à-dire des agens qui augmentent la sécrétion de la membrane muqueuse du tube digestif et de ses annexes; de la médication antiphlogistique dans laquelle la spoliation par l'évacuation immédiate des vaisseaux joue le principal rôle. Nous ne nous occuperons donc ici que d'une section de la médication spoliative, celle qui s'exerce par le moyen de la suppuration.

Les analyses chimiques ont démontré dans le pus du sérum, de l'albumine et de la fibrine; ces trois élémens dans un état de combinaison nouvelle. Il en résulte que la suppuration entraîne nécessairement hors de l'économie tous les principes du sang à l'exception d'un seul, le cruor.

Nous ferons un instant abstraction de l'irritation locale et sympathique qui accompagne nécessairement une suppuration quelconque pour n'étudier d'abord que le fait isolé de la spoliation.

Si tous les jours, si à chaque instant, la plupart des élémens du sang sont épuisés sans profit pour la nutrition, il arrivera nécessairement que la dépense ne sera plus en proportion de la réparation alimentaire, et que les organes tendront à s'atrophier. C'est aussi ce qui arrive à la suite de toutes les suppurations abondantes; le marasme en est la conséquence nécessaire. Cet effet doit se produire et se produit toujours par suite de la diminution du sang dans les canaux vasculaires. Les expériences physiologiques ont démontré que la saignée, par exemple, activait singulièrement l'absorption ; or la saignée partielle et continue, comme l'est la suppuration, produit le même résultat, mais lentement et insensiblement.

Or la résolution dans les phlegmasies n'est en définitive que la résorption interstitielle dans un organe en particulier, comme l'amaigrissement est la résorption interstitielle dans tous les tissus de l'économie. Il se passe sous le rapport des sécrétions dans un tissu enflammé quelques phénomènes intimes sur lesquels nous glisserons rapidement, mais qu'il est néanmoins essentiel de rappeler ici.

Dans le premier stade de l'inflammation, un appel actif de liquide se fait vers la partie. En suite du gonflement vasculaire, la sécrétion interstitielle augmente et acquiert, dans certains organes, une abondance extraordinaire. Cette abondance n'est nulle part aussi considérable que dans les grandes et les petites cavités cellulaires, telles que les cavités séreuses et le tissu cellulaire proprement dit. Dans les parenchymes jusqu'à un certain point analogues au tissu cellulaire, le poumon par exemple, la sécrétion morbide interstitielle est presque aussi grande que dans le tissu cellulaire proprement dit.

Tant que la cause de la fluxion inflammatoire, c'est-à-dire l'irritation, persiste, la fluxion elle-même est toujours en proportion supérieure à l'absorption, et l'intumescence va croissant ; mais quand l'irritation cesse et que l'harmonie générale des fonctions se rétablit, la résorption se fait avec d'autant plus de rapidité que les fluides épanchés se trouvent dans des cavités plus nombreuses, plus vasculaires, et qu'ils ont été sécrétés en plus grande abondance. Il est en effet fort remarquable que lorsque la faim se fait sentir chez les convalescens (la faim qui est l'indice le plus certain de l'activité des résorptions interstitielles), l'absorption s'effectue avec un surcroît d'intensité dans les tissus qui viennent d'être le siége d'une phlegmasie.

Au premier abord on comprend mal pourquoi, dans le poumon qui a été récemment atteint d'inflammation, la résorption interstitielle se fait avec une activité prodigieuse, tandis qu'elle est nulle ou presque nulle dans les parenchymes sains, tels que les muscles, le foie, la rate, les reins, etc., etc.; c'est que le sang, une fois converti en trame ou en parenchyme, vit d'une vie plus énergique, plus complète, plus individuelle, et acquiert comme les organes vivans la propriété d'être réfractaire à l'action absorbante des vaisseaux; tandis que les sucs épanchés dans les cellules parenchymateuses ne jouissent encore que d'une organisation incomplète, et n'ont de vie que celle des molécules organiques; elles ont l'aptitude à devenir élément de tissus, mais n'ont jusque-là aucune existence individuelle. Aussi sont-ils atteints d'abord par l'action des forces digestives interstitielles, comme le sont par exemple les matières alimentaires contenues dans le canal intestinal.

Une suppuration constante dans un point du corps, en amenant une déplétion incessante du système sanguin, affame donc sans cesse les organes d'absorption (s'il nous est permis de nous servir d'une pareille expression), et par conséquent favorise la résolution des produits inflammatoires épanchés.

Toutes les fois donc que dans un point du corps il existe une phlegmasie chronique, et que l'irritation ayant presque totalement ou totalement cessé, les produits morbides restent épanchés ou dans les cavités séreuses ou dans la trame des parenchymes; ou bien encore que, comme pour les membranes extérieures muqueuses et la peau, les produits sont versés au dehors, il est du devoir du médecin d'établir un point de suppuration, s'il n'a pu obtenir la guérison par les moyens ordinaires.

La spoliation par les exutoires, si continue qu'elle soit, n'est pourtant pas tellement active qu'elle puisse contrebalancer la restitution faite par une alimentation succulente et capable de fournir et au-delà aux besoins de réparation des organes. Il s'ensuit que, tant que dure la médication spoliative, le malade doit être mis à un régime tel que la réparation reste un peu en-deçà des besoins, afin que l'absorption ne perde rien de son activité. Il ne s'ensuit pas qu'il faille toujours tenir à la diète le malade qui porte un exutoire; telle n'est pas notre idée. La diète ou du moins un régime un peu sévère sont nécessaires tant qu'il reste des produits morbides à résorber; mais, ce résultat obtenu, on peut se relâcher un peu de la sévérité du régime, l'exutoire n'ayant plus besoin d'agir par spoliation, mais par d'autres propriétés sur lesquelles nous reviendrons plus bas.

Il est une question bien grave en médecine, et qui pendant des siècles a été considérée comme résolue et qui aujourd'hui est à peine discutée par les pathologistes; c'est celle de la spoliation de certaines humeurs dégradées à l'aide des exutoires. Du temps où l'idée des humeurs dominait la pathologie, on croyait fermement que l'exutoire n'agissait que par les humeurs peccantes qu'il enlevait au sang, que par une action dépurative. Une pareille opinion avait pour elle de frapper par un fait matériel; et le vulgaire et les médecins, qui souvent ne devraient point être séparés du vulgaire, croyaient d'autant mieux à la dépuration qu'ils la constataient en quelque sorte par les sens. Et aujourd'hui que, depuis plus de soixante ans, les doctrines solidistes ont à leur tour dominé l'art médical, c'est tout au plus si les médecins osent heurter une opinion populaire si profondément enracinée et encore si vivace.

Certes personne ne nous soupçonnera de vouloir réveiller d'absurdes idées humorales et de vouloir remettre en question si en effet le pus que rend un séton existait préalablement à l'application de la mèche; mais il y a pourtant quelque chose de vrai dans cette prétendue dépuration, et nous dirons en quoi.

Pour nous bien faire comprendre, nous rappellerons un fait qui s'est certainement présenté mille fois à l'observation des praticiens, et sur lequel Bretonneau a, le premier, appelé l'attention des pathologistes. Ce fait le voici. Un homme peut impunément, pendant longues années, se faire de légères blessures, et même des plaies fort profondes, sans que jamais il ne se manifeste chez lui de suppuration , tout se réunit par première intention avec une grande facilité. Il a ce que dans les campagnes on appelle *une peau saine*. Que par hasard il se fasse une plaie de telle nature que la suppuration en soit la conséquence nécessaire, désormais, et peut-être pendant une longue série d'années, ce même homme suppurera à la moindre occasion et aura ce que dans les campagnes on appelle *une peau venimeuse*, c'est-à-dire une peau dont les blessures même légères s'enveniment avec une extrême facilité. Chez lui les éruptions furonculaires, les anthrax, les phlegmasies de mauvais caractère, s'observeront souvent, et les inflammations franches, même celles des organes internes, passeront plus facilement à suppuration que chez les autres malades.

On remarque aussi que chez des malades qui portent un cautère ou un séton, les accidens que nous venons de signaler ne s'observent pas tant que la suppuration est entretenue; mais qu'ils surviennent au contraire au moment que l'on cesse de solliciter l'écoulement du pus, pour disparaître de nouveau quand on rétablit l'exutoire.

L'observation démontre encore que chez les gens qui ont cette disposition suppurative, les cautères et les sétons donnent une suppuration beaucoup plus abondante que chez le commun des malades.

Est-il alors si ridicule d'admettre que le sang contient sinon du pus, du moins des élémens qui se convertiront en pus avec une facilité déplorable; que l'irritation développée par le pois du cautère ou par la mèche du séton, en appelant vers un point la fluxion inflammatoire, sollicite vers le point irrité les molécules du sang qui ont la tendance à se convertir en pus, et épuise, qu'il nous soit permis de le dire, ce levain purulent qui circule dans l'économie. Sous ce point de vue donc, un exutoire est un véritable moyen de dépuration dans le sens où l'entendaient les médecins humoristes des temps passés.

Laissons de côté l'explication; arrivons au résultat pratique. Si, à l'aide d'un exutoire activement entretenu, on fait cesser la disposition à suppurer que nous avons indiquée plus haut, par ce même moyen on éloignera les chances de toutes ces maladies, de mauvais caractère, de ces suppurations des parenchymes si funestes et si faciles dans la disposition organique dont il est ici question. Ce sera donc moins comme moyen curatif que comme remède prophylactique que, dans ce cas, les exutoires seront conseillés.

Et d'un autre côté, si la suppression d'un cautère, d'un vésicatoire ou d'un séton devient cause d'une disposition générale à la suppuration, il faudra prononcer cette suppression moins légèrement qu'on ne le fait ordinairement, ou bien prendre des précautions tant recommandées par les praticiens qui nous ont devancés.

Il est aisé de concevoir tout ce que peut avoir de gravité la suppression d'un exutoire que l'on porte depuis long-temps. Et d'abord, l'économie s'est habituée à cette servitude sécrétoire, et s'y est utilement accommodée. La sécrétion morbide est devenue constitutionnelle, et, à ce titre, ne peut être supprimée sans une grande perturbation générale; et puis, ainsi que nous l'avons dit, l'organisme garde pendant un temps assez long une disposition à suppurer qui n'est pas sans danger s'il survient une phlegmasie intercurrente.

De ce que nous avons dit, il ne faudrait pas conclure que nous regardons les exutoires comme indispensables dans le traitement de toutes les phlegmasies chroniques et à la suite de toutes les suppurations, et que nous ne permettons jamais leur suppression. Ce que nous voulons dire seulement, c'est qu'il faut toujours suppléer aux exutoires par d'autres moyens spoliateurs en tête desquels nous plaçons les purgatifs, les sudorifiques et les diurétiques. L'emploi long-temps répété de ces agens thérapeutiques est un puissant moyen de diversion, et s'ils ont été conseillés par nos devanciers avec une exagération ridicule, ils ont été proscrits de nos jours avec un acharnement brutal que ne justifie pas l'abus qu'on avait fait.

Le choix de l'exutoire n'est pas indifférent dans la médication spoliative. Nous ferons observer qu'il ne s'agit ici que d'enlever au sang la plupart de ses principes, c'est le seul but que nous nous proposions. L'irritation locale, condition nécessaire de la suppuration, doit ici être aussi minime que possible; or, de tous les moyens, le moins douloureux est à coup sûr le cautère; le séton vient ensuite, qui cause, il est vrai, un peu plus de douleur, mais qui, par l'abondance de la suppuration, produit une évacuation humorale fort abondante. Aussi le séton devra-t-il toujours être préféré comme moyen curatif, tandis que le cautère s'emploiera toujours comme prophylactique. C'est au séton qu'il faut recourir dans les phlegmasies chroniques vis cérales, dans les inflammations qui occuperont les membranes muqueuses qui tapissent les grandes cavités splanchniques. Quant au vésicatoire, la vive douleur qu'il cause presque toujours, la difficulté de son pansement, l'inégalité de la suppuration qu'il détermine doit le faire rejeter en général comme moyen spoliateur, tandis que c'est un héroïque remède pour remplir les autres indications de la médication irritante.

Jusqu'ici nous avons fait abstraction de l'irritation locale et sympathique que provoque un exutoire, indépendamment de la spoliation; mais il faut nécessairement en tenir compte, attendu qu'ici il y a une double et quelquefois une triple action thérapeutique, savoir, une action transpositive, une action excitative, et enfin une action spoliative. Nous avons dit plus haut comment nous entendions la médication transpositive; tout à l'heure, nous essaierons de faire comprendre dans quelle circonstance les irritations, portées sur la peau, deviennent une cause d'excitation générale : nous ne nous y arrêterons donc pas ici.

Si nous passons en revue la série des agens spoliateurs, nous verrons que les exutoires sont de tous les plus inoffensifs. Sans doute il y a peu d'inconvéniens à purger, à provoquer la sueur ou la diurèse, mais on voit que c'est toujours par une irritation portée sur une grande surface ou par une modification active exercée sur toute l'économie que l'on arrive à ces résultats ; or les organes ne s'accommodent pas toujours de cette continuité de perturbations ; ils se fatiguent, s'enflamment ou perdent leur incitabilité, et on est forcé de renoncer à une médication qu'il faudrait trop chèrement acheter. Quant à la saignée répétée chaque jour et en petite quantité, il est impossible d'y penser sérieusement, bien que ce moyen ait été conseillé par les partisans exagérés et imprudens de la doctrine physiologique.

Mais l'application d'un exutoire, en tant qu'irritation locale, n'a que bien rarement un danger même minime, si ce n'est chez des personnes tellement irritables qu'elles ne pourraient supporter non plus aucun autre moyen de spoliation. En tant que spoliateur, l'exutoire, par la lenteur et la continuité de son action, et par la facilité de mesurer et de graduer ses effets, tiendra toujours le premier rang parmi les agens de la médication spoliative.

MÉDICATION EXCITATIVE.

Nous avons vu les topiques irritans appliqués au corps de l'homme, ou dans le but de substituer une phlegmasie thérapeutique à celle qui existait préalablement, ou dans celui de transporter sur un point quelconque une phlegmasie qui existait ailleurs ; ou bien enfin dans celui de solliciter un flux continu des élémens du sang et une sorte de dérivation.

Nous avons dit que ces effets thérapeutiques se confondaient souvent, et qu'il était impossible de les obtenir parfaitement isolés. Il est enfin un quatrième mode d'action qui ne se sépare guère des deux derniers ; mais qui acquiert, comme ceux-ci, une prédominance spéciale dans certaines circonstances.

Les irritans locaux, par cela même qu'ils donnent naissance à une phlegmasie, amènent les conséquences de toute phlegmasie, savoir : toujours une fièvre locale, et quelquefois en même temps une fièvre locale et une fièvre générale.

La fièvre, ce mode de réaction de l'économie contre les causes morbifiques, est, dans presque toutes les maladies aiguës, un accident nécessaire et souvent utile. Déjà nous avons fait comprendre dans le chapitre des Excitans (page 8 , tome II) l'importance de ce phénomène de réaction; nous n'y reviendrons pas ici.

Si donc il est quelquefois utile, ainsi que nous l'avons démontré, d'exciter la fièvre, il y aura souvent beaucoup d'avantages à préférer les irritans appliqués sur la peau aux Excitans qui agissent par absorption. Nous ne partageons pas les opinions qui avaient trop prévalu dans ces derniers temps, savoir que ces Excitans avaient surtout du danger par les gastrites et les gastro-entérites qu'ils déterminaient. En vérité il serait difficile de trouver parmi les Excitans quelque agent qui puisse être considéré comme un topique irritant aux doses où la prudence et l'usage ordonnent de le prescrire. Ces craintes puériles ne nous arrêtent donc pas, mais l'expérience démontre que ces agens qui pénètrent par voie d'absorption n'ont pas toujours un mode d'action aussi simple que ceux qui ne s'adressent qu'au système nerveux, et cela sans doute parce que, portés dans les voies circulatoires, ils vont stimuler en même temps que les centres nerveux tous les autres organes de l'économie où le sang abonde. Or, les irritans cutanés n'agissent bien évidemment que sur le système nerveux, et sous ce rapport, se rangent immédiatement à côté du calorique, dont nous avons déjà longuement traité. Aussi, quand l'incitabilité Brownienne semble éteinte, et que, la réaction fébrile diminuant, les autres symptômes s'aggravent, les sinapismes, les vésicatoires volans, les applications irritantes diverses, doivent-ils être appelés à notre aide, et est-ce à eux presque exclusivement qu'il faut s'adresser.

Nous avons précédemment, en parlant du choléra, fait sentir les inconvéniens de l'exagération de cette excitation, on peut établir comme règle que si, par expérience, on présume que l'on aura long-temps besoin d'excitation, les vésicatoires devront être employés de préférence. Lorsqu'au contraire on n'a besoin que d'un Excitant passager, comme par exemple dans le choléra, dans la période de concentration des fièvres intermittentes pernicieuses, l'urtication, le sinapisation, l'application du calorique comme rubéfiant, en un mot les moyens à action énergique et fugace, sont seuls indiqués.

S'ils n'agissaient ici que comme Excitans, ces moyens auraient déjà une portée assez grande pour devoir être utilisés dans un grand nombre de circonstances; mais ils jouissent en outre de propriétés révulsives et spoliatives importantes, et à ce titre ils remplissent une triple indication que jamais ne rempliraient les Excitans donnés à l'intérieur. Ces propriétés multiples se retrouvent également dans les topiques irritans appliqués sur une plus petite surface, et dans le but de déterminer une excitation locale. L'excitation locale ne peut jamais être produite que par les topiques, car il y aurait inconvénient pour l'économie à exciter la fièvre générale pour atteindre un coin du corps, et probablement on ne parviendrait que rarement au but que l'on se serait proposé. Pour bien faire comprendre cette médication, il est nécessaire que nous entrions dans quelques détails préliminaires.

Le fait de l'inflammation dans une partie, c'est d'y exciter une fluxion sanguine et d'amener l'épanchement de produits morbides dans les mailles du tissu, ou à la surface des membranes. Quand la phlegmasie a duré quelque temps l'incitabilité locale finit par diminuer, et l'énergie interstitielle fonctionnelle nécessaire à la digestion et à l'assimilation des produits morbides n'est plus telle que cette assimilation puisse se faire. Et de même dans un estomac débilité par une alimentation trop excitante les alimens ne peuvent plus désormais être digérés que si l'on augmente encore l'excitation; de même dans un tissu dont l'incitabilité a été usée par l'excès d'irritation les produits morbides épanchés ne seront résorbés que si on excite les propriétés vitales de la partie. C'est ainsi que s'explique le succès des vésicatoires, des fonticules, du cautère objectif, du moxa, dans les tumeurs indolentes: explication qui ne satisferait pourtant pas complètement si on ne tenait compte, ainsi que nous le faisions remarquer tout à l'heure, de l'action transpositive et spoliative que ces agens thérapeutiques exercent en même temps.

Dans cette médication comme dans toutes les autres il faut éviter l'excès; car s'il est nécessaire d'exciter les propriétés vitales, il ne faut pas les modifier jusqu'à ce qu'il survienne une phlegmasie trop énergique. Non que cela ne puisse quelquefois être suivi d'un bon résultat, et alors on a agi substitutivement; mais en général il faut graduer l'action de ses topiques de manière à solliciter tout au plus une inflammation légère que l'on combat incontinent par les anti-phlogistiques.

Il resterait sans doute beaucoup à dire sur cette médication, mais les détails dans lesquels nous sommes entrés au commencement de ce volume sur la médication excitante, nous font un devoir de nous abstenir ici et d'y renvoyer nos lecteurs.

MÉDICAMENS ALTÉRANS.

MERCURE.

Le Mercure (mercurius, hydrargyrum, hydrargyrus, argentum vivum) est un corps simple, métallique, d'une pesanteur spécifique de 13,598, sans odeur ni saveur sensibles, ordinairement liquide, susceptible de se solidifier à 32° R., de se vaporiser insensiblement à la température ordinaire, d'entrer en ébullition à 360°, et enfin de se réduire complètement en vapeur.

L'emploi des Mercuriaux en thérapeutique est fort récent. Les anciens craignaient d'en faire usage, à cause des propriétés vénéneuses qu'ils leur supposaient. Il faut arriver jusqu'aux Arabes pour trouver des notions positives sur l'usage médical du Mercure. Ceux-ci ne l'employèrent d'abord que contre certaines affections cutanées; contre les ulcères, la maladie pédiculaire, la lèpre, et ce fut plus tard, quand la vérole envahit le monde, que J. Widmann publia, en 1497, un ouvrage sur l'emploi du Mercure dans la syphilis (*vide Gmelin. apparatus medicaminum,* tom. 8, pag. 24). Peu après et presque en même temps il parut une multitude d'écrits sur la même matière, et, depuis cette époque, le Mercure a pris dans la thérapeutique un rang des plus importans, qu'il a conservé jusqu'à nos jours.

Cependant l'emploi de ce médicament, d'abord borné à

quelques maladies, s'étendit bientôt extraordinairement, et il est peu d'affections, si graves et si incurables qu'elles puissent être, qu'on n'ait essayé de guérir par le Mercure.

De tant d'essais, souvent peu philosophiques, de tant d'exagérations ridicules, de tant de travaux plus ou moins bien faits, il est resté beaucoup de résultats précieux, que nous essaierons de faire connaître.

Dans cet article, nous traiterons d'abord des Mercuriaux, c'est-à-dire, des préparations mercurielles et de leurs propriétés communes ; puis nous étudierons ce qu'ont de spécial ces mêmes préparations, de manière à trouver une histoire complète du Mercure.

Action des Mercuriaux sur l'économie. — Nous ne dirons rien ici de l'action directe et immédiate des Mercuriaux sur les tissus; déjà dans le premier volume (page 669) nous en avons longuement traité. Il ne s'agira ici que de leur influence sur l'économie quand ils sont absorbés.

Dissolution du sang.—Quand depuis quelque temps le malade a été soumis à l'action des Mercuriaux, il tombe dans un état de cachexie que tous les thérapeutistes ont déjà signalé, et qu'il est d'une grande importance de bien connaître.

Le malade commence par pâlir, la peau du corps participe elle-même à cette décoloration. Le sang tiré de la veine, qui avant le traitement avait la couleur et la consistance normales, perd un peu de sa coloration et surtout de sa consistance, il est diffluent, et se prend en un caillot très mou. Cependant, si l'action du Mercure est continuée, cette dissolution du sang devient beaucoup plus manifeste, les paupières s'infiltrent, la face se bouffit un peu, les jambes se gonflent et les malades tombent bientôt dans un état d'anasarque générale. Cependant surviennent tous les symptômes qui accompagnent ordinairement la liquéfaction du sang ; les palpitations de cœur, l'anhélation et les troubles fonctionnels divers, conséquences nécessaires du contact d'un sang altéré avec les organes.

Hémorrhagies. — La dissolution du sang que nous venons de signaler, et qui se démontre directement dans la palette, devient tout aussi manifeste par certains phénomènes morbides signalés déjà par les auteurs qui nous ont précédés, dont le plus capital est la tendance aux hémorrhagies, dites passives. Nous en voulons citer un exemple qui, tout seul, parlera plus haut que ceux que l'on a déjà indiqués. Le receveur-buraliste du pont de Montereau, atteint depuis long-temps d'un gonflement scrophuleux avec carie du fémur, vint nous consulter il y a quelques années; le traitement que nous lui conseillâmes ne lui procura aucun soulagement, et, de retour à Montereau, il se confia aux soins d'un médecin qui commença par lui faire appliquer des sangsues au-dessus du genou : il y eut un peu de mieux; mais comme il y avait lieu de supposer l'existence d'une ancienne vérole, on crut devoir, cinq jours après l'application des sangsues, conseiller des frictions mercurielles dans le but de provoquer la salivation. En effet, trois jours après le commencement des frictions, les gencives se gonflèrent, et, le lendemain, la face, la langue et le cou étaient énormément tuméfiés, et la salive s'écoulait à flots. En même temps toutes les plaies faites par les sangsues, plaies fermées depuis huit jours, se rouvrirent et donnèrent issue à une telle quantité de sang, qu'il fallut arrêter l'hémorrhagie qui menaçait de devenir mortelle, et qui ne put être réprimée que par des moyens extrêmement énergiques et long-temps continués. Cet état de dissolution du sang met artificiellement les femmes dans un état de chlorose, et doit causer tous les accidens qui caractérisent cet état, savoir : chez les jeunes filles, le plus ordinairement l'aménorrhée, et rarement des métrorrhagies; chez les femmes adultes, ou déjà sur le retour, souvent des métrorrhagies et quelquefois des aménorrhées. C'est ce qui devient évident par les faits rapportés par M. Colson (Arch. génér. de Méd., tom. 18, pag. 24. *De l'influence du traitement mercuriel sur les fonctions de l'utérus.*)

Salivation. — Le phénomène qui avait le plus frappé les médecins et les malades, c'était la salivation : après l'usage plus ou moins prolongé du Mercure, les gencives se gonflent, deviennent un peu douloureuses et chaudes, se recouvrent d'une petite pellicule blanche et extrêmement mince. En même temps les malades éprouvent un goût comme métallique, fort désagréable, et l'haleine prend un peu de fétidité. La langue, sans s'épaissir, se recouvre d'un enduit muqueux plus épais. La membrane muqueuse du pharynx et du voile du palais devient elle-même plus rouge et un peu douloureuse. Le gonflement commence par les gencives incisives inférieures et par l'intervalle des dents ; s'il existe une dent cariée, c'est par la gencive de celle-ci que la tuméfaction se manifeste d'abord. Des gencives des incisives inférieures le gonflement passe aux supérieures, puis à toute la membrane muqueuse buccale.

Jusqu'ici il n'y a eu que du sentiment de sécheresse dans la bouche ; quelquefois mais rarement il survient de petits crachotemens, mais la salivation proprement dite ne commence que lorsque l'inflammation des gencives et de la membrane muqueuse buccale est arrivée à un plus haut degré.

Il était essentiel d'insister sur la marche de l'infection mercurielle de la bouche pour bien faire comprendre que tout commençait par la membrane muqueuse et que la salivation n'était que consécutive. Cette marche était parfaitement connue, et elle se trouve indiquée dans une multitude d'auteurs ; comment se fait-il donc que l'on vienne parler encore de l'action spéciale du Mercure sur les glandes salivaires, action que rien ne démontre : il y a, il est vrai, après l'administration du Mercure, super-sécrétion des glandes salivaires ; mais entre ce phénomène et l'emploi des Mercuriaux il y a l'inflammation des gencives qui seule est évidemment la cause de la salivation. Remarquez, en effet, que la salivation est un phénomène commun à toutes les phlegmasies de la membrane muqueuse buccale, à toutes les irritations vives opérées sur cette membrane. L'inflammation varioleuse de la bouche, le muguet, la diphthérite gingivale, les glossites, le travail de la dentition chez les enfans, et enfin tous les masticatoires divers, augmentent la sécrétion de la salive au même titre que le Mercure, ou, pour mieux dire, au même titre que l'inflammation mercurielle de la bouche. Si le mercure avait une action spéciale sur les glandes salivaires, nous verrions la salivation survenir avant l'inflammation de la bouche, ce qui ne s'observe jamais; nous la verrions survenir nécessairement quand nous continuons longtemps l'action des Mercuriaux. Or, avec quelque opiniâtreté que l'on insiste sur les préparations hydrargyriques, jamais on ne détermine la salivation qu'au préalable les gencives ne se soient gonflées. Nous ferons observer qu'il en est exactement de même pour beaucoup d'autres glandes. En jetant dans l'œil un agent irritant, on augmente la sécrétion lacrymale, comme on exagère celle du foie et du pancréas en mettant une substance irritante en contact avec la membrane muqueuse du duodénum, de l'estomac et des intestins.

Résumons-nous : le Mercure n'a sur les glandes salivaires qu'une action indirecte; son action primitive et directe s'exerce sur la membrane muqueuse buccale.

Cette discussion serait oiseuse si elle ne menait à des points importans de thérapeutique. Et d'abord, pour juger que l'économie commence à se saturer de Mercure, il ne faudra pas attendre la salivation; le gonflement des gencives sera un indice suffisant, et ensuite, pour prévenir et traiter la salivation mercurielle, c'est, comme l'ont fort bien fait sentir Ricord et Velpeau, et comme nous-mêmes nous l'avons depuis indiqué, c'est, disons-nous, aux gencives seules que la médication curative doit s'adresser.

Il est bien important que le médecin mette de la prudence dans l'administration des Mercuriaux, si les gencives s'attaquent aisément chez le malade. Lorsqu'en effet l'on continue l'emploi du Mercure aux mêmes doses, les gencives se gonflent et s'ulcèrent, les dents s'ébranlent et tombent quelquefois, la langue se tuméfie et s'ulcère, la membrane interne des joue se boursoufle et s'excorie, et il n'est pas rare de voir enfin les alvéoles se nécroser et les difformités les plus graves en être la conséquence.

Influence sur les fonctions digestives. Mettant à part ici l'influence directe que les préparations mercurielles peuvent exercer sur la membrane muqueuse digestive quand elles sont mises en contact avec elle, nous ne considérerons ici que les désordres causés par l'absorption du mercure. L'inappétence se manifeste du moment que les gencives commencent à se gonfler; en même temps, les garderobes deviennent plus faciles, et ordinairement il survient de la diarrhée. Cette diarrhée, le plus souvent modérée, peut être quelquefois très vive et s'accompagner de coliques douloureuses et de ténesme. Les matières fécales prennent, dit-on, une teinte verte analogue à celle des herbes cuites. Cette teinte suit constamment l'ingestion du calomel, et nous l'avons toujours observée; nous ne nous sommes pas assurés si elle avait également lieu lorsque le dévoiement était provoqué par l'action indirecte des Mercuriaux.

Circulation et calorification. L'infection mercurielle s'accompagne toujours d'un malaise notable et d'une accélération du pouls facilement appréciable. En même temps, la peau est plus chaude; enfin, il y a évidemment de la fièvre. Cette fièvre est-elle symptomatique des lésions locales diverses que provoque le mercure, ou bien au contraire dépend-elle de l'action que le médicament absorbé va exercer sur les divers organes? Nous pensons que ces deux causes jouent un rôle dans la production de cette fièvre, mais nous sommes portés à admettre que la première doit surtout être mise en ligne de compte. Nos motifs sont les suivans. Pendant l'administration des Mercuriaux, il y a un peu de malaise, surtout quand il survient de la cachexie; mais on n'observe pas de phénomènes fébriles intenses; au contraire, la fièvre s'allume alors que survient la diarrhée et le gonflement de la membrane muqueuse qui tapisse la bouche et le pharynx.

Cette fièvre mercurielle a cela de particulier qu'au lieu de s'accompagner d'exaltation des forces elle est au contraire signalée par une dépression du pouls et par une débilité extraordinaires. Nous verrons plus tard, en étudiant les usages thérapeutiques du Mercure, quels services a rendus à la médecine cette propriété débilitante du Mercure.

Rien, au reste, ne paraît si simple que de se rendre raison de ce dernier mode d'action. L'absorption du Mercure est une véritable intoxication, et outre l'influence que cet agent exerce sur le système nerveux, il en est encore une autre non moins puissante, nous voulons parler de celle qu'il a sur le sang qu'il altère. On comprend alors comment le liquide réparateur, n'arrivant plus aux organes avec les qualités qui lui sont propres, ne puisse plus servir de la même manière et à la nutrition et à l'exercice fonctionnel de ces mêmes organes.

Influence sur le système nerveux. Nous ne savons guère si le Mercure agit sur le cœur et sur tous les autres organes directement ou indirectement, et si par hasard la modification première ne s'exerce pas sur les centres nerveux de la vie animale et de la vie organique, lesquels influencent autrement les parties auxquelles ils se distribuent. L'intimité des mouvemens organiques qui suivent l'administration des remèdes nous sera probablement à tout jamais inconnue, et chercher à la connaître serait peut-être une étude frivole. Toutefois on ne peut s'empêcher de constater que les Mercuriaux déterminent dans le système nerveux des accidens tout spéciaux qu'aucun autre agent ne fait naître.

Ces accidens sont rarement le résultat de l'action immédiate du Mercure; de sorte qu'on ne les observe pas souvent chez ceux mêmes chez lesquels on exagère la médication mercurielle. Nous avons bien souvent vu faire des frictions avec l'onguent napolitain, de manière à infecter promptement l'économie; la salivation et tous les désordres qui l'accompagnent, la diarrhée, la fièvre mercurielle, s'observaient en effet, et jamais nous n'avons vu naître aucun accident nerveux qui valût la peine d'être noté ; mais il n'en est pas de même quand le patient reste long-temps soumis à l'action du Mercure, tels sont les doreurs sur métaux, les ouvriers qui exploitent les mines de Mercure, les malades que l'on tient pendant long-temps à un traitement mercuriel. Chez eux, en effet, on finit par apercevoir une certaine hébétude et moins d'aptitude intellectuelle, bientôt surviennent des tremblemens qui, d'abord analogues au tremblement sénile, finissent par simuler presque complètement celui qui accompagne le *delirium tremens* ; et, à certaines périodes de la maladie, les troubles de l'intelligence sont tels ordinairement, qu'il y a une véritable manie. Cette manie, qui a d'ailleurs tant de rapport avec celle des ivrognes, offre encore cette ressemblance de plus qu'elle est caractérisée le plus ordinairement par des hallucinations et par des terreurs extraordinaires.

Nous venons de dire que nous n'avions jamais vu le tremblement mercuriel survenir dans le commencement d'un traitement, lors même que l'on exagérait les doses du médicament ; la plupart des auteurs déposent dans le même sens ; Hoffmann, Schott, Willis (*Vid. Gmelin. Apparat. med. tom. 8, p. 23.*) et Sauvages (*Nosologie.*) parlent du tremblement comme d'un accident qu'ils ont rarement observé. Feu Cullerier, dans le *Dictionnaire des Sciences médicales* (tom. 32, p. 481), semble vouloir venger le Mercure de toutes les accusations dirigées contre lui. « Beaucoup de reproches ont été faits au Mercure ; peu l'ont été de bonne foi et avec connaissance de cause. Le Mercure, dit-on, donne des tremblemens, des agacemens nerveux, l'épilepsie. Le Mercure crû, le Mercure en vapeur, produit ces accidens, cela est incontestable ; tous les ouvriers qui se servent de Mercure en travaillant les métaux, en faisant des amalgames, courent ces dangers ; mais il n'en est pas de même quand il est employé comme médicament, mélangé avec de l'axonge, avec des substances purgatives, ou quand il est contenu dans des excipiens quelconques ; alors il subit des modifications qui changent son action nuisible..... » Mais les faits rapportés par M. Colson

(*Archiv. génér. de méd. tom.* 15, *p.* 338.) démontrent de la manière la plus péremptoire que le tremblement peut être aussi un des accidens primitifs de l'action des Mercuriaux; les faits qu'il rapporte ne laissent aucun doute à cet égard.

Maladies de la peau. L'usage des Mercuriaux en général, mais surtout celui des frictions avec l'onguent napolitain, quand ces moyens sont administrés de manière à provoquer immédiatement la salivation, cause souvent des sueurs profuses, à la suite desquelles la peau se recouvre d'une innombrable quantité de petites vésicules acuminées, véritable eczéma mercuriel. D'autres fois c'est une rougeur semblable à celle de la scarlatine ou de la roséole. Ces lésions, signalées pour la première fois d'une manière bien explicite par Pearson, en 1783, furent surtout bien étudiées par Alley, qui publia en 1810 un ouvrage intitulé *Observations on hydrargyria or that vesiculous diseases arrising from the exhibition of mercurii.*

Sur 43 malades dont Alley a recueilli l'histoire, huit ont succombé. Une aussi effrayante proportion de morts a de quoi nous surprendre, car nous aussi nous avons assez eu à déplorer de graves désordres du côté de la peau des malades qui étaient traités par de hautes doses de mercure; quelques-uns ont été fort incommodés par cette maladie cutanée, mais nous n'avons eu à déplorer la perte de personne.

Parlerons-nous ici d'un phénomène singulier observé par Harrold (*Arch. de Mekel.* 3e *cah. pag.* 532) : il s'agit d'un homme qui, soumis à un traitement mercuriel après avoir pris à l'intérieur du soufre, devint d'une couleur bistre. Nous ne saurions dire si le fait cité par Harrold est controuvé; ce que nous pouvons affirmer, c'est que si l'on fait prendre à un malade un bain de sublimé après un bain sulfureux, ou réciproquement, la peau prend une teinte jaune-brun qu'elle conserve jusqu'à la chute de l'épiderme. Ce léger accident que nous avons très-souvent observé dans les hôpitaux, où les gens de service donnent fréquemment un bain de Barège pour un bain de sublimé et vice versâ, n'a jamais eu d'autre suite fâcheuse qu'une coloration brune passagère de l'épiderme. Il est bon pourtant que le praticien en soit averti, car il peut, s'il ignore cette particularité, prescrire alternativement des bains sulfureux et mercuriels à des malades qui seraient sans doute fort affligés d'un pareil accident.

Ainsi donc, cacochymie, ulcérations de la bouche, de la langue, du pharynx, nécrose des os maxillaires, diarrhée, tremblemens, délire, manie, affections aiguës de la peau, tels sont les accidens que l'on peut reprocher au Mercure, ou plutôt au médecin qui administre imprudemment les Mercuriaux, car il est rare qu'une pratique sage et mesurée permette le développement de semblables désordres.

Est-ce à dire maintenant qu'il faille encore attribuer au Mercure l'effroyable cohorte de symptômes que la plupart des médecins imputent à la vérole constitutionnelle ?

Cette question est d'une grande gravité, surtout aujourd'hui que le Mercure trouve de si puissans détracteurs. Le lecteur nous pardonnera donc de nous y appesantir quelque temps, et d'essayer de jeter quelque jour sur une question obscurcie plutôt qu'obscure.

Toutes les fois qu'on a administré du Mercure pour une affection syphilitique, il y a quelque chose de complexe dans les accidens qui peuvent suivre. On ne peut en effet dire avec certitude quels sont ceux que la vérole a causés, quels sont ceux qui sont provoqués par les préparations hydrargyriques. Et l'on comprend que les débats des thérapeutistes peuvent être éternels sur ce point, si toujours ils n'examinent la chose que chez ceux qui ont eu conjointement un traitement mercuriel et la syphilis.

Mais ce n'est pas ainsi qu'il faut procéder. Il faut étudier d'abord les accidens syphilitiques indépendamment de tout traitement, et d'un autre côté les accidens mercuriels, abstraction faite de toute complication éventuelle. De cette manière on simplifie singulièrement la solution du problème. Il n'y aura en effet d'erreur possible que sur les accidens communs aux deux causes. Il ne faut donc que comparer ces accidens communs, et voir en quoi ils diffèrent, en quoi ils se ressemblent.

Du côté de la peau, il se manifeste et sous l'influence du Mercure et sous celle de la syphilis des désordres graves. Dans la vérole, les accidens secondaires ne surviennent le plus souvent que plusieurs mois après l'infection vénérienne; ce sont des pustules, des tubercules, des croûtes, etc.; toutes ces lésions ont une forme essentiellement chronique: dans l'hydrargyrie, les désordres du côté de la peau sont immédiats, aigus; ils se manifestent presque constamment pendant que le malade éprouve la salivation; ce sont des érythèmes, des papules, des vésicules, et rarement des pustules impétigineuses. Et certainement il n'est pas de médecin un peu attentif et un peu instruit dans la pathologie cutanée qui, dans l'immense majorité des cas, ne distingue ces formes en général fugaces des affections cutanées mercurielles, des formes fixes et tenaces des syphilides. Sans doute sur la limite de ces deux espèces d'altérations il pourra se présenter des cas où le diagnostic sera difficile et même impossible; mais cette même difficulté se présente en pathologie, en histoire naturelle, ce qui n'empêche certes pas que les genres et les espèces n'aient en général des caractères tranchés.

Certaines maladies osseuses sont encore des accidens communs à la vérole et à l'hydrargyrie; ce sont des caries et des nécroses. Mais remarquez à ce sujet que les nécroses et les caries dans la vérole, ou se développent dans un os sans qu'au préalable il y ait eu d'ulcère ou d'abcès, ou bien sont causés par l'extension de l'ulcération syphilitique aux os avoisinans. Dans ce dernier cas, le siége, la forme de l'ulcération, éclairent parfaitement le diagnostic. Les ulcérations syphilitiques occupent le voile du palais, la membrane muqueuse olfactive, celle du larynx; les ulcérations mercurielles s'observent aux gencives, à la commissure des mâchoires derrière la dernière molaire, à la langue, à la face interne des joues. Ces dernières surviennent pendant la période aiguë de l'infection hydrargyrique, les autres dans la période chronique de l'infection syphilitique. Les ulcérations mercurielles amènent la carie et la nécrose rapide des alvéoles et quelquefois d'une grande portion des os maxillaires, mais toujours l'altération osseuse commence par les alvéoles ou par l'apophyse coronoïde; les autres entraînent la destruction des os palatins, de la charpente des fosses nasales. Les ulcérations mercurielles sont en général plus fétides, plus douloureuses, plus repoussantes que les ulcérations syphilitiques; elles s'accompagnent presque constamment d'une cachexie générale qu'on n'observe que rarement dans la vérole.

Il est, nous l'avouons, fort rare que des accidens hydrargyriques se montrent du côté des parties génitales; accidens, au contraire, presque constans dans la vérole. Cependant il peut se faire que, dans certaines circonstances, l'action du Mercure détermine du côté du pénis ou de la vulve des maladies ulcéreuses d'une grande gravité.

Nous avons été témoins de la plupart des expériences curieuses que Bretonneau a tentées sur les animaux dans le but d'apprécier la nature des accidens que le Mercure pouvait causer. Un chien à qui l'on faisait prendre de grandes quantités de mercure essaya plusieurs jours de suite de saillir une chienne en chaleur : l'irritation mécanique qui s'ensuivit amena une petite écorchure du prépuce, qui s'enflamma violemment, devint le siège d'un ulcère énorme et finit par la gangrène (*Traité de la Diphthérite.*, pag. 204, 1re édition). Ici, évidemment, il était facile de reconnaître la nature de l'ulcération, mais l'erreur peut devenir facile dans certaines circonstances. En effet, nous pouvons supposer l'existence d'un chancre syphilitique ou même celle d'une érosion superficielle du prépuce ou du gland; on peut comprendre que, sous l'influence de l'intoxication mercurielle, il survienne des accidens analogues à ceux que nous venons de signaler sur le chien dont parle Bretonneau, et alors, nous en convenons, le diagnostic serait environné de ténèbres qu'il serait bien difficile de dissiper.

Cachexie. La vérole constitutionnelle, le Mercure, peuvent amener une cachexie ; mais la marche et les formes de cette maladie sont en général fort tranchées. La cachexie mercurielle, ordinairement rapide, survient en peu de jours sous l'influence d'un traitement hydrargyrique actif ; chez les ouvriers qui emploient le Mercure, chez les mineurs, chez les malades qu'on laisse long-temps sous l'influence du médicament administré à petites doses, la cachexie se développe avec lenteur, mais toujours elle conserve ses caractères. Gonflement, lividité, hémorrhagies des gencives ; bouffissure de la face et des extrémités inférieures ; épanchement séreux dans la plupart des cavités, diarrhée habituelle, quelquefois hébétude, tremblement. La cachexie syphilitique, au contraire, ne s'observe que lorsque la vérole a duré long-temps. Elle est toujours ou du moins semble toujours être la conséquence de quelques lésions organiques chroniques, ou de douleurs aiguës qui ont privé le malade de sommeil. Elle s'accompagne d'amaigrissement extrême de la face et de tous les phénomènes qui sont propres au marasme. Si maintenant nous examinons les symptômes concomitans des deux cachexies, l'erreur ne sera plus possible, à moins qu'elles existent conjointement, ce qui arrive assez fréquemment, et l'on en conçoit aisément la raison.

Douleurs ostéocopes. — On a dit que les douleurs nocturnes ostéocopes appartenaient aussi bien à l'hydrargyrie qu'à la vérole. A cela nous répondrons que l'on n'observe jamais les douleurs ostéocopes chez les ouvriers qui exploitent ou qui travaillent les préparations mercurielles. Ils ne sont pas exempts de rhumatismes, et comme le rhumatisme a généralement des paroxysmes plus douloureux la nuit que le jour, l'erreur a pu être commise par des observateurs inattentifs ; mais d'une part on voit les douleurs vénériennes sévir principalement au commencement de la nuit, les douleurs rhumatismales, au contraire, prendre un surcroît d'intensité au point du jour. Ajoutez à cela que presque toujours les douleurs syphilitiques s'accompagnent d'exostoses, ce qui ne s'observe jamais dans l'hydrargyrie.

Volatilisation du mercure à la température ordinaire.—Les effets du Mercure se font non seulement sentir quand le médicament est appliqué aux tissus, mais encore, quand volatilisé à la température ordinaire, il est respiré et qu'il imprègne les vêtemens.

Cette volatilisation du mercure à la température ordinaire a été parfaitement démontrée par Faraday et Colson, qui, plaçant une lame d'or ou de cuivre au-dessus d'une couche de Mercure, virent un amalgame se former promptement. (*Arch. gén. de Méd.*, tom. 12, pag. 70.) M. Colson (*ibid*) invoque le témoignage de M. Duméril qui assure que l'on a recueilli du Mercure métallique par le grattage des murs d'une salle de vénériens soumis au traitement mercuriel.

Ramazzini avait indiqué les funestes effets du Mercure sur les mineurs qui exploitent ce minéral (*Maladies des Artisans*, p. 10, traduction de Fourcroy); et, long-temps avant lui, Walter Pope avait signalé les accidens graves qu'éprouvaient les ouvriers des mines du Frioul. (*Transact. philosoph.*, 1665.)

M. Colson (*loc. cit.*) rapporte que lui-même et cinq autres élèves en médecine, attachés au service des vénériens, furent attaqués de gonflement mercuriel des gencives, bien qu'ils n'eussent touché aucune préparation hydrargyrique, mais seulement en séjournant dans les infirmeries où leur service les retenait.

Mais le fait le plus grave et le plus probant est celui qui est rapporté dans les *Transactions philosophiques* (part II, p. 402). En 1810, le vaisseau anglais de 74, *le Triomphe*, reçut à son bord une grande quantité de Mercure. Le métal s'échappa des vessies et des barils qui le contenaient, et de là se repandit dans tout le navire. Dans l'espace de trois semaines, 200 hommes furent affectés de salivation, d'ulcérations à la bouche et à la langue, accompagnées de paralysies partielles et de dérangement des intestins. Les effets se firent également sentir sur les animaux que l'on avait à bord. Les moutons, les cochons, les volailles, les chèvres, les souris, les chats, et même un chien et un serin périrent victimes de la même influence.

Absorption de Mercure. — Le fait de l'absorption des Mercuriaux ne peut être raisonnablement contesté, il est grossièrement évident. Quelque opinion qu'on se forme sur le mode d'action ultérieure du médicament, on voit disparaître la substance appliquée sur la peau, ou sur une plaie, ou sur une membrane muqueuse; elle est donc absorbée. Quelques-uns veulent que le Mercure ne puisse circuler dans les vaisseaux, et ils regardent même comme absurde celui qui le supposerait possible : feu Cullerier était de ce nombre. On se fonde sur deux motifs : 1°. l'impossibilité physique que le Mercure métallique circule avec le sang; 2° l'impossibilité de démontrer jamais le métal dans le sang, ou dans quelques parties que ce soit.

Et d'abord, personne ne dit que le mercure métallique tel que nous le voyons circule dans le sang; on suppose que l'action décomposante des tissus vivans entraîne dans l'économie des molécules mercurielles dans un état de composition chimique spéciale et tout-à-fait inconnue; et puis, si l'on voit des personnes saliver lorsqu'elles respirent une atmosphère chargée de vapeurs mercurielles, ici, en vérité, le Mercure est réduit à une ténuité plus grande que les globules du sang lui-même; et, dans ce cas, rien n'empêcherait physiquement que le métal à cet état ne circulât dans les vaisseaux les plus capillaires. On peut d'ailleurs démontrer de la manière la plus positive la possibilité de la présence du Mercure dans le sang : c'est en injectant dans les veines d'un animal un peu d'une solution extrêmement affaiblie (1 grain par livre d'eau distillée) de sublimé. Aucun trouble immédiat ne se manifeste, et l'on conçoit tout aussi bien que la préparation mercurielle soit introduite dans les vaisseaux chargés de l'absorption et de la conduire dans le cœur et dans le reste de l'arbre circulatoire. Si le Mercure d'ailleurs n'était pas absorbé, comment expliquerait-on son action curative dans les maladies constitutionnelles, comment surtout expliquerait-on la guérison des maladies syphilitiques de l'enfant qui tète, alors qu'on ne fait prendre du Mercure qu'à la nourrice. D'ailleurs M. Colson démontre directement la présence du Mercure dans le sang, et cela par l'expérience suivante :

Il saigna des malades au milieu d'un traitement mercuriel actif; et dirigeant le jet du sang sur une lame de cuivre parfaitement décapée, il obtint un amalgame très-évident; des expériences comparatives faites sur des sujets qui n'avaient pas pris de Mercure, ne donnèrent aucun résultat semblable. (*Loc. cit.*, page 87.)

Il est vrai que MM. Cullerier et Ratier (*Dict. de Méd. et de Chir. prat.*, tome II, page 450) répétant les mêmes expériences sur des sujets qui avaient pris et prenaient encore de grandes quantités de Mercure sous toutes les formes, n'obtinrent jamais d'amalgame comme M. Colson, bien qu'ils y missent tout le soin imaginable. Mais le fait rapporté par M. Velpeau met cette question hors de doute. Chez une femme morte d'une péritonite puerpérale aiguë, et qui était soumise à un traitement très-énergique par les frictions mercurielles, on trouva du Mercure à l'état métallique dans divers organes, et notamment dans les mamelles. L'analyse chimique fut faite par M. Barruel, dont personne, à coup sûr, ne révoquera en doute l'extrême habileté.

Et d'ailleurs, est-il question plus futile que celle dont nous nous occupons? Qu'importe, de grace, que le Mercure soit ou ne soit pas absorbé en nature. Le fait est qu'appliqué au corps de l'homme, il produit telle ou telle modification; c'est tout ce qu'il était utile de constater.

Voies d'introduction du Mercure. — Les voies d'introduction choisies ordinairement pour le Mercure sont la peau et les membranes muqueuses, c'est-à-dire les tégumens interne et externe, les seules parties auxquelles le thérapeutiste puisse confier l'absorption des médicamens. Quelquefois sans doute on peut encore faire absorber à la surface d'une plaie qui intéresse le tissu cellulaire, mais ce sont là de rares exceptions.

Pour le Mercure, c'était jadis la peau que l'on choisissait comme voie d'introduction, aujourd'hui on préfère la membrane muqueuse digestive. Quelques médecins, Baier entre autres (*Gmelin, App.*, t. VIII, p. 73), préféraient les poumons; ils projétaient sur des charbons ardens ou mieux sur une capsule de terre ou de métal rougie au feu, quelques grains de vif-argent dont les malades devaient respirer la vapeur.

Ayant lui, Nicolas Massa (voyez Van Swieten, Com. de Boerhaave, t. v, p. 476) avait conseillé les inspirations de cinabre volatilisé dans la vérole constitutionnelle. Cette voie d'introduction était certes la plus active et la plus rapide, comme le prouve l'exemple emprunté à un ouvrage anglais par l'illustre commentateur de Boerhaave. Dans cette observation nous voyons le gonflement mercuriel des gencives commencer trois heures après une fumigation de trente grains de cinabre, et une série d'accidens mercuriels très-graves être la conséquence de cette médication. Mais Antoine-Musa Brassavole insiste avec beaucoup de vigueur sur le danger d'une pareille médication, et recommande expressément que la fumigation ne soit faite que sur le corps, et que le malade ne respire pas de vapeur mercurielle. (*Ibid.*, p. 478.) — La méthode des fumigations mercurielles n'avait certes aucun danger appliquée suivant la méthode d'Antoine Musa, et nous l'avons trop souvent mise en usage pour n'être pas entièrement convaincus de son innocuité d'une part, de son utilité, de l'autre, dans les cas précisément qu'indique Fracastor dans les vers où il s'élève si vivement contre les fumigations de cinabre, pratiquées en laissant la tête du malade au milieu de la vapeur mercurielle.

At verò et partim durum est medicamen et acre,
Partim etiam fallax, quo faucibus angit in ipsis
Spiritus, eluctans que animam vix continet ægram.
Quo circà totum ad corpus nemo audeat uti,
Judice me; certis fortasse erit utile membris,
Quæ papulæ informes, chironiaque ulcera, pascunt.

On peut voir d'ailleurs dans Gmelin (*App. med.*, t. VIII, p. 75 et suiv.) les disputes et les écrits auxquels a donné naissance la pratique des fumigations remises en honneur dans le siècle dernier.

D'autres firent faire des frictions sur la membrane muqueuse de la vulve; ceux-ci sur le pénis et notamment sur le gland, ceux-là au cou et au niveau des parotides, quelques-uns sur la langue et sur la face interne des joues.

Mais des praticiens prudens et expérimentés craignant, pour des enfans ou pour des malades profondément débilités, d'appliquer sans intermédiaire le Mercure sous quelque forme qu'il pût être, l'employèrent médiatement, et le firent préalablement absorber à des femelles d'animaux, à des femmes dont le lait prenait des vertus curatives d'autant plus précieuses que le Mercure conservait ainsi toutes ses propriétés curatives, sans offrir d'ailleurs aucun des inconvéniens qu'on lui reproche avec juste raison. Ainsi Daumond faisait faire des frictions mercurielles à des ânesses, à des vaches, à des chèvres, pour nourrir des malades à qui il jugeait convenable d'administrer le Mercure. (*Traité de physiologie* de Jean Férapié du Fieu. Lyon, 1763.) Assalini préférait le lait d'une chèvre à laquelle il administrait intérieurement le Mercure. (*Essai médical sur les vaisseaux lymphatiques*. Turin, 1787.) Enfin, dans l'hôpital des Enfans-Trouvés de Paris, on était dans l'usage de traiter les enfans vérolés en faisant prendre du Mercure à la nourrice. (J. Colombier. *Histoire de la Société de médecine*. 1779, p. 181.) Cet usage existe encore de nos jours, non seulement dans l'hospice des Enfans-Trouvés de Paris, mais encore dans celui de presque toutes les grandes villes.

A Paris, M. Damoiseau a fondé, d'après l'invitation de plusieurs médecins, un établissement où il soumet à des frictions mercurielles et à l'ingestion du calomel ou du sublimé, des ânesses et des chèvres dont le lait est ensuite porté à domicile. M. A. Lebreton, l'un des accoucheurs les plus distingués de la capitale, a eu surtout de fréquentes occasions de traiter de cette manière des enfans ou des femmes débiles qui ne pouvaient supporter le Mercure sous aucune forme. (*Journal des connaissances médico-chirurgicales*. Tome IV, pag. 200.)

Traitement des accidens mercuriels. — Quelque prudence que mette le thérapeutiste dans l'emploi du Mercure ; il n'évite pas toujours des accidens même redoutables : on voit des malades éprouver une salivation abondante et tomber dans la cachexie mercurielle pour avoir pris quelques grains de calomel ; et souvent sous l'influence d'une température trop basse, les accidens marchent en quelque sorte invinciblement, et éludent l'habileté du praticien le plus consommé. On peut lire, dans le Traité de la Diphthérite de Bretonneau, la description si vive, si attachante, de l'épidémie de Chenusson. On y verra avec quelle violence agissait le Mercure sous l'influence du froid qui régnait au mois de janvier 1826. La salivation, la cachexie, les hémorrhagies, survenaient sous l'influence de doses de Mercure qui, pendant l'été, auraient à peine effleuré l'économie.

D'après ce que nous avons dit plus haut (pag. 71) il est évident que le traitement de la salivation consiste toujours à guérir la maladie des gencives. Le moyen préventif conseillé par Ricord est le suivant : dès que les gencives commencent à s'enflammer, Ricord les cautérise légèrement avec un petit pinceau imbibé d'acide hydrochlorique fumant, et il essuie immédiatement avec du linge sec, pour empêcher que l'acide ne se mette en contact avec les dents. Il recommence cette opération tous les jours tant que le malade reste sous l'influence du Mercure et que l'on peut craindre la salivation. La médication de Ricord est incontestablement utile ; et tous les praticiens lui sauront gré de l'avoir introduite dans la thérapeutique médicale.

Mais nous préférons de beaucoup celle de Velpeau. Elle consiste à faire faire trois ou quatre fois par jour des frictions sur les gencives avec de l'alun pulvérisé que le malade prend sur son doigt. Ce moyen a le grand avantage de ne pas demander l'intervention du médecin et de pouvoir être employé par le malade lui-même. Remarquez en outre que la cautérisation de Ricord ne peut être mise en usage que pour les gencives des dents de devant, tandis que le moyen de Velpeau atteint toute la membrane muqueuse buccale. Avant Ricord et Velpeau, bien des médecins avaient tenté d'empêcher la salivation, et cela dès l'introduction du Mercure dans la thérapeutique de la vérole ; en effet, Matthiole (*de morbo Gallico. Venet.*, 1535), et plus tard, Raulin, Raisin, Cordet, Tilloloy (*Vide Gmelin*, *App. med.* tom. VIII, p. 38), avaient vanté le camphre comme moyen préservatif ; Missa même et Despatureaux croyaient à ce médicament assez de vertus pour arrêter la salivation commencée. D'autres ont préféré le soufre, et Hunter est de ce nombre, d'autres le soufre doré d'antimoine, l'opium, le quinquina, les martiaux, la scammonée : mais tous ces moyens, si l'on en croit Astruc et Swediaur dont l'autorité est si grave en pareille matière, n'empêchent en aucune manière la salivation (ibid. p. 39).

D'autres, et ce sont les plus nombreux, après avoir donné quelques jours les Mercuriaux, administraient des purgatifs, pensant par là modifier ou plutôt détourner la fluxion qui se dirigeait vers les gencives. (*Ibid. page* 39 *et* 40.) On ne peut nier que, comme moyen préventif, les purgatifs ne soient évidemment utiles ; et la pratique constante de nos voisins d'outre-mer en est la preuve la plus convaincante ; mais évidemment aussi l'emploi simultané des purgatifs et des Mercuriaux n'est pas sans quelques inconvéniens sur le canal intestinal, et si les préparations hydrargyriques sont données à l'intérieur conjointement avec les évacuans, on court risque de n'obtenir aucun effet général, le Mercure n'étant pas absorbé ; de sorte, qu'il faut, pour agir d'une manière altérante sur l'économie, donner les Mercuriaux extérieurement et employer comme dérivatifs les agens purgatifs.

Bromfield dérivait la fluxion vers les voies urinaires, et, en même temps qu'il donnait des préparations diurétiques, il prescrivait des bains chauds et des gargarismes astringens. (*Ibid.* *page* 41.)

D'autres enfin, dans le double but de favoriser les sécrétions cutanées qu'ils regardaient comme très-dépuratives, et de détourner la fluxion salivaire, employaient les sudorifiques. Cette méthode sudorifique était surtout usitée dans les premiers temps de l'apparition de la vérole; les pauvres malades étaient placés dans une étuve chauffée avec la vapeur, et en même temps on les soumettait à d'énormes doses de Mercure. On peut lire dans le traité de De Hutten, sur l'utilité du gayac dans le traitement de la syphilis, de quelle manière on traitait de son temps (1519). — « Ils faisaient avec un liniment composé de différentes drogues des onctions sur les jointures des bras et des jambes. Quelques-uns en faisaient sur l'épine du dos et sur le cou; quelques autres sur les tempes et sur le nombril; aux uns, on n'employait le remède qu'une fois le jour; aux autres, deux fois. On tenait les malades pendant vingt ou trente jours et quelquefois davantage, enfermés dans une étuve où l'on entretenait continuellement une très-grande chaleur. Après les avoir frottés d'onguent, on les mettait au lit et les ayant bien couverts, on les faisait suer, etc., etc. »

Plus tard et de nos jours encore, les sudorifiques forment une partie très-importante de la thérapeutique des maladies syphilitiques, et l'engouement qu'ils inspirent va jusqu'à l'exagération. Toutefois, ces moyens sudorifiques sont tous internes, tous tirés du règne végétal, et sont surtout le gayac, la squine, la salsepareille, le sassafras, dont nous avons déjà traité dans notre premier volume. On a proscrit, et c'est avec raison, les bains de vapeur et ces moyens violens qui ne s'exercent en général qu'au grand détriment de la santé des malades.

Que si l'abus des sudorifiques et des moyens excitans divers conseillés en même temps que le traitement mercuriel ne conjurent pas tous les accidens de celui-ci, on ne peut nier pourtant que la salivation entr'autres ne soit accélérée, augmentée et entretenue par une température froide, et qu'on ne doive jamais conseiller les Mercuriaux au malade sans lui recommander de la manière la plus expresse de rester autant que possible dans une température douce et égale, et de porter des vêtemens chauds et surtout de la flanelle sur tout le corps. Ces précautions sont quelquefois superflues dans les climats équatoriaux et pendant l'été des pays tempérés ; mais elles sont indispensables du moment que l'on peut avoir à redouter des variations atmosphériques un peu brusques, surtout du refroidissement.

Traitement des maladies cutanées mercurielles. — Après la salivation, le plus grave des accidens immédiats résultant de l'emploi du Mercure, c'est incontestablement l'eczéma mercuriel, qui envahit quelquefois la surface entière du corps avec une extrême rapidité et cause une fièvre violente, du délire et d'autres symptômes qui peuvent causer la mort, comme nous avons plus haut cité quelques exemples d'après Alley. Les bains émolliens et gélatineux, les bains dans lesquels on verse une demi-livre et jusqu'à deux livres de sous-acétate de plomb, les embrocations générales avec un savonule composé d'une livre d'eau de chaux pour trois, quatre ou cinq onces d'huile d'amandes douces ; tels sont les moyens par lesquels il faut combattre les inflammations mercurielles de la peau qui deviennent menaçantes.

Traitement des accidens nerveux. — Les accidens nerveux sont peut-être plus faciles à éviter que la salivation ; mais il est infiniment plus difficile de les combattre. L'affaiblissement musculaire et les troubles de l'intelligence sont ordinairement irrémédiables. On peut, il est vrai, à l'aide des opiacés à haute dose, calmer le délire aigu avec tremblement qui survient quelquefois chez les doreurs sur métaux et chez les malades qui ont fait un abus extraordinaire des Mercuriaux ; mais il reste toujours après cette violente secousse des troubles nerveux dont il est bien difficile de guérir. Il en est de même de la manie, de l'épilepsie, de la chorée, mercurielles.

Traitement de la cachexie. — Quant à la cachexie, qui suit l'emploi des préparations hydrargyriques, elle a cela de très-grave qu'elle persiste long-temps surtout chez les enfans et chez les femmes, et qu'elle prédispose ces dernières à la chlorose et à toutes les suites de cette dernière affection; elle est d'autant plus à redouter qu'elle ne cède que difficilement et qu'il est nécessaire d'insister pendant long-temps sur un régime analeptique, sur les amers et notamment sur les martiaux.

Faut-il toujours guérir la salivation? — Nous venons de voir par quels moyens on a essayé de conjurer les accidens mercuriels. Toutefois, beaucoup de médecins pensent que la salivation doit être seulement modérée, mais non pas guérie; ils croient, et cette opinion avait acquis surtout une grande valeur jadis que la médecine humorale dominait les idées de presque toutes les écoles médicales, ils croient, disons-nous, que le virus syphilitique est entraîné au dehors par la salive qui s'écoule; c'est ainsi que Fracastor exprime cette idée.

.... Liquefacta mali excrementa videbis
Assiduè sputo immundo fluitare per ora;
Et largum antè pedes tabi mirabere flumen.

Les premiers qui attribuèrent à la salivation cette vertu dépurative, pensaient que la fétidité de la salivation était une preuve en faveur de leur opinion; mais Georges Dodone fit sentir aisément la fausseté de cette idée, en prouvant que ceux qui accidentellement et sans avoir eu de vérole, éprouvaient une salivation mercurielle, avaient l'haleine aussi fétide que les malades en proie aux accidens syphilitiques les plus graves (Astruc, *loc. cit. tom.* 2, *lib.* 6). La contre-épreuve démontrait en outre que les sialagogues les plus énergiques employés chez les vérolés, d'une part sollicitait une salivation tout aussi abondante que le Mercure sans guérir la vérole, et d'autre part une salivation nullement fétide.

Boerhaave voulait la salivation dans la vérole constitutionnelle. *Ubi verò pustulæ ubique dispersæ, dolores artuum, nocturni labores, bubones magni, torturæ ossium, sæpè tole-*

rata gonorrhœa, docent adesse luem, salivatio mercurialis requiritur (*aph.* 1467). Mais il la veut modérée, et il la continue pendant trente-six jours encore après la guérison apparente de tous les symptômes syphilitiques. *Tum subindè leni dosi mercuriali utendum per alios triginta-sex dies ut lenissimæ sputationis maneat vestigium* (*aph.* 1477). Van Swieten, quoiqu'il professe pour son maître une admiration qui va quelquefois jusqu'au fanatisme, reconnaît avec Astruc que la vérole constitutionnelle peut fort bien se guérir, lors même que l'usage répété du Mercure n'a pas provoqué de salivation. Il s'appuie d'abord de l'imposante autorité d'Astruc qui félicite ceux qui peuvent être guéris sans salivation, attendu qu'ils ont évité un accident incommode sans que la guérison soit moins certaine : *Quod illis datum sit, rarâ satis felicitate, absque tædio et periculo salivationis, atque adeò tutiùsque commodiùsque, à venereo morbo convalescere* (*ibid* 4, *chap.* 8). Astruc rassure les malades qui semblent craindre que l'absence de la salivation ne permette au virus d'être éliminé au-dehors; *veritos, ne, defectu salivationis, curatio quoque defectura sit, ac si seminium morbosum profligari non possit, nisi foras exterminetur* (ibid.). Van Swieten ajoute (pag. 482, *Comment.* tom. V) : « En examinant avec soin ce qui se passait dans les ulcères syphilitiques lorsqu'on administrait le Mercure jusqu'à salivation, je voyais leur fond se déterger, leurs bords s'applatir, la lividité de leur couleur diminuer, les douleurs ostéocopes se modérer, avant que la salivation ne commençât. Je pensai donc que déjà le Mercure agissait, et qu'il se pourrait bien faire que la vérole se guérît sans salivation, pourvu que l'on entretînt long-temps l'économie sous cette influence mercurielle. »

Si l'on en croit Sprengel (*Hist. de la Méd.*, pag. 519, trad. de Jourdan), Jean Nicolas Pechlin et François Chicoyneau furent les premiers qui firent connaître les inconvéniens de la salivation mercurielle, et Jacques Groinger ainsi que Nil Rosen de Rosenstein, prouvèrent qu'elle n'est point du tout nécessaire pour guérir les maladies vénériennes. Pierre Desault, dans la vûe de l'éviter, proposa assez peu habilement la méthode dérivative, qui consiste à allier l'usage des frictions mercurielles avec celui des moyens laxatifs. Henri Haguenot conseilla une méthode plus convenable qui fut nommée méthode de Montpellier ou d'extinction. Il cherchait en effet à agir sur la peau et à fortifier ses malades : il commençait par leur faire prendre des bains ; il éloignait les frictions les unes des autres, et prescrivait un régime fortifiant.

Pour nous, s'il nous est permis d'apporter ici le résultat de notre faible expérience après celle de tous ces grands hommes, nous dirons que nous croyons parfaitement inutile de provoquer une très-abondante salivation dans la vérole ; mais nous tenons long-temps le malade dans cet état indiqué par Boerhaave, *ut lenissimæ sputationis maneat vestigium*. Les gencives plutôt encore que la salivation nous serviront de moyen de juger l'infection mercurielle générale. Nous voudrons qu'elles restent un peu tuméfiées et échauffées. Dans les maladies aiguës telles que la péritonite et le rhumatisme articulaire aigu, comme il faut arriver promptement à l'infection générale du système et à cette modification dans la crâse du sang qui sans doute est toute la médication, on ne peut graduer les doses de Mercure comme dans la vérole; et comme il ne faut pas rester en-deçà du but, on risque souvent d'aller au-delà. D'ailleurs il est d'observation que plus vite agit le mercure, plus énergiques sont les effets, plus graves sont les accidens qu'il détermine ; plus lente est son action, au contraire, plus facile il est de modérer les accidens qu'il provoque. Aussi dans le traitement de la péritonite et du rhumatisme articulaire aigu par les Mercuriaux, a-t-on moins en vue de déterminer la salivation que cet état de cachexie générale si favorable à la résolution des phlegmasies aiguës. Si la salivation se montre et souvent avec une violence qu'il est difficile de modérer, cela tient uniquement à ce que l'on a été forcé d'agir vivement, et que des doses superflues de Mercure ont été introduites dans l'économie.

Emploi thérapeutique des Mercuriaux. — Nous avons déjà dit (tome Ier, page 669 et suivantes,) quel usage on pouvait faire des Mercuriaux comme topiques irritans, et (tom. II, pag. 22 et suivantes,) nous avons vu que le Mercure était dans la thérapeutique externe, un des agens les plus puissans de la médication substitutive. Maintenant nous nous occuperons plus spécialement du Mercure comme médicament général, nous réservant d'indiquer encore quelques-unes de ses applications topiques sur lesquelles nous n'avions pas dû insister.

Vérole. — Dès l'année 1497, ainsi que nous l'avons dit au commencement du chapitre, Widmann administra extérieurement le Mercure contre la maladie vénérienne, car, à cause de la ressemblance de cette maladie avec la lèpre, on pensait que ce métal pourrait jouir de quelque efficacité contre elle ; mais les chirurgiens et les charlatans osaient seuls le mettre en usage, et on les punissait quand on venait à s'en apercevoir. Fernel prétend même encore que l'emploi du Mercure est une invention du charlatanisme, et Paulmier, son disciple, émet le même jugement. Cependant les cures heureuses que les chirurgiens opérèrent au commencement du seizième siècle éveillèrent l'attention des médecins. Jean de Vigo emploie le Mercure sous plusieurs formes ; il vante en effet les fumigations de cinabre et l'emplâtre qui porte aujourd'hui son nom. Vidus Vidius préfère les fumigations aux frictions ; mais Fracastor veut qu'on n'applique les frictions qu'aux membres, et blâme les fumigations générales. Béranger de Carpi fut le principal apologiste des frictions. On savait que ses cures avec l'onguent mercuriel lui avaient procuré une fortune immense ; cette raison détermina plusieurs médecins à suivre son exemple. Nicolas Massa était partisan des frictions et les préférait à toutes les autres méthodes.

Mais le célèbre botaniste Mathiole, commentateur de Dioscoride, est le premier qui ait osé administrer le Mercure à l'intérieur. Les pilules de Barberousse, célèbre pirate algérien, contenaient aussi du Mercure à l'état métallique. François Ier, roi de France, en reçut lui-même la recette de Barberousse et la fit connaître. Cependant c'est à Paracelse que l'on doit attribuer l'honneur d'avoir introduit une meilleure méthode d'administrer le Mercure dans la syphilis, et d'avoir recommandé l'usage interne de ce médicament de préférence à tous les autres moyens. (Voy. pour tous ces détails, Spengel, *Hist de la méd.*, t. 3, p. 72 et suiv. — Trad. française.) Depuis Paracelse, le Mercure a été administré sous toutes les formes, par toutes les voies, dans le traitement des maladies vénériennes, et les témoignages qui constatent son efficacité sont tellement nombreux, tellement authentiques, chacun de nous a pu voir tant de faits qui déposent dans le même sens, que l'on peut considérer le Mercure comme le plus héroïque remède dans le traitement de la vérole.

Dès l'origine de la vérole, et dès les premiers temps que le Mercure fut employé pour combattre cette maladie, de violentes attaques furent dirigées contre ce précieux médicament; et jusqu'à nos jours ces attaques se sont successivement renouvelées, et toujours sans succès. Déjà, dans le cours de ce chapitre, nous avons réfuté quelques-unes des graves accusations qu'on avait dirigées contre le Mercure, et nous avons essayé de bien établir la différence qui sépare les accidens mercuriels de ceux qui sont dus à la syphilis. Mais, de nos jours, comme la spécificité du traitement antisyphilitique et de la maladie vénérienne embarrassait singulièrement les adeptes de la doctrine du Val-de-Grace, ils ont trouvé plus simple de nier l'action curative du Mercure, et ils ont substitué au traitement de la syphylis par les Mercuriaux, le traitement des phlegmasies et des irritations ordinaires.

Des deux côtés il y a eu une exagération mensongère qui a reculé la science comme le font toujours les disputes, et n'a convaincu que peu de personnes. Cependant aujourd'hui la plupart des médecins, sans entrer dans l'aveugle routine des anciens, restreignent l'usage du Mercure, et ne le donnent plus que dans les circonstances que nous allons essayer de spécifier.

Et d'abord on le proscrit en général comme moyen curatif

des accidens primitifs de la vérole ; et l'observation a démontré qu'un traitement conforme au caractère anatomique de la maladie locale indépendamment de sa nature spéciale, était le plus approprié ; que, lorsque les phlegmasies locales syphilitiques ne se modifiaient pas sous l'influence des émolliens et des bains, les topiques irritans de l'ordre de ceux dont nous avons parlé à l'article de la Médication substitutive, modifient heureusement ces affections et en amènent assez promptement la guérison. Toutefois l'expérience a permis de constater que parmi les topiques irritans, ceux qui sont tirés des Mercuriaux, tels que le calomel, le précipité rouge, le nitrate acide de Mercure ont une efficacité évidemment plus grande que ceux dans la composition desquels le Mercure n'entre pour rien. On constate encore de la manière la plus évidente que lorsque les pustules, les ulcères prennent un caractère de chronicité extraordinaire, et que, sous l'influence d'une médication convenable, les lésions s'aggravent de plus en plus, le traitement général par les Mercuriaux modifie les ulcères, diminue leur rougeur, affaisse leurs bords et les met dans des conditions nouvelles de rapide cicatrisation.

Que les accidens primitifs de la syphilis guérissent sans Mercure, c'est ce qu'il n'est pas permis de contester ; mais toute la question s'agite dans ces termes : *La vérole consécutive est-elle plus commune après le traitement mercuriel des accidens primitifs que lorsqu'on a omis ce traitement ?* De part et d'autre, les partisans de la nouvelle et de l'ancienne méthode ont invoqué des faits ; de part et d'autre ont été publiés des relevés statistiques qui ont été taxés de mensonge, de sorte qu'au milieu de ce conflit il nous est difficile de prendre un autre parti que celui de l'immense majorité des médecins qui font toujours subir un traitement mercuriel aux malades qui ont eu des accidens syphilitiques, que ces accidens se soient ou non dissipés sous l'influence d'une médication simple et non spécifique. Ce traitement fait avec méthode et prudence n'a jamais d'inconvéniens, et nous ne voyons pas pourquoi on ne prendrait pas une précaution dont l'omission peut être si fatale.

Mais quand il est survenu des accidens syphilitiques consécutifs et constitutionnels, la puissance du Mercure, bien qu'elle ne soit pas infaillible, est cependant tellement évidente qu'il faut un inconcevable aveuglement pour ne pas le reconnaître. Dans ce cas le traitement doit être plus long-temps continué, et les précautions hygiéniques convenables, en général, pendant une maladie vénérienne, seront tout-à-fait indispensables dans ce cas.

Mais de quelle façon doit être dirigé ce traitement ? Nous résumerons les préceptes qui doivent présider à son emploi, en traduisant presque textuellement les aphorismes de Boerhaave.

1467. Quand le corps s'est couvert de pustules, qu'il existe des douleurs dans les membres, des fatigues nocturnes, des ganglions suppurés, des douleurs ostéocopes, que le malade a eu plusieurs gonorrhées, jugez que l'infection syphilitique existe, et alors il faut amener la salivation.

1468. Pour l'obtenir, on abreuvera pendant plusieurs jours le malade d'une grande quantité de tisane.

1469. Puis, toutes les deux heures, il prendra une petite dose de calomel.

1470. Quand l'haleine commencera à devenir fétide, que les gencives deviendront douloureuses, que les dents sembleront s'allonger, il faudra examiner s'il convient de continuer ou de s'arrêter, ou bien de réprimer les symptômes.

1471. Une salivation de trois ou quatre livres par jour est suffisante.

1472. Moindre, elle doit être excitée par le Mercure.

1473. Plus abondante, elle doit être modérée par des lavemens émolliens, les purgatifs, les sudorifiques.

1474. Si le Mercure fait irruption du côté du ventre, l'opium et les sudorifiques sont indiqués.

1475. Si la gorge, la bouche, les gencives, sont trop tuméfiées et trop douloureuses, on prescrira les remèdes indiqués dans l'aphorisme 1473, et des gargarismes adoucissans ou des collutoires.

1476. Cette médication doit être continuée jusqu'à l'entière cessation des symptômes, ordinairement pendant 36 jours.

1477. Alors, pendant 36 autres jours, il faut ne donner le Mercure qu'à une dose très modérée, pour entretenir toujours une légère salivation.

Ces préceptes de Boerhaave sont encore suivis par tous les médecins qui sont jaloux de guérir radicalement leurs malades, et lorsque les malades consentent à se soumettre à ce traitement.

Mais si en général on se propose le même but que Boerhaave, et si on produit à l'aide du Mercure les effets que recommande ce grand praticien, on n'est pas également d'accord sur le choix des préparations mercurielles et sur leur mode d'administration.

Les uns emploient les frictions avec les onguens mercuriels sur les cuisses, sur les bras, sous les aisselles, sur les parties génitales; les autres préfèrent les bains de sublimé, suivant la méthode de Wedekind et de Récamier; ceux-ci veulent des fumigations de cinabre dans un appareil où la tête ne soit pas plongée; ceux-là préfèrent le traitement interne, et donnent, à l'exemple de Boerhaave, le calomel, le Mercure cru éteint; mais les plus célèbres des médicamens internes sont le sublimé et les iodures de Mercure; le premier mis en honneur par Van Swieten, le deuxième principalement préconisé par Biett et par les médecins français de notre siècle.

Richard Wisemann est le premier qui se soit servi du sublimé corrosif qu'il ne donna jamais sans mélange. Ensuite David Turmer en 1717 le donna dissous dans l'eau-de-vie, et vers la même époque il fut employé dans le Palatinat d'après les conseils de Brunner. Mais les éloges que Van Swieten donna à ce médicament lui procurèrent une célébrité extraordinaire. Conformément aux ordres de ce praticien, on fut obligé de s'en servir dans toutes les armées autrichiennes pour le traitement des maladies vénériennes; mais Brambilla dit que les chirurgiens militaires, convaincus de son incertitude et de ses dangers, avaient secrètement recours au Mercure doux, pendant qu'ils prodiguaient les louanges les plus outrées au remède prescrit par le gouvernement. (*Sprengel. Hist. de la Méd. tom* 5, *page* 518.) Les mesures acerbes et peu convenables qu'avait prises Van Swieten pour forcer ses confrères à user de son médicament favori, suscitèrent au sublimé de nombreux ennemis, qui ne manquèrent pas d'en exagérer les dangers ; mais, malgré ces diatribes violentes (*Stoerck. Ann. méd. tom* 2, *page* 215), l'usage de la liqueur de Van Swieten et du sublimé en pilules s'introduisit bientôt dans tous les hôpitaux militaires; et encore aujourd'hui ce médicament forme la base des pilules et des liqueurs des misérables qui exploitent la crédulité des malades en préconisant bien haut le *traitement sans mercure.*

Depuis quelques années, dans la vérole constitutionnelle, on a substitué au sublimé et aux frictions avec l'onguent napolitain l'usage interne du protoiodure de mercure, médicament puissant, très-puissant même, et qui est appelé à dominer la thérapeutique des maladies syphilitiques.

L'usage des frictions a été presque entièrement abandonné, et c'est à tort, suivant nous. Ce n'est pas toujours impunément que l'on met les Mercuriaux en contact avec la membrane muqueuse digestive, et d'ailleurs, chez les gens réfractaires à l'action du Mercure, les frictions produisent un effet altérant que l'on n'obtient pas aussi certainement par les autres modes de traitement.

Toutefois deux méthodes se disputent encore aujourd'hui la préséance dans le traitement de la syphilis par les Mercuriaux. Dans l'une, on donne le Mercure de manière à ne jamais produire de salivation, en en éloignant et en atténuant les doses ; on y joint l'usage des sudorifiques et des dépuratifs, et on continue ainsi jusqu'à disparition totale des accidens vénériens, en ayant soin d'interrompre de temps en temps, pour que l'organisme se repose et redevienne sensible à l'action du médicament. Quand tous les symptômes du mal sont passés, on insiste sur le traitement un ou deux mois de plus, et l'on cesse alors.

Ce mode d'administration est appelé méthode d'*extinction* ou méthode de Montpellier ; non qu'elle soit parfaitement conforme à celle que Haguenot avait d'abord préconisée sous ce nom, mais parce qu'elle en conserve l'esprit et la direction.

L'autre méthode consiste à administrer le Mercure à l'intérieur et à l'extérieur, ou seulement par une seule de ces voies, et à arriver promptement à la salivation. C'est la méthode de Boerhaave dont nous avons donné l'exacte description en rapportant les aphorismes de cet illustre pathologiste.

La méthode de Boerhaave est incontestablement la plus active et la plus efficace, mais elle demande des précautions hygiéniques sans nombre et un régime sévère auxquels les malades ne veulent pas se soumettre. C'est celle que l'on préfère et que l'on doit toujours préférer dans les hôpitaux spéciaux où il est permis d'exercer une surveillance active et une discipline sévère ; mais, dans le monde, la méthode de Montpellier a prévalu parce qu'elle est plus facile à suivre, plus commode, qu'elle n'assujétit à aucun régime bien sévère, à aucun changement de vie qui puisse éveiller l'attention des personnes qui entourent le malade. Les médecins malgré eux se relâchent de la sévérité de la méthode qu'ils croient la meilleure, et, par cette fâcheuse condescendance, ils sont certainement la cause des accidens secondaires si graves et si fréquens que nous avons à déplorer tous les jours.

A quelle dose le Mercure doit-il être employé pour détruire une maladie vénérienne constitutionnelle ? Il est impossible de répondre catégoriquement à cette question. Dans la méthode de Boerhaave, la dose convenable sera celle qui produira les effets que Boerhaave demande. Dans la méthode d'extinction, la dose convenable sera celle à laquelle cèdent les accidens syphilitiques. Il est impossible de rien dire de plus précis, et en voici la raison.

Il arrive quelquefois qu'avec une friction d'onguent napolitain la salivation survienne et qu'on soit forcé de ne faire de frictions que tous les huit jours pour entretenir la légère salivation que demande Boerhaave ; dans ce cas, une demi-once d'onguent mercuriel suffira au traitement. D'autres fois, il faudra, pour obtenir le même effet, vingt, trente et jusqu'à cent frictions de deux gros ; ici quatre gros ne suffisent plus, il faut une livre et demie d'onguent. Tel obtient les effets désirables avec un, deux, trois grains de sublimé ou de protoiodure de Mercure administré par seizième ou par trente-deuxième de grains; tel autre supportera un demi-grain de sublimé matin et soir et sera forcé d'en continuer l'usage pendant 2 ou 3 mois.

Il en est de même pour la méthode d'extinction.

Ici s'applique parfaitement cette loi de physiologie ; on est nourri par ce que l'on digère, et non par ce que l'on mange; et dans l'ordre thérapeutique on peut dire: on est guéri non par la dose du médicament prescrit, mais par celle qui est absorbée. Il peut arriver, par des causes qu'il nous est impossible de calculer, que l'économie n'absorbe qu'un atome de Mercure alors qu'on en présente des doses énormes aux surfaces absorbantes ; et que, par contre, des doses minimes soient absorbées tout entières. En outre il faut, pour que le Mercure soit utile, qu'il produise ces effets altérans sur lesquels nous avons insisté au commencement de ce chapitre ; et on ne peut se dissimuler que bien souvent l'économie résiste à l'action toxique du médicament et qu'il en faille des doses proportionnées à ce degré de résistance.

On ne peut pas dire d'une manière absolue que les médicamens mercuriels agissent en raison directe de leur solubilité, car si l'on compare entre eux le Mercure cru, le calomel, le précipité rouge, les iodures de Mercure, tous parfaitement insolubles, on sera frappé du peu d'activité des uns et de l'extrême violence des autres, et le sublimé, qui est si soluble, est certainement beaucoup moins actif que le deutoiodure de Mercure qui est aussi insoluble que le calomel. Il y a, dans ces diverses préparations, un mode d'action que la chimie n'explique pas et que probablement elle n'expliquera jamais. Si nous avions à classer les Mercuriaux que l'on donne à l'intérieur par ordre d'activité, nous les mettrions dans le rang suivant.

Au bas de l'échelle, le protochlorure de Mercure sublimé, puis le Mercure cru, le protochlorure précipité, l'oxide rouge, le protoiodure, le sublimé corrosif, le deutoiodure de Mercure.

Pour les préparations que l'on administre à l'extérieur, dans le but d'obtenir un effet altérant, nous placerions au premier rang l'onguent napolitain, puis les bains de sublimé, les frictions avec la pommade de sublimé, de protoiodure, de deutoiodure de Mercure.

Le Mercure a encore été conseillé pour prévenir la vérole. Falck (*Treatise on the Venereal disease. London*, 1771) et W. Harrisson (*Diss. de lue Venereâ*, Edimb., 1781) prétendaient qu'on pourrait se préserver de la syphilis, en ayant soin de se frictionner les lombes avec l'onguent napolitain avant le coït. L. Warren en faisait frotter le gland (*Nouvelle méthode pour guérir la gonorrhée virulente*. Amsterdam, 1771). Assalini faisait faire dans le creux des mains ou sur le pénis des frictions avec du calomel uni à la salive (*Essai médical sur les vaisseaux lymphatiques*, etc., etc. Turin, 1787). Guilbert de Préval faisait laver les parties génitales avant et après le coït avec de l'eau phlagédénique (*Examen de l'eau fondante*, de M. Guilbert, etc. Paris, 1777). J. Hunter faisait faire après l'acte des injections urétrales avec une faible solution de sublimé dans l'eau distillée, un ou deux grains de deutochlorure de Mercure pour huit onces d'eau. (*Treatise on the Venereal disease. London*, 1786.)

Nous ne savons trop si les moyens conseillés par tous ces auteurs ont la valeur qu'ils leur supposent ; on conçoit aisément que des onctions grasses avant le coït aient une action préservatrice toute mécanique, comme un *condom*, par exemple : on conçoit encore que les lotions, de quelque nature qu'elles soient, puissent, après un coït impur, préserver en ce sens qu'elles empêchent le virus de rester en contact avec les parties génitales; mais évidemment il faut ne pas se presser de conclure à l'action préservative des Mercuriaux, dût-on attacher une grande importance à cette expérience de Harrisson (*loc. cit.*), qui, ayant mêlé du pus syphilitique avec une préparation mercurielle, constata par de nombreuses inoculations l'inocuité de ce virus. (Voir Gmelin, *App. méd.*, tom. VIII, p. 28 et 29.)

Phlegmasies des membranes séreuses. Le traitement antiphlogistique, ordinairement si efficace dans le traitement des phlegmasies des membranes séreuses, est ordinairement impuissant dans la péritonite puerpérale et dans l'hydrocéphale aiguë. Les efforts des thérapeutistes ont dû tendre vers une médication assez puissante pour éteindre en quelque sorte subitement l'élément inflammatoire. Les Mercuriaux à hautes doses ont semblé remplir ce but, du moins pour la péritonite; si l'on en croit les témoignages nombreux recueillis depuis quelques années. C'est à M. le professeur Velpeau qu'est due la popularisation de cette méthode. Déjà, sans doute, long-temps avant lui, des médecins avaient donné le calomel et administré des frictions mercurielles dans la péritonite, comme dans une multitude d'autres phlegmasies; Vandenzande sans doute employait le calomel et les frictions, mais ce praticien comptait particulièrement sur le calomel uni à l'opium et n'usait des frictions que secondairement, il les faisait sur les cuisses une ou deux fois par jour et seulement quand il ne pouvait donner le protochlorure de Mercure à l'intérieur. Laënnec a fait usage des frictions, mais surtout dans la péritonite chronique. Quant à Chaussier, il les a essayées, il est vrai, dans la péritonite puerpérale, mais mollement et sans méthode. Velpeau, au contraire, se proposa pour but de faire absorber immédiatement de très-hautes doses de Mercure, de manière à produire aussi rapidement que possible la cachexie mercurielle. Par là il voulait mettre en peu d'heures le sang dans des conditions de fluidité telle qu'il devînt impropre à devenir élément d'une phlegmasie grave, et cela lui semblait d'autant plus nécessaire que, dans les péritonites puerpérales, les accidens phlegmasiques marchent avec une effroyable rapidité. Il donna donc le Mercure sous toutes les formes et à des doses énormes. Il fit faire des frictions en même temps sur le ventre, sur les cuisses, et il administra le calomel à l'intérieur, de manière à produire en peu d'instans une infection mercurielle profonde. Il insiste sur la médication jusqu'à ce que surviennent les signes de la saturation hydrargyrique, c'est-à-dire le gonflement des gencives et un commencement de salivation. Les premiers faits observés par Velpeau furent publiés par ce praticien dans la *Revue médicale*, janvier 1827; mais le travail qu'il imprima deux ans plus tard dans les *Archives générales de Médecine*, t. XIX, p. 535, acheva de placer la médication mercurielle en tête de celles qui réussissaient dans presque toutes les épidémies. Nous disons dans presque toutes les épidémies, car il en est, et Tonnelé, dans un mémoire publié dans les archives quelques années plus tard, démontra que les frictions n'avaient plus eu entre les mains des médecins de la Maternité le même succès que naguère avait obtenus Velpeau. Disons aussi que dans certaines épidémies de fièvre puerpérale les accidens locaux et généraux sont à ce point rapides que la mort survient en quelques heures. On conçoit que, dans de semblables circonstances, aucune médication ne puisse être utile, pas même celles qui ont l'action la plus vive et la plus puissante.

Ce serait mal comprendre la médication mercurielle dans le traitement de la péritonite, que de l'appliquer mollement. Si une fois on a laissé marcher l'inflammation et s'épancher les produits morbides dans la cavité péritonéale, le moyen devient, sinon impuissant, du moins d'une utilité fort contestable. Il en est de cette méthode comme de celle par les saignées; ce n'est tout de donner du Mercure et de tirer du sang; il faut le faire autant qu'il le faut et comme il le faut.

Hydrocéphale aiguë. Nous ne savons si jamais aucun médecin a guéri un enfant ou un adulte atteint d'hydrocéphale aiguë, nous entendons par là l'inflammation aiguë des méninges. Ce n'est pas par son étendue mais par son siége que cette phlegmasie est si grave. Déjà la pulpe nerveuse est sur le point d'être désorganisée lorsque l'on peut asseoir sur cette maladie un diagnostic positif, et si actives que soient les médications que nous mettons en œuvre, elles échouent pourtant, au désespoir des familles et des médecins. Les Mercuriaux, tant à l'intérieur qu'à l'extérieur, ont été conseillés comme dans la péritonite, mais avec moins de succès ; car l'incertitude du diagnostic ôte beaucoup de l'intérêt pratique des observations d'ailleurs assez nombreuses que Percival, Delpech, Major, etc., etc., ont publiées sur ce sujet. Tout récemment encore Beid Clanny (*Journ. des conn. méd. chir.* nov. 1836) a publié de nouveaux faits sur l'emploi des Mercuriaux dans l'hydrocéphale aiguë. Mais il insiste beaucoup sur ce point qu'on ne saurait trop et trop vite faire absorber du Mercure aux malades ; aussi donne-t-il à l'intérieur le calomel à des doses réellement effrayantes pour le vulgaire des médecins, mais qui cessent d'être telles si l'on veut examiner avec bonne foi et impartialité les motifs qui ont engagé Beid Clanny à donner de semblables doses. Ce praticien remarqua en effet que dans les selles des malades on retrouvait presque tout le calomel que l'on administrait, de sorte qu'en en faisant prendre dix grains par exemple, il n'y en avait pas un demi d'absorbé : il pensa alors que l'on pouvait augmenter et répéter des doses ; aussi prescrivit-il jusqu'à un et deux gros de calomel par jour, et ainsi il fit promptement absorber à l'économie une dose de Mercure capable de modifier puissamment la constitution. Depuis qu'il a adopté cette méthode, l'hydrocéphale ne lui a pas paru à beaucoup près aussi redoutable, et cette maladie, à laquelle il voyait succomber tous ceux qui en étaient atteints, est par lui rangée maintenant au nombre de celles dont le médecin peut aisément se rendre maître.

Quelque confiance que nous puissions avoir dans la méthode

et dans les assertions de Beid Clanny, nous avouons cependant que nous hésiterons à croire à d'aussi heureux résultats, jusqu'à ce que nous ayons nous-mêmes été témoins de quelques faits semblables. Que si maintenant nous voulions juger cette méthode, nous dirions que le médecin, au lieu de se contenter de l'administration intérieure du calomel à hautes doses, devrait y joindre les frictions, à l'exemple de Velpeau dans le traitement de la péritonite, et ainsi on obtiendrait l'intoxication mercurielle plus vite et avec moins de dommage pour la membrane muqueuse du tube digestif.

Le lieu des frictions dans l'hydrocéphale aiguë nous semble parfaitement indifférent, pourvu que le Mercure soit absorbé et qu'il exerce son action sur la masse du sang; mais quelques médecins croient qu'il est plus convenable de raser la tête et de les faire sur le cuir chevelu; et Velpeau croyait aussi, sans que d'ailleurs des expériences comparatives le lui eussent démontré, que les frictions mercurielles sur le ventre valaient mieux dans le traitement de la péritonite que les frictions pratiquées sur toute autre partie du corps.

Rhumatisme synovial aigu. L'influence rapidement heureuse du Mercure sur la plus redoutable des phlegmasies séreuses, la péritonite, nous suggéra l'idée d'employer la même médication dans le traitement du rhumatisme articulaire aigu. Nous avons traité par cette méthode quatorze rhumatisans dont la fièvre était très vive et chez lesquels un grand nombre d'articulations étaient envahies. Chez six d'entre eux la rapidité de la guérison a été extraordinaire; mais chez les huit autres les accidens ont marché comme si nous n'eussions rien fait. Les douleurs seulement ont été moins vives, et il nous a semblé aussi que les accidens du côté du cœur avaient été beaucoup moins fréquens. Ici, comme dans la péritonite, nous faisions des frictions sur le ventre et sur les cuisses, avec deux et jusqu'à quatre onces d'onguent mercuriel chaque jour, jusqu'à ce que les gencives se gonflassent, ce qui arrivait ordinairement à la fin du deuxième jour ou au commencement du troisième. Nous cessions alors, nous contentant d'entretenir autour des malades une douce température et de leur donner des boissons émollientes. Mais, dans les hôpitaux, cette médication a de nombreux inconvéniens, les infirmiers s'y prêtent mal, les religieuses s'y opposent dans la crainte de tacher les fournitures des lits, et lorsque la salivation commence, alors qu'il serait indispensable de bien nettoyer la peau du malade, de lui donner du linge blanc pour éviter une nouvelle absorption du Mercure, on ne prend pas ces petits soins, et il survient des inflammations de gencives les plus graves. Ajoutez à cela que les salles sont mal closes, que le matin, le soir, le balayage et la ventilation des infirmeries se font sans pitié et sans ménagement, et que les pauvres malades sont exposés à tous les accidens qui suivent une médication mercurielle énergique. Aussi avions-nous renoncé dans notre hôpital à cette méthode, non qu'elle ne nous eût paru préférable à celles que nous connaissions, mais bien parce que nous ne pouvions l'employer avec les précautions et dans des circonstances convenables.

Rhumatisme articulaire chronique. Mais si, dans le rhumatisme articulaire aigu, nous avons été forcés de renoncer à un moyen que nous jugions utile, il n'en a pas été de même pour le rhumatisme chronique ; et aujourd'hui, après cinq ans d'expérience, nous proclamons hautement que nous ne connaissons pas de médication plus puissante contre cette maladie que la médication mercurielle. Un de nos élèves, M. Bonardel, a fait sa thèse sur ce sujet en 1834. (*Journal des Connaissances médico chirurgicales*, tom. 2, p. 50), et, depuis cette époque, nous avons eu de nombreuses occasions de répéter ces expériences.

A la suite du rhumatisme articulaire aigu, et sans que l'état aigu ait été fort évident, on voit quelquefois plusieurs articulations se gonfler ensemble ou successivement, et les accidens vont en augmentant avec plus ou moins de rapidité ; les jointures se gonflent, comme dans le premier degré des tumeurs blanches, et nous avons vu un jeune homme chez qui presque toutes les articulations étaient tuméfiées. La tuméfaction siége non seulement dans les parties molles, mais encore, et c'est le cas le plus ordinaire, dans les os et dans le tissu fibreux. Il est assez remarquable que, dans ce cas, on remarque rarement la fluctuation dans les capsules synoviales.

Ici il ne faut plus, comme dans la péritonite et dans le rhumatisme synovial aigu, il ne faut pas, disons-nous, brusquer l'action mercurielle et produire instantanément l'état de cachexie auquel très probablement est dû l'heureux effet des Mercuriaux dans les deux graves phlegmasies dont nous venons de parler. L'état chronique demande une médication chronique, s'il nous est permis de nous exprimer ainsi; aussi, dans ce cas, recourons-nous au Mercure à doses faibles et graduées, comme dans la syphilis constitutionnelle. Le moyen dont l'expérience nous a démontré la supériorité est le sublimé en bains. Nous donnons aux adultes des bains dans lesquels nous faisons dissoudre de deux gros à une once de sublimé, le malade en prend un tous les jours ou tous les deux jours jusqu'à ce que les gencives s'enflamment un peu. Nous cessons alors ou plutôt nous éloignons les bains, et nous continuons ainsi jusqu'à ce que la tuméfaction et la douleur aient entièrement disparu. Ce traitement est accompagné, comme pour la vérole constitutionnelle, de boissons sudorifiques concentrées, de quelques bains simples et de vapeur, et terminé par des fumigations de cinabre dans un appareil où la tête puisse être à l'abri de la vapeur mercurielle.

Le même moyen nous a paru beaucoup moins utile dans le rhumatisme inter-articulaire chronique. Toutefois, dans des essais que nous avons faits, nous avons obtenu deux ou trois fois une si rapide amélioration, que nous avons été tentés de croire que la cause syphilitique était pour quelque chose dans les douleurs que les malades éprouvaient.

Phlegmasies. Nous venons de voir quelle était l'heureuse influence des Mercuriaux sur des phlegmasies très-graves par leur étendue, par leur siége, ou par les réactions fébriles qu'elles suscitent. Il n'y a vraiment pas de motif de croire qu'il n'en doive pas être ainsi pour les autres phlegmasies; aussi sommes-nous peu étonnés de la confiance que nos voisins d'outre-mer accordent au calomel dans le traitement des inflammations. Certes, pour qu'une masse de médecins comme celle de l'Angleterre, de toutes les possessions anglaises dans les Indes, de l'Amérique du Nord, accorde unanimement des propriétés antiphlogistiques au mercure, il faut bien qu'il y ait quelque chose de vrai, et il est vraiment déplorable qu'il s'élève chez nous tant de préventions contre ce moyen héroïque.

Sans partager l'enthousiasme des praticiens de la Grande-Bretagne, nous reconnaîtrons volontiers que la méthode altérante par les Mercuriaux est évidemment bonne dans le croup, par exemple, soit que la membrane muqueuse du larynx soit simplement enflammée et gonflée, sans exsudation plastique, soit qu'elle soit le siége d'une phlegmasie spéciale en vertu de laquelle il se développe presque fatalement des fausses membranes. Ici le calomel sera donné à hautes doses à l'intérieur, afin que topiquement il porte sur le pharynx une utile modification, et qu'ensuite, absorbé dans les voies digestives, il aille modifier la masse du sang, en augmenter la fluidité et le mettre dans de telles conditions qu'il ne fournisse plus aux sécrétions plastiques. Il est bon, à l'exemple de Bretonneau, de faire en même temps des frictions sur les parties latérales du cou ou dans tout autre point, afin de faire absorber une plus grande quantité de Mercure et d'amener promptement la cachexie hydrargyrique. Dans une maladie aussi rapidement mortelle, il est essentiel d'aller vite, et nous appliquons entièrement au croup ce que, plus haut, nous avons dit de la péritonite et de l'hydrocéphale.

Maladies du foie. L'efficacité du Mercure dans le traitement des maladies du foie est devenue en quelque sorte triviale. Il existe entre tous les médecins une sorte d'accord tacite sur ce point, et bien que des expériences bien faites et surtout bien concluantes n'aient pas été encore publiées sur la matière, on n'en est pas moins dans l'usage d'associer les Mercuriaux à tous les traitemens ou empiriques ou rationnels auxquels on soumet ceux qui sont atteints d'une affection chronique du foie. Il nous est difficile de prendre un parti dans cette question, et nous nous abstiendrons de tout jugement jusqu'à ce qu'il nous ait été permis de faire nous-mêmes des expériences qui nous satisfassent.

Nous aurons la même réserve pour ce qui concerne la peste, le typhus, la fièvre jaune. Toutefois nous avons vu donner les Mercuriaux à hautes doses dans cette dernière maladie pendant l'épidémie de Gibraltar, en 1828, et nous avons pu constater non leur utilité, mais leur danger. L'expérience a été faite en grand, car le médecin d'un des régimens de la garnison, M. le docteur Gillchrest, avait adopté cette méthode, qu'il suivit pendant tout le cours de l'épidémie, et ce fut dans son régiment que la mortalité fut la plus considérable, comme le prouvent les relevés officiels que nous avons entre les mains.

Dysenterie. L'utilité incontestable des purgatifs dans le traitement de la plupart des épidémies de dysenterie devait nous faire croire aux bons effets du calomel donné à l'intérieur pour guérir cette même affection. L'expérience a démontré en effet que l'un des moyens les plus puissans contre cette redoutable epidémie, c'était le calomel préparé à la vapeur, donné matin et soir à la dose d'un demi-gros. Par ce moyen, les garde-robes ensanglantées et muqueuses perdent promptement ce double caractère. Les tranchées et le ténesme se modèrent, et les selles prennent la couleur vert foncé qui suit toujours l'administration du calomel. C'est lorsque les évacuations alvines ont pris cette teinte particulière et alors seulement que l'on doit cesser l'usage du protochlorure de Mercure. Le calomel agit-il ici comme agent substituteur, et par conséquent en sa qualité d'irritant topique, ou bien au contraire tire-t-il son efficacité des qualités altérantes du Mercure? c'est ce qu'il est assez difficile de décider. Nous serions pourtant tentés de croire que l'action altérante a, dans cette médication, la moindre part, car nous n'avons pas entendu dire que jamais les frictions mercurielles aient été employées avec avantage dans le traitement de la dysenterie, si ce n'est peut-être par Boag. (Gmelin. *App. méd.*, t. 8, p. 95.) C'est à M. le docteur Amiel, chirurgien-major du 12e régiment de ligne de l'armée anglaise, qu'est due la gloire d'avoir le premier formulé d'une manière nette cette méthode de traitement. Il fit de nombreux et d'heureux essais dans une épidémie de dysenterie qui sévissait sur la garnison de Gibraltar en 1812, et la déclaration du médecin principal de cette forteresse témoigne de l'excellence de la méthode. Doit-on penser qu'il en serait de même dans toutes les épidémies de dysenterie? c'est ce que nous ne croyons pas, et il nous suffit d'avoir indiqué ce moyen, qui probablement trouverait son application dans un grand nombre de circonstances.

Tumeurs diverses. Le Mercure sous toutes les formes est un des remèdes que la banalité routinière consacre dans le traitement des tumeurs diverses; mais il serait fort difficile de spécifier les cas dans lesquels il serait opportun et véritablement utile de prescrire cet héroïque moyen. Lorsque la tumeur est le produit d'une phlegmasie chronique, que des tissus de nouvelle formation ne se sont pas développés, sans doute on peut, à l'aide du Mercure, atténuer le sang et favoriser ainsi la résolution interstitielle; mais quand le tissu de la tumeur est dégénéré, que déjà se sont formées des masses de tissus tuberculeux, encéphaloïde ou squirrheux, il est bien probable que le Mercure restera impuissant comme tous les autres moyens. Et cependant des écrivains dignes de foi ont attesté que, sous l'influence du Mercure, des tumeurs du plus mauvais caractère avaient disparu et que la diathèse elle-même ne s'était manifestée en aucun autre point de l'économie. Essayons de concilier ces faits authentiques avec les faits tout aussi authentiques et infiniment plus nombreux qui prouvent l'inefficacité du Mercure. La syphilis, on ne peut le contester, exerce sur l'homme une influence dont il est impossible de calculer la puissance. Les os, les glandes, les viscères, sont modifiés par la cause syphilitique de manière à éprouver de profondes perturbations dans leur nutrition et dans leurs fonctions. Il n'est pas rare de voir le virus vénérien amener une altération du testicule qui simule à tel point le sarcocèle que l'œil du chirurgien le plus exercé peut être mis en défaut ; ce qui se passe pour le testicule peut avoir lieu pour la glande mammaire, pour les ganglions contenus dans les cavités splanchniques, et on conçoit alors et la puissance du Mercure et l'enthousiasme de ceux dans la pratique desquels de pareils cas se sont présentés.

Névroses. Ce que nous venons de dire de la cause syphilitique dans ses rapports avec le développement des tumeurs s'applique également à des affections nerveuses qui, au premier coup d'œil, semblent ne devoir pas être sous l'influence de la vérole.

Un jeune homme attaché à la diplomatie anglaise avait eu plusieurs véroles ; il croyait en être guéri lorsqu'il commença à éprouver quelques vertiges épileptiques, puis bientôt de véritables attaques convulsives. Traité par ce qu'il y avait de plus recommandable parmi les médecins de Londres et de Paris, il ne voyait aucun terme à sa cruelle maladie, et il avait formé le projet de se tuer. Il demanda nos conseils et ceux de M. le docteur Lebreton. Rien n'indiquait chez notre malade l'existence de l'infection syphilitique, mais plusieurs véroles avaient été traitées sans mercure ; ce nous fut un motif de croire que le virus vénérien pourrait ne pas être étranger aux graves désordres nerveux survenus depuis quelques années. Nous lui fîmes subir un traitement mercuriel en règle, et l'épilepsie disparut, et depuis trois ans M. *** n'a pas éprouvé le moindre ressentiment d'un mal qui avait pris rapidement une extension des plus inquiétantes. Sans doute nous ne conclurons pas de ce fait que l'épilepsie se guérit par le Mercure, nous voulons dire seulement que l'épilepsie peut être quelquefois causée par des exostoses du crâne, par des végétations de la dure-mère, par toute autre lésion appréciable ou inappréciable du système nerveux dépendant de l'infection vénérienne, et qu'alors le Mercure guérira l'épilepsie, non par ses propriétés antiépileptiques, mais par ses vertus antisyphilitiques : de même pour certaines paralysies; pour la manie, qui peuvent reconnaître les mêmes causes matérielles immédiates, et la même cause éloignée que l'épilepsie dont nous parlions tout à l'heure. Ainsi l'on a vu des paraplégies, des hémiphlégies, des amauroses, des surdités, guéries par le Mercure, quand ces affections diverses étaient sous la dépendance directe ou indirecte de la vérole.

Certaines névralgies sont encore dans la même catégorie. — Un riche banquier de Paris, qui avait mené une vie un peu déréglée, éprouvait depuis dix ans des douleurs d'estomac et des vomissemens qui revenaient chaque soir et que rien n'avait pu modifier. On s'avisa de lui donner du Mercure, plutôt en souvenir d'anciennes véroles que dans l'espoir fondé de le guérir. Dès que la salivation commença, les fonctions de l'estomac se rétablirent, et dès lors la santé fut excellente. Dans ce cas les douleurs et les accidens étaient nocturnes, et ce fut ce seul point de contact avec la syphilis qui engagea à prescrire des Mercuriaux; mais nous avons vu deux femmes, l'une à l'Hôtel-Dieu, qui nous avait été adressée par M. le docteur Chambeyron, l'autre dans notre pratique particulière, qui éprouvaient tous les jours à heure fixe, c'est-à-dire principalement vers midi, des douleurs névralgiques intolérables de la face et du front. Tous les moyens que nous avions mis en œuvre furent inefficaces. Nous donnâmes du Mercure, et la guérison fut obtenue en peu de jours. Nous avions appris que ces deux femmes avaient eu la syphilis, et qu'il ne leur avait été administré aucune préparation hydrargyrique.

Faut-il croire maintenant ce qu'ont dit Rush et Clarkson (*Transact. of the colleg. of phys. at philadeph.* vol. 1, 1793) de l'efficacité des frictions mercurielles sur le cou et sur les mâchoires dans le traitement du tétanos, ce qu'ont dit P. Desault et Darlac de l'utilité du même moyen pour préserver de l'hydrophobie (Desault, *Diss. sur les mal. vénériennes.* Bordeaux, 1733), et tant d'autres auteurs dont on pourra lire la longue nomenclature dans Gmelin (*App. med.* t. VIII, p. 94).

— *Maladies de la peau.* L'utilité du Mercure dans le traitement des maladies de la peau n'est pas moins incontestable que dans le traitement de la syphilis. Ce précieux médicament n'entra d'abord dans la thérapeutique que par les maladies cutanées, ce dont font foi les écrits des Arabes; et c'est précisément parce que son efficacité avait été solennellement reconnue contre la lèpre, qu'on osa l'opposer à la syphilis, la plus hideuse des maladies après la lèpre. Beaucoup de charlatans, qui voyaient la vérole se manifester par des désordres du côté de l'enveloppe cutanée, crurent que toutes les maladies de la peau reconnaissaient la même cause; et ils donnèrent empiriquement le Mercure avec un succès qui ouvrit les yeux des médecins dont l'esprit ne voulut pas rester fermé à toute vérité. Les pommades mercurielles ont été depuis long-temps et sont encore le remède secret le plus vulgaire pour la curation des maladies chroniques de la peau, et déjà, dans notre premier volume, page. 669, nous avons dit combien ce remède était utile en effet. Il est remarquable pourtant que la plupart des médecins répugnent à s'en servir, soit que le Mercure ne leur semble applicable qu'à la vérole, soit qu'ils redoutent l'influence de cet agent sur l'économie, soit que les malades eux-mêmes se refusent à l'emploi de ce remède dont le nom seul est, dans le monde, un objet d'effroi et de honte : quelques médecins pourtant avaient essayé de triompher de ces ridicules préventions (*vid. Gmelin*, *App. med.* t. VIII, p. 62). Mais, à la fin du siècle dernier, Wedekind popularisa l'usage des bains de sublimé dans les maladies chroniques du système cutané, et nous nous applaudissons d'avoir, en France, introduit, comme méthode générale de traitement pour les maladies de la peau, l'usage des bains de Wedekind et des pommades avec le précipité rouge.

Déjà, en parlant de l'action topique des Mercuriaux (p. 669 tom. I), nous avons dit que c'était en substituant une phlegmasie mercurielle à l'inflammation existante que le Mercure agissait dans le cas qui nous occupe. Certes, ce mode d'action y est pour la plus grande partie ; mais on ne peut nier non plus que la modification exercée par le Mercure sur toute l'économie ne soit pour quelque chose dans la guérison de ces maladies. Ce qui le prouve, c'est que la guérison s'obtient, il est vrai, par les applications exclusivement topiques du Mercure, mais les récidives sont plus fréquentes que lorsqu'en même temps on a fait absorber une quantité notable de ce médicament. Or les bains de sublimé, dont nous avons tant de fois constaté l'efficacité, agissent en même temps comme moyen topique et comme remède général.

Il est bien évident que les affections syphilitiques du système cutané se guérissent, toutes choses égales d'ailleurs, plus aisément avec les Mercuriaux que les autres maladies de la peau ; mais celles-ci, ainsi que nous l'avons dit plus haut, obéissent également bien au Mercure, et il ne faut pas pour cela conclure à leur nature vénérienne.

Ce n'est pas seulement dans les maladies chroniques, mais encore dans les affections aiguës de la peau que les Mercuriaux ont été conseillés, et comme remède général en tant que moyen antiphlogistique, et comme remède local, dans le but de modérer les accidens locaux de l'inflammation. Ainsi dans l'érysipèle de la face et du cuir chevelu, Ricord a particulièrement recommandé les onctions avec l'onguent napolitain sur les tégumens enflammés : cette médication, expérimentée par d'autres médecins, a reçu la sanction de leur expérience ; mais en l'essayant nous-mêmes nous n'avons rien constaté qui nous engageât à l'adopter. Le succès obtenu par les onctions mercurielles, quand d'ailleurs on se borne à cette médication, a étonné ceux qui faisaient auparavant une médecine active. Ils voyaient l'érysipèle suivre une marche facile, et ils étaient tentés d'attribuer au remède ce bien que naguère ils n'obtenaient pas par leurs moyens perturbateurs. Pour nous, essayant comparativement la méthode purement expectante et les onctions mercurielles, nous avons pu nous convaincre de l'utilité de ces dernières.

puisque le résultat définitif était le même. Ces mêmes onctions ont encore été conseillées dans la variole; on enduisait d'onguent napolitain la face des malades, et l'on prétendait par ce moyen empêcher la tuméfaction érysipélateuse de la peau de la face et des paupières. Le fait est, si l'on en croit le médecin du lazaret de Trompeloup, que ce moyen est le plus efficace pour empêcher les paupières de se gonfler.

Mais, dans la variole, l'usage interne des Mercuriaux a reçu une sanction beaucoup plus solennelle. A cet égard, de nombreux témoignages se réunissent pour constater leur utilité : Huxham, Boerhaave, Van Swieten, Cotugno, s'accordent sur l'utilité de ce moyen, soit qu'il agisse par ses vertus antiphlogistiques, comme dans la péritonite et le rhumatisme, soit qu'il atténue le virus varioleux, soit qu'il favorise la salivation si utile, comme on le sait, dans les varioles confluentes (*vid. Gmelin. Appar. med.* tom. VIII, pag. 63).

Maladies des os. — Dans la carie, dans la nécrose, dans l'exostose, syphilitiques, le Mercure a une action puissante que personne ne conteste; mais dans le gonflement scrophuleux des os, dans les exostoses et les périostoses qu'il n'est pas raisonnable d'attribuer à l'infection vénérienne, les Mercuriaux ne sont pas moins utiles, et nous pouvons, à cet égard, citer notre propre expérience. Et d'abord, dans le gonflement rhumatismal des extrémités osseuses, le Mercure a une action incontestablement utile, et nous avons déjà dit plus haut (pag. 107) ce qu'on devait en attendre; mais dans les tumeurs osseuses dont la cause n'est pas assez claire, on obtient encore de grands succès, comme les deux faits suivans pourront en convaincre. Un homme de 52 ans entra à l'Hôtel-Dieu de Paris en 1834; il était paraplégique depuis plusieurs mois. Les jambes, la vessie, le rectum, les bras étaient incomplètement paralysés. La seule chose dont il se plaignît, c'était une douleur fixe à la main, douleur qu'il considérait comme rhumatismale. En explorant la région cervicale, nous reconnûmes un gonflement uniforme des cinq dernières vertèbres cervicales.

A quelle cause devait-on rapporter ce gonflement? était-ce à un rhumatisme? était-ce à la vérole? Notre malade n'avait jamais eu que des douleurs rhumatismales légères, et il se souvenait d'avoir éprouvé, l'an 7 de la république, une vérole qu'il avait traînée dans les camps, et qui enfin avait été traitée et guérie par les Mercuriaux. Sans avoir égard à la cause qui était fort obscure, nous le mîmes à l'usage des bains de sublimé, et bientôt au protoiodure de Mercure, et il était tout-à-fait guéri après trois mois de traitement. Presque à la même époque, il entrait à l'Hôtel-Dieu une jeune fille de 18 ans, paraplégique également, et qui avait l'extérieur propre aux scrophuleux. Elle portait également une tuméfaction osseuse, qui occupait les deuxième, troisième et quatrième vertèbres cervicales. Cette jeune fille était à peine pubère, elle paraissait fort pure, et elle affirma, à plusieurs reprises, qu'elle n'avait jamais eu de rapport avec des hommes. Il était donc probable que le gonflement des vertèbres était lié à la constitution scrophuleuse. Nous la mîmes, comme l'autre malade, d'abord à l'usage des bains de sublimé, qui amenèrent un rapide amendement ; puis nous la mîmes à l'usage de l'iodure de Mercure, et la paraplégie diminua en même temps que le volume des os diminua lui-même. Après quatre mois de traitement elle nous quitta incomplètement guérie.

Nous avons essayé la même médication dans des maladies articulaires qui semblaient tendre à devenir des tumeurs blanches, et souvent nous en avons obtenu des résultats avantageux.

Animaux parasites. C'est par une action toxique évidente que le Mercure modifie si puissamment l'économie. Cette action vénéneuse est plus sensible encore sur les animaux inférieurs, sur ceux surtout qui habitent l'intérieur de l'homme ou qui vivent sur la peau ou dans les poils. De curieuses expériences de Gaspard consignées dans le *Journal de Physiologie expérimentale* de Magendie (tom. 1, pag. 105) démontrent bien péremptoirement ce que nous avançons.

« Plusieurs œufs furent mis en incubation dans des vases au fond desquels il y avait du Mercure ; placés de manière à ne toucher aucunement le métal, ils étaient seulement en contact avec ses émanations. Or, dans six essais, les fœtus de dix œufs se sont développés pendant deux jours ou un peu davantage; mais on les a constamment trouvés morts à cette époque au moment de la formation du sang, qui quelquefois même était déjà apparent. Deux poulets bien vivans dans l'œuf au sixième jour de l'incubation, exposés aux simples émanations du Mercure, sans contact immédiat, y ont péri en 24 heures. »

« En juin 1815, un morceau de viande, garni d'œufs de mouches de boucherie, fut placé au-dessus du Mercure dans des circonstances convenables d'humidité et de température; mais il n'en est éclos aucun œuf, tandis qu'il en naissait par centaines dans les expériences de comparaison sans Mercure.

» Des œufs de grillon de cheminée, les uns récemment pondus, les autres plus avancés, quelques-uns contenant déjà de petits fœtus tout formés, avec leurs yeux et leurs membres distincts, ont été mis en contact médiat et immédiat avec le Mercure, et il n'en est éclos aucun insecte sans exception, tandis que ceux de comparaison, qui n'étaient pas exposés au Mercure, ont produit des petits grillons au terme ordinaire. A l'ouverture des premiers, on a trouvé les fœtus morts et leurs liquides décomposés. »

A ces faits, publiés par M. Gaspard, nous en ajouterons d'autres qui prouvent mieux encore, s'il est possible, l'action mortifère du Mercure sur les insectes et notamment sur les animaux parasites de l'homme. Ils nous ont été communiqués par M. Fayard, pharmacien à Paris.

Un matin, un grainetier de la rue Montholon, à Paris, trouva sa boutique et toutes les marchandises qu'elle renfermait infestées d'une innombrable quantité de poux. Le pauvre homme, qui ne pouvait se rendre compte d'un pareil phénomène, s'imagina qu'on lui avait jeté un sort et s'en alla pieusement chez le curé de Saint-Vincent-de-Paule, pour le prier de l'aider de son intercession et de ses bons conseils. Le pasteur était fort éclairé et ne croyait pas facilement aux sortiléges; il engagea le bonhomme à s'adresser au pharmacien son voisin, qui, dit-il, lui indiquerait quelque drogue plus utile que l'eau bénite. Le pharmacien, c'était M. Fayard, qui alla voir la boutique et qui n'osa y entrer tant était considérable le nombre de poux qui inondaient le plancher. Il ne put s'expliquer cette incroyable et rapide multiplication d'insectes; mais il avisa aux moyens de les détruire et il s'y prit de la manière suivante. Il fit allumer au milieu de la boutique un réchaud sur lequel on plaça une capsule de porcelaine dans laquelle était une livre de Mercure cru; puis on ferma exactement les portes.

Douze heures après, quand on rentra dans la pièce, on trouva tous les poux morts sans qu'un seul eût survécu. Ce fut alors qu'on alla à la recherche de la source de cette singulière calamité. On trouva dans le fond de la boutique un sac de son encore presque rempli de poux morts. Il paraît que chez le meunier quelques poux avaient été renfermés dans le sac de son; ils y avaient multiplié tranquillement, et quand le son avait été dévoré, ils s'étaient échappés par une issue qui s'était trouvée dans le sac et ils avaient inondé la boutique du grainetier. Le même M. Fayard détruisit plusieurs fois par le même procédé des colonies de punaises qui infestaient un appartement.

Le Mercure fut d'abord employé en médecine pour détruire les animaux parasites, et les écrits des Arabes en font foi. L'expérience a prononcé à cet égard : les onguens, dans la composition desquels entre le Mercure, détruisent en peu de temps les poux, les poux de corps et les morpions. Toutefois, pour les poux de tête, nous préférons en général des pommades composées avec de l'axonge purifiée et aromatisée et une faible proportion (un vingt quatrième de précipité rouge). Pour les poux de corps et les morpions, nous prescrivons un bain général, dans lequel nous mettons une once de sublimé préalablement dissous dans une suffisante quantité d'alcool.

C'est au même titre que le calomel a été conseillé comme anthelmintique, et il a une double action, celle de tuer les vers par ses propriétés toxiques, et celle de les expulser par les propriétés purgatives. Quoique ce remède soit évidemment un des meilleurs qu'on puisse employer pour détruire les ascarides lombricoïdes, il s'en faut de beaucoup qu'il ait autant d'efficacité contre le tænia. Gallandat vantait aussi les frictions mercurielles comme le moyen le plus efficace pour détruire le dragonneau. (*Journal de Méd. chir. et pharm.* tom 12. 1760.)

Nous avons vu plus haut, en parlant des expériences de Gaspard, quelle funeste influence le Mercure exerçait sur les embryons d'animaux. N'est on pas en droit de penser qu'il doit en être de même pour le fœtus humain dans les premiers temps de son évolution. Les faits nombreux, rapportés par M. Colson, montrent en effet que chez une femme enceinte l'usage du Mercure tue souvent le fœtus et devient ainsi cause d'avortement. (*De l'influence du traitement mercuriel sur les fonctions de l'utérus. Arch. gén. de Méd.* tome 18, p. 24.)

Modes de préparations et doses. Il suffit de jeter un coup d'œil sur la pharmacopée universelle de Jourdan pour se faire une idée de la prodigieuse et vraiment innombrable quantité de préparations mercurielles qui ont été employées en médecine. Le lecteur n'attend sans doute pas que nous essayions d'en indiquer ici même une faible partie. Nous nous bornerons à celles que le médecin doit connaître; chacun ensuite pourra à sa guise varier les doses, les mélanges.

1° Le Mercure cru s'emploie coulant dans l'iléus à la dose de deux, quatre, six onces.

Comme antisyphilitique, il se donne à l'intérieur, mêlé à la térébenthine, éteint dans le miel, les extraits, les électuaires, à la dose de un, deux, quatre grains par jour.

A l'extérieur, on l'emploie habituellement éteint dans les graisses, le cérat, etc., et la dose en est indéterminée.

L'infusion ou la décoction de Mercure, une livre de métal contre six livres d'eau, est encore quelquefois mise en usage.

et Gaspard a prouvé (*Journal de Physiologie de Magendie*, t. 1. p. 242) que cette décoction avait des propriétés évidentes, bien que l'analyse chimique ne pût pas y démontrer de Mercure.

Oxydes. On en connaît deux : le protoxyde qui n'existe combiné qu'avec les acides avec lesquels il forme les protosels mercuriels, et le deutoxyde, qui est rouge et qui est plus vulgairement connu sous le nom de *précipité rouge*. Le précipité rouge se retire ordinairement du nitrate de Mercure exposé à une chaleur suffisante pour décomposer l'acide nitrique, et insuffisante pour en dégager l'oxygène. Il est en masses qui offrent toutes les nuances du jaune, du jaune orangé ou du rouge orangé. Il est peu usité à l'intérieur ; à l'extérieur, c'est la préparation mercurielle la plus souvent employée. Il est fort irritant, aussi ne doit-on, quand on l'incorpore aux graisses, au cérat, ne le combiner qu'en faible proportion : un vingt-quatrième, un vingtième, un dixième tout au plus, à moins que l'on ne veuille produire un effet caustique.

Sulfures. Le sulfure de Mercure était connu des anciens sous le nom de minium ; cette dernière dénomination, détournée de son sens primitif, a été laissée par les modernes à un oxyde de plomb. Le nom de *Cinabre*, au contraire, sous lequel les anciens connaissaient le sang-dragon, a été appliqué au sulfure de Mercure et lui est resté. Le cinabre est en masses volumineuses, d'un gris violet ; réduit en poudre, il devient d'un beau rouge et prend le nom de vermillon.

Il s'emploie incorporé aux pommades contre les maladies cutanées, dans les proportions qui varient d'un dixième à un trentième ; en fumigations, à la dose de 1 à 4 gros pour une fumigation générale.

A l'intérieur il s'associe à l'opium, aux extraits ; il se donne à la dose d'un quart de grain à deux grains par jour.

Les *iodures* (voir le tome I, p. 677) se donnent à l'intérieur, le *proto-iodure* à la dose de 1/2 grain à 1/16 de grain par jour ; extérieurement incorporé à l'axonge ou au cérat dans la proportion de 4 à 10 grains par gros : le deuto-iodure se prescrit à doses moitié moindres.

Le *protochlorure* (voir tome I, p. 671) se distingue en *calomel* ou protochlorure sublimé, et en *précipité blanc* ou protochlorure obtenu en mêlant deux dissolutions de proto-nitrate de Mercure et de sel commun. A l'intérieur, le calomel, comme altérant, se donne à la dose de 1 à 4 grains par jour, et quelquefois même d'un gros ; comme purgatif, à la dose de 6 à 20 grains.

Le précipité blanc s'emploie dans la thérapeutique externe à la dose de 6, 12, 20 grains par gros de cérat ou d'axonge.

Le *deutochlorure de Mercure* (voir tome I, p. 672) se donne à l'intérieur à la dose de 1/16 de grain à 1 grain par jour : à l'extérieur, à la dose de 2, 4 gros, une, deux onces pour un grand bain. Nous avons indiqué les doses auxquelles on l'administrait pour lotions, injections, etc., etc.

L'oxychlorure de Mercure ammoniacal. C'est un des précipités blancs des anciens, qu'il ne faut pas confondre avec le protochlorure précipité. On l'obtient en précipitant une solution de deutochlorure de Mercure par l'ammoniaque. Il est insoluble. A l'intérieur et à l'extérieur on le donne aux mêmes doses que le deuto-iodure. Il entre dans la composition de beaucoup de pommades employées contre les maladies cutanées et syphilitiques.

Proto-acétate de Mercure. Nommé anciennement sel acétique mercuriel, Mercure acéteux, terre foliée mercurielle, s'obtient en précipitant une solution acidulée de proto-nitrate de Mercure par un excès d'acétate de potasse, de soude ou de chaux. Il était la base des fameuses dragées de Keyser. On le donne aux mêmes doses que le proto-iodure de Mercure et que le sublimé.

Deuto-nitrate de Mercure liquide. Il n'est guère employé que comme remède externe. (Voyez tome I, p. 661.) Cependant il entrait jadis dans la composition de quelques préparations magistrales, et notamment dans la liqueur de Mettemberg, dans le sirop mercuriel de Bellet. Il est également employé dans la préparation de l'*onguent citrin*. Le deuto-nitrate de Mercure se donne comme le sublimé, à la dose de 1/16 de grain à 1/2 grain par jour.

Sous-proto-nitrate ammoniaco-mercuriel, ou Mercure soluble d'Hahnemann; est un sel insoluble, malgré le nom qu'il porte. On le donne à la dose d'un quart de grain à un grain.

Deuto-sulfate de Mercure. On le conseillait jadis en frictions, associé à dix fois son poids d'axonge, contre les maladies chroniques de la peau. A l'intérieur, on le donne comme anti-syphilitique à la dose de 1 à 4 grains par jour.

Tartrate de Mercure. Ce sel, qu'il ne faut pas confondre avec le Mercure tartarisé, était employé jadis comme anti-syphilitique à la dose de 1 à 2 grains. Il faisait la base de la liqueur fondante de Diener, et de l'eau végéto-mercurielle de Pressavin.

Telles sont les préparations mercurielles que les médecins ont combinées de toutes les façons et associées de mille manières, de sorte qu'il serait tout-à-fait impossible de donner une idée des caprices auxquels a été soumis le Mercure, et des formes sous lesquelles les médecins et les charlatans l'ont présenté aux malades.

Adjuvans et correctifs. Le Mercure a souvent sur le tube digestif une action irritante qui n'est pas sans inconvéniens. Ces inconvéniens sont de deux sortes. Il peut en résulter d'abord une inflammation chronique de la membrane muqueuse; et dans le cas où la préparation mercurielle produit la diarrhée, elle purge, n'est plus absorbée, et par conséquent n'a plus les propriétés altérantes que l'on voulait utiliser. L'expérience a prouvé que, en général, il était convenable d'unir l'opium au Mercure, afin, d'une part, de neutraliser son action irritante, et d'autre part d'empêcher la diarrhée.

Quant aux adjuvans que l'on est dans l'usage d'ajouter au Mercure, ce sont ordinairement des sudorifiques, et nous avons dit plus haut ce que nous en pensions. Non que nous attachions de l'importance à de faibles doses d'extrait de gayac et de salsepareille que l'on emploie pour former une masse pilulaire; mais quand nous parlons de sudorifiques, nous entendons des décoctions très-chargées et qui alors seulement ont des propriétés thérapeutiques puissantes.

IODE.

L'Iode (*iodium*), corps combustible, non métallique, simple, découvert en 1813 par M. Courtois, étudié d'abord avec grand soin par M. Gay-Lussac, introduit dans la thérapeutique par M. Coindet, de Genève.

Découvert par M. Courtois dans les eaux-mères de soude de Varècs, on l'a trouvé depuis dans d'autres fucus et dans diverses plantes marines. En 1819, M. Fife, d'Édimbourg, et plus tard Hornemann, de Halle, le découvrirent dans l'éponge, ce qui mit M. Coindet sur la voie des propriétés thérapeutiques de l'Iode, se fondant sur ce fait que l'éponge brûlée était depuis long-temps employée avec avantage dans le traitement du goître. On l'a rencontré aussi dans un assez grand nombre d'eaux minérales. Il en a été trouvé dans celles de Hall en Tyrol; dans celles de Salliez dans les Basses-Pyrénées; dans celles de Voghera et de Sales en Piémont; dans celles de Castel-Moro d'Alti, de Sarritoga (états de New-Yorck); et dans les eaux minérales purgatives de Cheltenham et de Glowcester (en Angleterre). (Guibourt. *Dict. de méd. prat.*, t. x, p. 503.)

Nous allons d'abord étudier l'action physiologique de l'Iode; puis, après avoir rapidement indiqué les phénomènes toxiques qu'il produit lorsqu'on l'administre à hautes doses, nous insisterons plus particulièrement sur ses propriétés thérapeutiques.

Action physiologique. L'Iode et ses préparations diverses exercent une action topique irritante incontestable, et cette irritation peut aller jusqu'à l'escarrification. Aussi ne devons-nous pas être étonnés qu'ingéré dans l'estomac, ou introduit dans le rectum, dans le vagin, dans le canal de l'urètre, ou mis en contact avec la membrane muqueuse de l'œil, il provoque une inflammation locale proportionnée à la dose et à la nature du composé iodique. Ici commencent les effets toxiques dont nous nous occuperons plus bas.

Mais quand l'Iode est administré à des doses modérées, aux doses où généralement on l'emploie en thérapeutique, il a des effets locaux et généraux d'autant plus intéressans à étudier, que la plupart de ses propriétés thérapeutiques dérivent, ce qui n'est pas ordinaire, de ses propriétés physiologiques appréciables.

Effets locaux. Les effets locaux sont tous excitans et même irritans, et, sous ce rapport, l'Iode et ses préparations sont d'importans agens de la médication homœopathique ou substitutive. (Voir t. I, p. 677 et suiv.)

Effets généraux. Absorbé ou par les voies respiratoires, ou par la peau, ou mieux par la membrane muqueuse du tube digestif, l'Iode cause des symptômes d'excitation générale fort sensibles, et, à ce titre, ce médicament pourrait être rangé parmi les excitans. La circulation devient plus active, la peau plus chaude. En même temps que la peau devient plus chaude, elle peut être le siége d'éruptions diverses de la nature des exanthèmes aigus, tels que l'érythème, l'urticaire. Quand l'action de l'Iode est continuée, ces éruptions prennent le caractère du prurigo ou de l'eczéma. Les affections exanthématiques de la peau coïncident avec des effets cérébraux qui n'ont aucune gravité, mais qui inquiètent quelquefois et le malade quand il est méticuleux, et le médecin quand il ne connaît pas bien la portée des remèdes qu'il emploie. Ce sont d'abord une céphalalgie ordinairement frontale avec élancemens assez douloureux dans les yeux et dans les oreilles, quelquefois des tintouins et des éblouissemens passagers. Ces symptômes cérébraux, que nous n'avons jamais vus aller jusqu'au délire ou à la convulsion, peuvent simuler pourtant une sorte d'ivresse que M. Lugot a appelée *ivresse iodique*. Cependant la sécrétion urinaire est ordinairement augmentée, pourvu toutefois qu'il n'y ait pas de sueurs trop abondantes, auquel cas l'urine coule en moindre quantité même que dans l'état ordinaire.

L'absorption de l'Iode est incroyablement rapide. « Très peu de temps après l'administration de l'hydriodate de potasse, dit Wallace (*Journal des Connaissances Médico-Chirurgicales*, t. IV, p. 158), vous pouvez constater sa présence dans l'urine. Sur un chien empoisonné par l'Iode, M. O'Shauguessy l'a découvert dans l'urine quatre minutes après l'ingestion. Il n'est pas moins remarquable avec quelle vitesse l'urine cesse d'en manifester les traces aussitôt qu'on en interrompt l'usage. En général, quelque grande quantité d'hydriodate de potasse que le malade ait prise, quel que soit le degré de saturation de son urine, quelques jours d'interruption dans l'emploi de ce remède suffisent pour qu'il n'en reste qu'une trace légère, mais cette trace continuera d'être perceptible pendant plusieurs jours. Ces faits prouvent que l'hydriodate de potasse quitte l'économie aussi rapidement qu'il y entre. La sécrétion rénale n'est pas non plus le seul émonctoire qui donne issue à l'Iode dans l'économie. Administrant cette substance à une nourrice, on la retrouve dans son lait et même dans l'urine de l'enfant qu'elle allaite. Vous le découvrez toujours dans la salive, et j'en ai constaté la présence dans les larmes de plusieurs malades affectés d'iritis avec larmoiement. »

Ces expériences avaient été faites déjà par le docteur Wœhler en 1826. (*Zeitschrift für Physiologie von Tiedemann.*) « Je fis, dit cet auteur, prendre, sur du pain, quatre grains d'Iode dissous dans de l'alcool à une chienne qui allaitait ses petits. Cinq heures après un des petits était mort. On put découvrir l'Iode, non seulement dans le lait caillé contenu dans l'estomac du petit, mais encore très-distinctement dans son urine. Cette expérience démontre par conséquent à la fois le passage de l'Iode dans l'urine et dans le lait. »

Quelque temps avant ces expériences, M. Wœhler avait vu Tiédemann et Gmelin constater la présence de l'Iode dans l'urine d'un cheval auquel on avait fait prendre une solution d'hydriodate de potasse contenant une once d'Iode. (*Journal des Progrès*, t. I, p. 43.)

Tout récemment encore (*Journal des Connaissances Médico-Chirurgicales*, tom. IV, pag. 200), M. Eugène Péligot a répété sur des ânesses quelques-unes de ces expériences, et constaté que leur lait contenait manifestement de l'Iode quand on leur avait fait prendre des quantités suffisantes de ce médicament.

On est alors fort étonné d'entendre M. Martin Solon (*Dict. de méd. prat.*, art. Iode) douter de ce passage de l'Iode dans les sécrétions, et cela d'après une expérience qui, faite comme il le dit, ne devait pas réussir.

Le procédé de Wœhler pour découvrir l'Iode dans l'urine est le suivant. L'Iode, dit-il, n'existe dans les urines que comme acide hydriodique, attendu que l'amidon ne prenait la couleur bleue, dans ces urines, que quand on leur enlevait leur hydrogène; le chlore ne convient pas à cet effet, parce qu'un léger excès de ce corps s'empare de l'Iode devenu libre, et le transforme en acide iodique, lequel ne réagit pas non plus sur l'amidon. Le meilleur moyen pour découvrir l'Iode consiste à mettre dans les urines un peu de chlorate de potasse et un petit morceau d'amidon, et à faire tomber avec précaution, sur l'un et l'autre, au fond du vase, une goutte d'acide sulfurique ou hydrochlorique : par ce procédé, l'amidon devient violet, souvent au bout de quelques minutes.

Le procédé de Wallace est le suivant. Il met un peu d'urine dans un tube, puis il ajoute quelques gouttes d'acide sulfurique étendu d'eau. Il jette ensuite une petite quantité de dissolution d'amidon, et ensuite une ou deux gouttes d'une faible dissolution de chlorure de chaux. Au moment où l'on ajoute le chlorure de chaux, la liqueur prend une couleur bleue plus ou moins foncée; mais si l'on ajoute du chlorure de chaux en excès, la couleur bleue disparaît et l'urine redevient limpide. (*loc. cit.*)

C'en est assez sur cette discussion chimique qui s'éloigne un peu de notre sujet ; revenons aux effets que détermine l'usage long-temps continué de l'Iode.

Après quelques jours de l'administration de l'Iode et de l'hydriodate de potasse, l'appétit augmente d'une manière notable, et les fonctions digestives s'exécutent avec une perfection inaccoutumée. Ces effets, parfois très-notables, contrastent d'une manière très-frappante avec ceux de quelques autres médicamens altérans, du mercure et de l'arsenic, par exemple, dont l'influence se manifeste par des effets ordinairement opposés à ceux que nous venons de mentionner. La constipation accompagne cette exagération de l'appétit. La diarrhée et l'anorexie peuvent s'observer chez des personnes dont le tube digestif était en mauvais état avant l'administration du remède, mais ces accidens sont fort rares. La salivation a encore été observée; M. Wallace, à qui nous empruntons la plupart de ces détails, a vu deux fois survenir une salivation assez forte pour être obligé de suspendre l'emploi du médicament.

Dans quelques circonstances aussi, il survient un mal de gorge continu que certains malades supportent avec peine et qui est le prélude de troubles divers du côté du tube digestif : cette douleur de gorge est, jusqu'à un certain point, le thermomètre de la saturation iodique.

L'insomnie est encore un des symptômes ordinaires de l'administration continue de l'Iode ; nous avons souvent eu occasion de le constater. Wallace signale encore un écoulement considérable par les narines et un malaise qui s'étend le long du nez jusqu'au front.

Chez les femmes, l'Iode cause encore des phénomènes spéciaux du côté de la menstruation; à peu près constamment une exagération du flux menstruel, et, chez quelques-unes, de véritables hémorrhagies (*Journ. comp. du Dict. des Sciences méd.* t. XXXV, p. 359). Ces effets, nous les avons nous-mêmes constatés un grand nombre de fois, et nous verrons plus tard à quelles conséquences thérapeutiques ils ont conduit Bréra et quelques autres praticiens.

Il faut maintenant aborder les graves reproches que l'on a faits à l'Iode. Il s'en faut de beaucoup que dans les reproches et dans les éloges on soit resté dans les limites de la vérité. Les uns ont prétendu que cet héroïque médicament ne pouvait jamais produire d'accidens ; d'autres ont pensé, au contraire, qu'il en déterminait de fort graves. Si l'on en croit Jahn (*Journ. compl. du Dict. des Sciences méd.* t. XXXV, pag. 359), l'usage long-temps continué de hautes doses d'Iode produit d'abord un amaigrissement considérable ; la peau devient visqueuse, sale ; les urines présentent une pellicule irisée ; les selles sont plus fréquentes, plus jaunes ; le sperme s'écoule plus abondamment ainsi que les règles ; le sang devient plus liquide, les digestions s'altèrent, l'irritabilité des nerfs augmente. Si l'on persiste, il survient de la fièvre, les glandes se fondent, la phthisie nerveuse survient.

Wallace (*loc. cit.*), grand partisan de l'Iode a vu, pendant l'emploi de l'hydriodate de potasse à haute dose, survenir chez trois malades des symptômes de pleurésie aiguë qu'il attribue lui-même au médicament. Il cite aussi l'exemple d'un malade qui, après l'usage inconsidéré de l'Iode, fut pris de tremblemens et de mouvemens oscillatoires dans les yeux, symptômes déja notés par le docteur John de Meiningen cité par Wallace.

Mais comme le fait très bien observer ce dernier (*loc. cit.*) et Zink (*Journ. compl. du Dict. des Sciences méd.*, avril et mai 1824), cette fonte de la glande mammaire, des testicules, du tissu cellulaire, des différens parenchymes, ces accidens nerveux divers sont extrêmement rares, et c'est à peine si un médecin dans le cours d'une longue pratique a l'occasion d'observer un ou deux faits de ce genre. D'ailleurs les témoignages de Baup (*Bibliot. univers. de Genève*, t. XVIII), ceux de Carro (*ibid.*), ceux de Richond (*Arch. gén. de Méd.*, t. IV, p. 324), vengent suffisamment l'Iode des imputations exagérées dont il avait été l'objet.

Il en est de l'Iode comme du mercure. Si ce dernier médicament est administré imprudemment, il peut causer des accidens qui ne sont pas sans gravité; et ce n'est pas une raison pour rayer du catalogue de la matière médicale l'un des agens les plus puissans et les plus utiles. D'une part, on ne peut le nier, il est des constitutions qui ne peuvent tolérer de faibles doses d'Iode; mais ces cas sont rares: d'autre part, les personnes les plus robustes peuvent, quand le médicament est administré par une main imprudente, éprouver des accidens fort sérieux. Tout doit donc être imputé au médecin et non à l'agent de médication.

Action toxique. Dès que la dose de l'Iode a dépassé certaines bornes, il se produit, du côté des organes digestifs, des désordres semblables à ceux que causent les poisons irritans. Inflammation, ulcération, quelquefois nécrose de la membrane muqueuse du tube digestif. Cet empoisonnement a pourtant des symptômes mixtes; ceux qui résultent de l'action irritante de la substance sur l'estomac et sur les intestins, et ceux qui dérivent de l'absorption du poison; ces derniers sont, le délire, une excitation analogue à l'ivresse, de l'oppression. Injecté dans les veines, il produit une mort presque aussi prompte que l'acide hydrocyanique, sans doute par les modifications qu'il exerce sur le cerveau et sur la moelle épinière.

Emploi thérapeutique de l'Iode et de ses préparations. C'est à Coindet de Genève que l'on doit d'avoir introduit l'Iode dans la thérapeutique. Courtois qui avait découvert l'Iode et ceux qui, après lui, avaient fait des travaux chimiques sur cette substance, ayant trouvé de l'Iode dans l'éponge brûlée, remède empirique si évidemment utile dans le goître, imagina que l'Iode pourrait bien être la partie utile de cette substance et il administra à l'intérieur puis à l'extérieur la teinture de l'Iode aux goîtreux; le succès dépassa son attente, et, en peu de mois, il put avoir recueilli assez de faits pour rendre public le résultat de ses expériences. Dès lors l'Iode prit droit de cité dans la thérapeutique, et tandis que Bréra, à Padoue, répétait en grand les expériences de Coindet, Biett, à Paris, essayait dans les maladies chroniques vénériennes l'association du mercure et de l'Iode, et les iodures de mercure prenaient en médecine un rang important. Depuis lors un si grand nombre de faits sont venus augmenter ceux qui avaient été observés par les auteurs cités plus haut, que l'histoire de l'Iode est aujourd'hui presque aussi avancée que celle de la plupart des médicamens les mieux connus.

Nous allons d'abord passer en revue les applications thérapeutiques qui dérivent de l'action résolutive du médicament : ultérieurement nous traiterons des autres indications thérapeutiques que l'Iode remplit.

Goître. Ce fut d'abord contre le goître, ainsi que nous l'avons dit plus haut, que Coindet fit l'usage de l'Iode : dès les premiers temps de sa pratique, il guérit, dit Coster (*Arch. génér. de Méd.* tom. 2, pag. 431), près des deux tiers des malades sur une centaine dont M. Coster recueillit l'observation. Bréra, de son côté (*Saggio Clinico sull' l'Iodio, Pad.* 1822), publia des résultats qui, pour n'être pas aussi brillans que ceux dont parle Coster, n'en confirmaient pas moins ceux de Coindet. Janson, de Lyon (*Arch. génér. de Méd.* tom. 6, pag. 77), Angelot (*Ibid.* tom. 12, pag. 135), et tant d'autres dont on peut connaître les noms et les travaux dans l'excellente compilation de M. Bayle (*Bibliothèque thérap.* tom. 1), déposèrent tous dans le même sens que Coindet, Coster et Bréra. Cependant, il s'en faut de beaucoup que, à Londres, à Paris et dans quelques grandes villes d'Allemagne, on ait eu à se louer de l'Iode dans le traitement du goître autant que nos confrères de Suisse et d'Italie. Cela tient à quelques circonstances qu'il est fort essentiel d'indiquer ici. Il y a, entre le goître des Alpes et celui qui se développe à Paris, par exemple, une différence prodigieuse ; différence démontrée par la nature même des lésions anatomiques que l'autopsie permet de constater. Léveillé, Eymery, Fodéré, Itard, ont en effet constaté que le goître contracté dans les pays de montagnes, se guérit par le seul fait du retour des malades dans les contrées où le goître n'est pas endémique (*Arch. gén. de Méd.* tom. 12, pag. 135);

et Itard a vu, à Lausanne, un pensionnat consacré à de jeunes Anglais, où tous les élèves étaient atteints du goître, et auxquels on ne donnait aucun remède, parce qu'on savait que le retour dans leur pays suffirait pour les guérir. Ce goître ne tient qu'à une hypertrophie de la glande thyroïde, et à ce titre il se guérit avec facilité. Il n'y a donc rien d'extraordinaire dans les résultats de Coindet, de Coster, de Bréra, de Janson, d'Angelot, qui observaient dans des pays où le bronchocèle est endémique ; mais les bronchocèles que l'on observe à Paris et dans d'autres contrées, ne sont plus, en général, de simples développemens du corps thyroïde, mais des dégénérescences squirrheuses, encéphaloïdes, tuberculeuses, osseuses, tophacées, cartilagineuses, kysteuses de cet organe; et doit-on être surpris alors que l'Iode ne réussisse plus aussi bien, et même qu'il semble quelquefois donner lieu à des accidens locaux, en hâtant la fonte purulente de ces productions morbides diverses. Bien souvent, en thérapeutique, on s'accuse réciproquement de mauvaise foi, alors que, tout simplement, on n'a pas appliqué le remède aux mêmes maladies.

Quelques remèdes empiriques conseillés contre le goître, l'éponge brûlée, les cendres du fucus vesiculosus vantées par Russel, sous le nom d'æthiops végétal, et enfin, la poudre de Sensy, dont MM. Guibuort et Gendrin ont fait l'analyse (*Journal gén. de Méd.* tom. CV, pag. 116), ne doivent leurs propriétés thérapeutiques qu'à l'Iode qu'ils contiennent en proportions plus ou moins grandes.

Scrophules. L'utilité de l'Iode dans le goître, que l'opinion générale des pathologistes range, à tort suivant nous, parmi les affections strumeuses, engagea Coindet et Bréra à essayer le même moyen dans les autres formes de la scrophule, les tumeurs et les ulcérations des ganglions lymphatiques du cou, l'atrophie mésentérique, les tumeurs blanches, etc. etc. (*Bibliot. univ. de Génève*, tom. 14 et 16 ; et *Arch. gén. de Méd.* tom. 2, pag. 430). Plus tard, Sablairolles (*Nouv. Bibliot. Méd.* tom. 2, pag. 385, 1823); Benaben (*Revue Méd.* 1824, tom. IV,

p. 83); Gairdner (*Revue méd.*, tom. I, p. 490); Manson (*Recherches sur les effets de l'Iode, etc.* London, 1825), et tant d'autres dont on trouvera les travaux analysés dans la *Bibliothèque thérapeutique* de Bayle, préconisèrent également l'Iode dans le traitement des scrophules. Mais Lugol, médecin de l'hôpital St-Louis, est certainement celui qui a le plus contribué à populariser l'usage de l'Iode dans les maladies scrophuleuses. Il a publié en 1828 un premier mémoire sur la matière, dans lequel il fait connaître les heureux effets des bains iodés qu'il employait de préférence. Sur 109 scrophuleux traités dans l'espace de six mois par l'Iode seulement, et dans les circonstances peu favorables où se trouvent ordinairement les malades des hôpitaux, 36 ont été parfaitement guéris, et 30 avaient subi une amélioration marquée. Les résultats proclamés par Lugol ont été, avec raison, taxés d'exagération; et quoique l'on ne puisse nier l'heureuse influence de l'Iode dans la scrophule, cependant il faut convenir que, chez les sujets cachectiques et lorsque les os sont fortement attaqués, l'Iode est, en général, aussi impuissant que les autres moyens thérapeutiques. Aussi ne révoquons-nous pas en doute l'heureuse influence de l'Iode sur le carreau à son début, influence démontrée par Bréra (*Saggio Clinico*), par Benaben (*loc. cit*), etc. etc.

Quand les glandes lymphatiques ne sont pas converties en matière tuberculeuse, il est vrai que, dès que la période inflammatoire est passée, l'usage interne et externe de l'Iode amène ordinairement une résolution plus rapide que les autres moyens thérapeutiques; il en est de même pour les tumeurs articulaires lorsqu'elles ne s'accompagnent pas encore de dégénérescences tuberculeuses qui en signalent la terminaison, et que surtout les poumons ne sont pas remplis de tubercules.

Nous ne pouvons pourtant passer sous silence les faits curieux de guérison de carie des vertèbres rapportés par Patterson, de Dublin. (*Jour. des connais. méd.-chir.* tom 1, p. 123.) Ce praticien a rapporté trois observations dont voici l'analyse. 1er *fait.* Il s'agit d'un jeune homme de 14 ans qui avait une vertèbre déjà complètement affaissée. On lui donna cinq gouttes de teinture d'Iode trois fois par jour, et tous les accidens se guérirent en deux mois. 2e *fait*. Une femme de 26 ans avait une gibbosité lombaire et un abcès par congestion dans l'aine, de la fièvre hectique, etc, etc. Elle prit dix gouttes de teinture d'Iode trois fois par jour et fut guérie après trois mois de traitement. 3e *fait*. Une jeune demoiselle avait, depuis plusieurs années, une saillie de vertèbres avec engourdissement des jambes. L'usage de la teinture d'Iode la guérit en peu de mois.

Nous n'avons nous-mêmes donné la teinture d'Iode qu'une fois dans les circonstances indiquées par Patterson, c'était à un homme de 45 ans qui avait une carie des vertèbres avec abcès par congestion. L'application des cautères sur les lombes et l'usage de la teinture d'Iode pendant six mois (trente gouttes par jour) permirent au mal de rester stationnaire pendant deux ans. Plus tard le malade mourut. Ici, il est tout-à-fait impossible de dire si l'amendement était dû aux cautères ou à l'Iode.

Tumeurs diverses. Ce que nous disions tout à l'heure des tumeurs scrophuleuses s'applique également aux tumeurs squirreuses. On peut sans doute espérer la résolution de ces tumeurs quand elles ne sont pas encore dégénérées et qu'il n'existe pas de diathèse; mais, dès que le cancer est bien nettement déterminé, on ne peut malheureusement pas compter sur la guérison. Il faut certes attacher peu de confiance aux faits de guérison de cancer rapportés par les divers auteurs que cite Bayle dans sa bibliothèque thérapeutique. Les expériences de Gendrin (*Jour. gén. de Méd.* 107, p. 248) rendent raison des prétendus succès obtenus par les auteurs auxquels nous faisions allusion tout à l'heure. Gendrin a constaté en effet que l'état des tumeurs cancéreuses semblait s'amender sous l'influence de l'Iode, ce que l'on obtient également par la compression, par les excitans appliqués souvent à la peau, par les résolutifs divers. C'est que, dans une tumeur cancéreuse, il y a deux élémens bien distincts : le cancer que jusqu'ici aucune médication connue n'a pu modifier, et l'inflammation chronique du tissu cellulaire environnant qui ne diffère pas sensiblement des phlegmasies cellulaires ordinaires, et qui peut, à ce titre, se guérir sous l'influence des moyens résolutifs.

Kystes de l'ovaire. Thompson (*Elements of materia medica and therapeutics*), dans le but d'augmenter l'absorption dans la cavité des kystes de l'ovaire et de produire ainsi le ratatinement de l'enveloppe fibreuse du kyste, et par suite la guérison de la tumeur ou tout au moins un état stationnaire, administre l'Iode à hautes doses aux femmes atteintes de cette affection. Sur cinq malades traitées de cette manière, trois furent guéries. Dans ces cas, la teinture d'Iode qui fut employée fut administrée à la dose de soixante gouttes, trois fois par jour. Si de semblables faits se multipliaient, Thompson aurait rendu un immense service à la thérapeutique en enseignant aux praticiens un remède utile dans une maladie qui n'est pas des plus graves, mais qui est des plus difficiles à guérir.

Hydrocèle. L'action résolutive de l'Iode a été récemment expérimentée par Ricord dans le traitement de l'hydrocèle. Il emploie la teinture d'Iode étendue d'eau distillée et appliquée sur la tumeur à l'aide de compresses qui en sont imbibées et dont on enveloppe le scrotum. Les différens degrés auxquels il emploie cette teinture sont les suivans : pour trois onces d'eau distillée, il met un, deux, trois ou six gros de teinture d'Iode. Chez les malades dont la peau est très délicate et l'épiderme mince, la plus faible proportion suffit. Lorsqu'il y a moins de sensibilité et plus de dureté dans les tissus, on augmente la quantité de teinture. Il faut, pour que le médicament agisse, que les malades éprouvent une sensation de chaleur assez vive, mais supportable, et que, sans brûlure ni vésication, la peau du scrotum brunisse, l'épiderme se parcheminant et formant des écailles qui se détachent en laissant au-dessous une sorte de transpiration grasse. Tant qu'on n'obtient pas ces résultats, il faut augmenter la dose de la teinture d'Iode, la quantité d'eau distillée restant la même ; mais quand on en est arrivé à produire ces effets, on s'en tient au même degré de concentration de la teinture, en renouvelant deux fois par jour les compresses qui en sont imbibées. S'il survient de la douleur on suspend pendant quelques jours et on reprend ensuite jusqu'à disparition complète de l'hydrocèle. Le traitement demande un mois en général. (*Journ. des connais. méd.-chir.* tom 1. p. 140.) C'est probablement pour atteindre le même but que Martin Solon conseille l'application de la teinture d'Iode sur l'abdomen pour résoudre les épanchemens de la cavité péritonéale (*Dict. de Méd. prat.* tom 10, p. 519); et sans doute quelques médecins tenteront le même moyen dans les épanchemens de la plèvre, du péricarde et des articulations.

Syphilis. L'action résolutive puissante de l'Iode, son influence sur la nutrition, avaient fait penser qu'il pourrait être administré avec avantage dans le traitement de la syphilis constitutionnelle. Déjà, depuis plusieurs années, l'iodure de Mercure était employé comme anti-syphilitique, et l'expérience avait démontré qu'il était surtout utile dans les maladies vénériennes chroniques. Les heureux succès obtenus par ce moyen nouveau étaient-ils imputables au mercure seul ou bien à l'Iode, ou bien à la combinaison de ces deux agens. Vallace, de Dublin, vient de trancher la question et de démontrer que l'Iode est aussi utile que le mercure dans le traitement de la syphilis constitutionnelle. (*Journ. des connais. méd.-chir.* tom 4, p. 157.) Sur 142 malades traités, il y en avait 6 affectés d'iritis, 6 d'engorgement du testicule, 10 de maladies diverses des os et des articulations, 97 de syphilides cutanées, 20 de lésions de la membrane muqueuse de la bouche, du nez, de la gorge; enfin l'Iode fut également administré chez 3 femmes enceintes dans le but de soustraire le fœtus à l'infection syphilitique. La préparation qu'il emploie est la *mixtura hydriodatis potassæ*, qui contient deux gros d'iodure de potassium pour huit onces d'eau distillée. Les adultes prennent de cette mixture une cuillerée à bouche quatre fois par jour; soit deux onces, c'est-à-dire un demi-gros d'iodure de potassium.

Nous avons nous-mêmes obtenu d'heureux résultats de l'emploi de la teinture d'Iode dans le traitement de diverses maladies osseuses syphilitiques, et évidemment il ne faut pas craindre de recourir à l'Iode lorsque le mercure a été inefficace ou qu'il est trop difficilement supporté.

Déjà, avant Wallace, et avant que l'Iode n'eût été employé contre la syphilis, Girtanner donnait l'éponge brûlée pour les ulcères vénériens de la gorge. Dès 1821, Martini de Lubeck conçut l'idée de substituer l'Iode à l'éponge brûlée dans le traitement des chancres syphilitiques du pharynx, à l'exemple de Coindet, qui avait fait si heureusement cette même substitution pour le goître. Depuis lors, il a eu de nombreuses occasions de donner l'Iode et l'Iode seul dans cette grave manifestation de la syphilis, et il a eu lieu de s'en applaudir. (*Journ. des connais. méd.-chir.* tom 1er, p. 90.) Le docteur Henri Gouraud nous a dit avoir usé avec succès du même moyen dans les angines chroniques qui n'avaient rien de vénérien. Nous-mêmes, plusieurs fois nous avons, dans les mêmes circonstances, obtenu des succès que nous n'avions pu avoir par d'autres moyens.

En 1824, Richond publia dans les *Archives générales de Médecine* (tom 4, p. 321) un mémoire très curieux sur l'emploi de la teinture d'Iode dans le traitement de la blennorrhagie et des bubons vénériens. Pour la blennorrhagie, il donne ce médicament aux doses de vingt, trente, quarante, et même cinquante gouttes matin et soir, dans des potions gommeuses que le malade prend en une fois. Il gradue les doses de la manière suivante : premier jour, quinze gouttes le matin ; second jour, vingt-cinq gouttes; troisième jour, trente. Il commence ensuite à en donner quinze gouttes le soir, et il augmente de la sorte jusqu'à trente gouttes soir et matin. Il reste à cette dose pendant trois ou quatre jours, et s'il ne survient pas de signes d'irritation gastrique, il en prescrit quarante et même cinquante gouttes matin et soir. Préalablement Richond calme les accidens inflammatoires du canal de l'urètre par des applications locales de sangsues. D'après les faits publiés par Richond, la durée moyenne du traitement semblerait être de trente jours à peu près. Quand l'Iode est inefficace, il donne alors le copahu qui, suivant lui, agit alors beaucoup plus utilement.

Le traitement des bubons par l'Iode conseillé par Richond est purement local. Après avoir calmé l'inflammation développée dans le ganglion lymphatique, il fait faire, sur la tumeur même, cinq ou six frictions chaque jour pendant quelques minutes, à la dose d'un gros et même de deux gros de teinture ou pure ou incorporée à l'axonge, ou suspendue dans un véhicule huileux. Quand les frictions sont faites avec exactitude, la diminution de l'engorgement, dit Richond, est ordinairement appréciable au bout de quatre à cinq jours, et la guérison opérée au bout de huit à dix. (*Loc. cit.*)

Les résultats obtenus par Richond sont brillans, et il serait à souhaiter que tous ceux qui ont expérimenté après lui eussent été aussi heureux.

Aménorrhée. L'augmentation qu'éprouvait le flux menstruel sous l'influence de l'Iode, lorsqu'on administrait ce médicament pour une affection quelconque, engagea Bréra à tenter ce moyen dans l'aménorrhée. Les faits qu'il rapporte dans le *Saggio clinico* (*Arch. gén. de Méd.*, t. II, p. 439 et suivantes), ne sont pas très concluans, non plus que ceux de Coindet et de Sablairolles. Nous-mêmes nous avons expérimenté cet agent thérapeutique dans l'aménorrhée, et nous avons obtenu quelques résultats assez analogues à ceux de Bréra (*Journ. des Conn. méd.-chir.*, t. I, p. 74). Toutefois, en poursuivant nos expériences pendant plusieurs années, nous en sommes arrivés à formuler les indications de l'Iode dans l'aménorrhée, de la manière suivante.

Chez les filles chlorotiques, l'Iode n'a mené à aucun résultat, tant que les martiaux n'ont pas été préalablement administrés ; mais lorsque le sang est reconstitué, l'administration de l'Iode augmente évidemment le flux menstruel, et le fait apparaître plus tôt que si l'on eût laissé agir la nature. Quand les femmes sont fortement colorées, que les règles sont peu abondantes et en même temps douloureuses, l'Iode, il est vrai, augmente l'écoulement du sang, mais il augmente en même temps l'intensité des douleurs et cause quelquefois des métrites. Il est, au contraire, parfaitement utile chez les femmes bien colorées dont les règles sont peu abondantes, et qui, pendant la menstruation, n'éprouvent pas de douleurs utérines. Dans l'aménorrhée proprement dite, et dans la dysménorrhée, il est convenable de continuer pendant long-temps l'usage de l'Iode. Il faut pendant deux ou trois mois, donner tous les jours 25 ou 30 gouttes de teinture ou une cuillerée à bouche au moins de la mixture d'hydriodate de potasse de Wallace dont nous avons parlé plus haut (pag. 135).

Leucorrhée. Il est assez singulier qu'un médicament qui provoque si évidemment le flux menstruel ait été conseillé par Bréra, Gimelle, Sablairolles, dans le traitement de la leucorrhée. Mais on ne peut mieux expliquer ici l'utilité de l'Iode que dans la blennorrhagie. M. Pierquin a employé avec succès l'iodure de fer dans cette même affection (Mérat et de Lens, t. III, p. 635).

Salivation mercurielle. Le docteur Knod communiqua, il y a quelques années, au journal d'Hufeland, la découverte qu'il avait faite de la propriété que possède l'Iode d'arrêter la salivation. Kluge a employé cette méthode avec le plus grand succès sur dix-sept malades à l'hôpital de la Charité de Berlin. La douleur et le gonflement des glandes et la salivation ont cessé au bout de quatre à six jours d'administration de l'Iode, et même des ulcères syphilitiques n'ont pas tardé à guérir. La dose administrée a été de deux grains par jour, et a été peu à peu portée à quatre grains. La formule employée est la suivante :

Prenez : Iode, cinq grains.
Faites dissoudre dans : Esprit de vin, deux gros ;
Ajoutez : Eau de canelle, deux onces et demie ;
Sirop de sucre, demi once ;

donner à prendre, par jour, d'abord quatre demi-cuillerées, et puis quatre cuillerées entières de cette mixture. (*Hufeland journ. ap.* 1833, et *Journ. des Conn. méd.-chir.* t. I, p. 89.)

Maladies de la peau. Déjà nous avons parlé (p. 677, t. I) de l'action des iodures de mercure dans le traitement des maladies cutanées; ils agissent là sans doute à la fois comme irritans locaux et par des propriétés spéciales altérantes. Dans certaines maladies cutanées, celles qui sont liées à la constitution scrophuleuse, celles aussi qui s'accompagnent d'engorgement de la peau et de gonflemens tuberculeux, les iodures de mercure sont particulièrement indiqués.

Ici il y a une action thérapeutique mixte, et l'on ne sait s'il faut imputer au mercure ou à l'Iode l'heureuse issue de la médication. Mais des pommades faites avec la teinture d'Iode, l'iodure de potassium, ont réussi très bien dans le traitement des dartres (voir la *Bibliothèque thérapeutique* de Bayle), de la gale (Buisson, *Thèses de la Faculté de Paris*, 1825, n° 223), de la teigne (voir Bayle, *loc. cit.*).

Goutte, Rhumatismes. Gendrin se loue beaucoup de l'emploi interne et externe de l'Iode dans le traitement de la goutte; il affirme que, dans la plupart des cas, l'Iode fait disparaître en quelques jours les plus vives attaques de goutte aiguë. Il ne néglige pas non plus ce moyen dans la goutte chronique, soit pour résoudre les nodosités et les tophus, soit, à l'intérieur, pour modifier l'état général. Déjà avant lui, Valentin de Nancy avait conseillé l'éponge calcinée contre la goutte. (*Journ. génér. de méd.*, t. CIV, pag. 59.)

Maladies nerveuses. Que dire maintenant des essais divers de Manson dans le traitement de la chorée et des paralysies diverses? Les faits rapportés par cet auteur ne sont pas tout-à-fait dépourvus d'intérêt; mais en vérité, ils sont bien peu concluans. Il en est de même des prétendues guérisons de phthisie pulmonaire rapportées par Berton (*Arch. génér. de méd.*, t. XIX, p. 136). Ce n'est pas que l'usage interne de l'Iode ne soit évidemment utile dans les blennorrhagies de la membrane muqueuse des bronches, comme il l'est dans le catarrhe de l'urètre, du vagin et de l'utérus; ce n'est pas que les aspirations de vapeur d'eau chargée d'Iode ne puissent être d'un grand secours dans le traitement des laryngites et de certaines bronchites chroniques, comme nous l'avons pu constater nous-mêmes; mais il y a loin de là à la guérison des tubercules pulmonaires. Quelques médecins, aussi injustement ennemis de l'Iode que d'autres étaient admirateurs exagérés de ce médicament, ont prétendu, avec tout aussi peu de raison, que l'usage long-temps continué de l'Iode, non seulement ne guérissait pas la phthisie pulmonaire, mais encore qu'il pouvait la faire naître.

Enfin nous terminerons par le fait curieux annoncé par Donné, en 1829, savoir que la teinture d'Iode est le meilleur moyen à employer contre l'empoisonnement par la morphine, la strychnine et les autres alcalis végétaux. Il se forme, dans cette circonstance, des composés qui n'ont pas d'action nuisible.

Préparations, mode d'administration et doses.

Iode métallique. Rarement employé en médecine, se donne en pilules, mêlé à l'opium à la dose de 1/8 grain, 1/2 grain, un grain par jour.

En vapeur. Dans l'eau dont on élève la température. On respire cette vapeur.

En bain. Dissous dans l'eau. Les bains iodés de Lugol sont pour les adultes ainsi composés: Iode, 1 à 4 gros; iodure de potassium, 2 à 8 gros.

En boisson. Dissous dans l'eau. A la dose d'un grain par litre d'eau.

La teinture alcoolique d'Iode, employée par Coindet, se prépare avec 48 grains d'iode pour une once d'alcool. Vingt gouttes de cette teinture contiennent un grain d'Iode. C'est la plus commode de toutes les préparations iodiques; elle sert également pour les fumigations, pour les bains, pour les boissons. Elle se donne à la dose de 4 à 40 gouttes, trois fois par jour.

Sirop iodique. Il se prépare en mêlant à froid 20 gouttes de teinture alcoolique d'Iode dans une once de sirop de sucre. On en donne par jour depuis une demi-once jusqu'à 4 onces.

Iodure de soufre. Il a été employé pour la première fois par M. Biett, dans les maladies tuberculeuses de la peau. On mêle ordinairement de 1 à 4 grains d'iodure de soufre par gros d'axonge.

Iodure de potassium (hydriodate de potasse). C'est la préparation d'Iode dont on se sert le plus fréquemment. Wallace, ainsi que nous l'avons dit plus haut, l'emploie à l'intérieur plus volontiers encore que la teinture. Il le porte chaque jour jusqu'à la dose d'un demi-gros, sans aucun inconvénient. Coindet, trop prudent, ne le prescrivait qu'à la dose d'un quart de grain. Incorporé à l'axonge dans la proportion de 10 à 20 grains par once, il forme une des pommades résolutives les plus ordinairement employées.

L'hydriodate iodure de potasse entre dans la composition de la liqueur de Coindet. Il sert à préparer les eaux minérales artificielles iodurées que Lugol a employées en bains ou en boissons. Voici comment il prépare les solutions, diversement chargées, qu'il fait prendre à l'intérieur :

	N° I.	N° II.	N° III.
Iode	3[4 de grain	1 grain	1 grain 1[4
Iodure de potassium. .	1 grain 1[2	2 grains	2 grains 1[2
Eau distillée	8 onces	8 onces	8 onces.

Cette eau est d'une belle couleur jaune et d'une transparence parfaite ; les enfans la boivent facilement, surtout quand elle est sucrée.

Iodure de fer. A été conseillé par Bréra dans la chlorose, dans la scrophule on en donne mêlé à du sirop, à un électuaire. La dose est de 2, 4, 8, 1,6 grains par jour.

Iodure d'arsenic. Employé par Biett dans quelques cas de dartres rongeantes tuberculeuses. On l'incorpore à une pommade à la dose de 1 grain par gros.

Iodure de plomb. Conseillé par Cottereau et Verdet de

l'Isle dans le traitement des ulcères atoniques et des ulcères scrophuleux : 4 à 6 grains pour un gros de cérat ou d'axonge.

Iodures de Mercure. (*Voir* tom. 1, pag. 677.)

Iodure d'or. S'emploie aux mêmes doses et dans les mêmes circonstances que les iodures de mercure.

ARSENIC.

Nous voici arrivés à l'histoire thérapeutique d'une de ces substances dont le danger a toujours effrayé les malades et les médecins. Il en est résulté que l'Arsenic a été peu étudié et que d'injustes préventions pèsent encore sur lui. Nous l'avons nous-mêmes trop rarement employé pour pouvoir asseoir notre jugement; mais après avoir consulté les auteurs qui s'en sont occupés, après avoir comparé les résultats proclamés par chacun, et apprécié, autant qu'il était en nous, la justesse des critiques dont l'Arsenic avait été l'objet, nous avons rédigé cet article dans lequel, par exception, le lecteur ne trouvera presque rien de nous. La plupart des matériaux de ce travail ont été puisés dans l'intéressante monographie de Harles (*De Arsenici usu in medicina. Norimbergæ*, 1811), travail rempli d'érudition et qui résume tout ce qui a été publié jusque-là sur l'Arsenic.

L'*Arsenic*, *arsenicum*, métal très abondant dans la nature, surtout à l'état d'oxide, cassant, d'un gris d'acier brillant, mais très altérable à l'air, très volatil, insipide, combustible et inodore; jeté sur des charbons ardens, il répand en brûlant, comme la plupart de ses composés, une fumée blanche dont l'odeur est alliacée, et qui est de l'acide arsenieux.

L'Arsenic natif, qui est en pains lamelleux et facile à pulvériser, est connu sous le nom impropre de mine de cobalt. Pulvérisé et mêlé à l'eau, il constitue ce que l'on appelle la *poudre aux mouches*, parce que ce mélange s'emploie ordinairement pour tuer ces insectes.

Sous le nom d'Arsenic, les anciens désignaient l'orpiment, l'un des sulfures de ce métal. De nos jours, et depuis plus d'un siècle, on est dans l'usage de désigner sous le nom d'Arsenic l'oxide blanc ou l'acide arsenieux.

Action toxique de l'Arsenic. L'Arsenic est le plus énergique des poisons minéraux. Son action vénéneuse s'exerce sur tous les êtres organisés animaux et végétaux. Ses effets sur les animaux des ordres supérieurs doivent être divisés en locaux et en généraux.

Les composés arsenicaux appliqués aux tissus, les irritent violemment et peuvent les escharrifier. Ils ont dès lors toutes les propriétés des poisons irritans locaux les plus énergiques. En outre, ils sont absorbés et dès lors donnent lieu à des symptômes spéciaux. Ils agissent sur le cœur dont ils anéantissent la contractilité et dont ils enflamment souvent le tissu. Et en outre ils portent sur le système nerveux une stupéfaction qui, dans quelques circonstances, peut être poussée au plus haut degré.

Les propriétés vénéneuses de l'Arsenic sont connues depuis bien des siècles, et les poisons fameux dans la préparation desquels excellaient les Italiens étaient presque tous des composés arsenicaux.

USAGES THÉRAPEUTIQUES DE L'ARSENIC.

Historique. Dioscoride est le premier qui traite des préparations arsenicales (περι της ιατρικης, lib. 5, cap. 121, 122). Sous le nom d'αρσενικον (arsenic), il parle évidemment du sulfure jaune d'Arsenic natif (orpiment), mêlé, suivant la remarque de Harles (*De Arsenici usu in medicinâ.* Norimb 1811, p. 50), à une certaine quantité d'acide arsenieux ; et sous celui de Σανδαραχη (sandaracha), il désigne le réalgar (sulfure rouge natif). Voici ce qu'il en dit : *Arsenicum vim habet septicam, stypticam, et escharoticam cum morsione violenta ; simul contringit, et capillos demit. Sandaracha easdem habet vires, ac prius : medetur alopeciæ et leprotico ungui, cum pice juncta, nec non phthiriasi, oleo mixta. Prodest itidem contra narium orisque ulcera, reliquaque exanthemata, cum oleo rosarum administrata* (externe); *æque ac contra condylomata. Datur quoque* (interne) *pulmonum suppuratione laborantibus, cum mulso. Suffitu etiam, addita resina, administratur adversus tussim inveteratam, vapore ipsius per siphonem ore sucto. Cum melle propinata vocem clarefacit, et asthmaticis in potione cum resina porrigitur.*

Le réalgar, comme on le voit par ce passage de Dioscoride, était beaucoup plus usité en médecine que l'orpiment, sans doute parce que ses propriétés vénéneuses étaient un peu moins actives. Les auteurs qui ont suivi Dioscoride, les Arabes, les Arabistes ont également préféré, en général, la sandaraque ou sulfure rouge (réalgar), à l'Arsenic ou sulfure jaune (orpiment).

Après Dioscoride, on trouve dans Pline (*Histor. natural.*, lib. 34, cap. 18) des indices de l'emploi thérapeutique de l'Arsenic. *Sandaracha valet purgare, sistere, ex calefacere, perrodere. Summa ejus dos styptica.* Suit l'énumération d'autres propriétés tout-à-fait semblables à celles qu'indique Dioscoride. Celse (*De re medica*, lib. 5, cap. 5.), Galien (*De simpli. med. facult. passim*), Scribonius Largus (*Compos. medic.*, 124, 227, 237), copient Pline et Dioscoride. Cœlius Aurelianus (*Morb. chron.*, lib. 4, cap. 3), entre autres qualités de l'orpiment, lui reconnaît la propriété de tuer les vers intestinaux et de guérir la maladie cœliaque lorsqu'on l'administre en lavemens. Du reste, tous ces auteurs, et les Galénistes jusqu'aux Arabes, s'accordent à reconnaître à l'orpiment et surtout au réalgar les propriétés indiquées par Dioscoride.

Les Arabes, Rhazès, Mésué, Serapion, Janus Damascenus, Avicenne, vantent l'Arsenic sans doute d'après leur propre expérience, peut-être aussi sur la foi de Galien. *Arsenici omnes species calidæ sunt et comburentes. Medentur scabiei, et ulceribus putridis, et lepræ ulcerosæ, herpeti præterea estiomeno et pediculis, nec non asthmati, si vel cum illo suffumigatio aut epithema fiant.* (Rhazès. *De re med.*, lib. 3, cap. 33.) Avicenne dépose dans le même sens. *Omnes species arsenici escharoticæ sunt, anti-septicæ. Arsenicum citrinum et rubeum abradit pilos , et convenit alopeciæ. Fit ex eo emplastrum ad vulnera. Cum adipe et oleo confert scabiei et ulceribus sahdfat (lepræ ulcerosæ) et putredini, ac cutem abstergit uritque. Ceratum factum ex eo, confert contra herpetem esthiomenon ulcerosumque in ore et in naso. Datur quoque in potionibus cum hydromele ad pulmones suppuratos et tussim antiquam sputumque sanguinis et saniei, quandoque etiam in pilulis contra asthma, et, in clysteribus, contra hemorrhoides ani.* (Canon., lib. 11, tract. 11, cap. 49.) Plus tard, les arabistes eux-mêmes n'employèrent guère plus l'Arsenic, c'est à peine si dans les écrits des chirurgiens du xve et du xvie siècle il est question de ce médicament. Théodore l'emploie seulement contre la scrophule ulcéreuse (*Chirurgie*, liv. 4); Guy de Chauliac pour faire une escharre dans l'hydrocèle. (*Chir. Magn.*)

Cependant, à partir du xvie siècle, c'est-à-dire à l'époque où la médecine, comme toutes les autres sciences, s'efforça de sortir des langes du moyen-âge, l'usage externe de l'Arsenic redevint beaucoup plus fréquent; mais ce ne fut guère que dans le cours du xviie siècle que l'on se hasarda à conseiller quelquefois l'Arsenic à l'intérieur. Van-Helmont (*Ortus med.*, p. 66, 198, 288) conseille les préparations arsenicales dans le traitement des ulcères; mais il les proscrit formellement à l'intérieur. Tagault (*Institut. chir.*, lib. 1, p. 136) indique de la façon la plus explicite l'emploi qu'on en peut faire dans le traitement des ulcères cancéreux. *Arsenicum ad curandos tumores ulcerantes externè primatum obtinet, modo quis noverit eo rectè uti.* Lemery (*Cours de chimie*), Wepfer (*Cicut. aquat. hist.*) signalent, mais pour les condamner, les essais que l'on faisait de l'Arsenic dans la thérapeutique interne, et surtout dans le traitement des fièvres intermittentes. Dans le cours du xviiie siècle, une multitude d'écrits paraissent pour signaler les vertus fébrifuges de l'Arsenic; mais Stoerck, qui avait appelé l'attention des thérapeutistes sur l'utilité de tant de poisons végétaux, s'élèvent contre l'Arsenic avec une fureur stupide (*Annus medicus*). Il exerça sur le public médical une influence d'autant plus grande dans cette circonstance qu'on ne pouvait le supposer prévenu contre les préparations vénéneuses.

L'Arsenic tomba donc pendant quelque temps dans un profond discrédit, dont Fowler et d'autres médecins anglais le tirèrent à la fin du siècle dernier.

Enfin, de nos jours, Harles, dont l'intéressante monographie nous a été si utile dans la composition de cet article, essaya de réhabiliter l'Arsenic dans l'opinion des médecins, et c'est à peine s'il y est parvenu, quoique son livre soit fait avec talent et avec amour de la vérité.

Il est peu probable que nous soyons à cet égard plus heureux que les savans qui nous ont précédés. Dans l'histoire thérapeutique de l'Arsenic, nous resterons dans le rôle d'historiens, et par cela même que nous avons rarement expérimenté ce médicament nous ne devrons pas être soupçonnés de partialité en sa faveur.

Nous allons d'abord étudier les effets de faibles doses d'Arsenic sur l'homme, indépendamment de toute affection morbide ; nous verrons ensuite quelles ressources en ont tirées la médecine et la chirurgie.

Effets physiologiques de l'Arsenic. Comme, en définitive, toutes les préparations arsenicales n'agissent que par un principe commun, nous prendrons pour type les effets produits par l'acide arsenieux, administré à la dose d'un douzième ou d'un sixième de grain, quatre, cinq ou six fois par jour.

Dans l'appréciation de ces effets, il est essentiel de ne pas mettre sur le compte du médicament des symptômes évidemment imputables à la maladie, erreur dont ne se sont pas assez gardés certains thérapeutistes.

Il faut aussi ne pas donner comme symptômes de l'infection arsenicale des accidens tout-à-fait exceptionnels et qui sont le résultat du hasard, ou qui surviennent chez des gens doués d'une susceptibilité insolite. M. Récamier nous a souvent cité l'histoire d'une jeune dame à laquelle on ne pouvait donner un atome de mercure sans développer chez elle un érysipèle fort grave; doit-on dire alors que l'érysipèle est un accident de l'administration des mercuriaux? ce serait évidemment ridicule. Il en est de même de quelques phénomènes qui se sont produits quelquefois pendant l'emploi des préparations arsenicales. Ainsi la stupéfaction de tout le système nerveux, le frisson fébrile revenant à des périodes fixes, la paraplégie, la fièvre hectique, les douleurs articulaires, la leucophlegmasie, l'exanthème chronique universel, etc., etc. Nous ne parlerons pas ici des singulières rêveries des homœopathes hypochondriaques et des innombrables symptômes qu'ils ont découverts à l'Arsenic; nous les laisserons dans les idées qu'ils caressent et auxquelles ils s'efforcent de croire, et nous étudierons les symptômes qu'il est donné à tout médecin attentif de constater chez ceux auxquels on administre l'Arsenic aux doses que nous avons indiquées plus haut.

1° Sentiment de chaleur assez prononcé dans le trajet de l'œsophage et dans l'estomac, ardeur épigastrique rarement douloureuse. Jamais de nausées, de vomissemens ni de coliques : garderobes plus faciles, plus abondantes, sans diarrhée. Si les doses sont un peu plus fortes et trop long-temps continuées, l'estomac peut devenir habituellement douloureux, il peut y avoir de la diarrhée habituelle et du ténesme.

2° Augmentation de l'appétit, pourvu qu'on ne dépasse pas la dose d'un douzième à un huitième de grain : augmentation de la soif.

3° Chaleur ordinairement sèche, irradiant du creux de l'estomac et se propageant ensuite à tout le corps, et principalement au front. État fébrile léger, mais évident, n'affectant jamais le type intermittent et régulier, à moins que l'Arsenic n'ait été donné lui-même à doses très-éloignées et régulièrement.

4° Excitation nerveuse très-notable, insomnie; contractilité augmentée des muscles de la vie organique et de la vie de relation.

5° Augmentation des urines, coïncidant ordinairement avec la sécheresse de la peau.

6° Salivation quand on continue long-temps l'Arsenic à faibles doses.

Tels sont, pour nous servir de l'expression des homœopathes, les symptômes de l'Arsenic donné à faibles doses. Certes rien dans ces symptômes n'est spécial, rien ne peut faire présumer l'action thérapeutique de ce médicament, pas plus qu'on ne peut conclure de l'action physiologique du fer et du quinquina à l'action thérapeutique de ces deux substances.

ACTION THÉRAPEUTIQUE. — *Usage interne.* C'est surtout dans le traitement des fièvres intermittentes que l'Arsenic, comme médicament interne, a joui et jouit encore d'une réputation qui pourtant lui a été disputée assez vivement.

C'est seulement à la fin du XVIIe et au commencement du XVIIIe siècle que l'usage de l'Arsenic, dans le traitement de la fièvre intermittente, fut connu en Europe. Gohl parle d'un médecin militaire prussien qui donnait aux soldats atteints de fièvre intermittente de faibles doses d'une poudre composée de trois parties d'Arsenic et d'une partie de nitre, remède qui d'après le témoignage de Gohl, qui ici ne saurait être suspect, était très-sûr, mais en même temps très-pernicieux, *certissimum at nequissimum* (*Comment. in act. med. Berolin.* dec. 1, v. 3, p. 6.). Lémery, dans sa chimie, parle également de l'usage fréquent que les charlatans et les chirurgiens militaires faisaient en France de l'Arsenic dans le traitement des fièvres intermittentes. Les témoignages de Van-Helmont, de Zeller, de Wepfer, de Stahl, déposent dans le même sens. (Harles. *Loc. cit.*, p. 60, 61, 62.)

Mais le premier travail fait par un homme grave sur les propriétés fébrifuges de l'Arsenic date de 1700. Il est d'Hadrien Slevogt, professeur à Iéna (*De Exceptionibus, sive permissione prohibitorum, et prohibitione permissorum.* Iéna, 1700), et, peu après, parut le travail si remarquable de Melchior Frick (*Fricius*), médecin à Ulm.

Slevogt, après avoir fait pendant longues années usage de l'Arsenic dans le traitement des fièvres intermittentes tierces et quartes, proclama ce remède le fébrifuge par excellence et le déclara très-supérieur au quinquina. Par ce moyen il évitait les récidives et les accidens consécutifs des fièvres intermittentes et de l'administration du quinquina. Il donnait l'Arsenic les jours d'apyrexie et même le jour de la fièvre, au début de l'accès, à la dose d'un demi-grain, d'un grain et même d'un grain et demi, suivant la force des malades; mais il avait soin de l'unir à la thériaque pour modérer ses propriétés irritantes. Melchior Frick vint donner à l'Arsenic une importance beaucoup plus grande, comme fébrifuge, par les faits qu'il publia. Il employait ordinairement l'orpiment qu'il mêlait à du cristal de roche et à du camphre, et dont il composait une poudre. Cette poudre, selon lui, l'emportait sur le quinquina, et il n'a jamais vu un malade qui n'ait été guéri. Les succès qu'il obtenait étaient tels qu'il s'exprimait en ces termes: *Experientia nos docebit, arsenicum in febribus intermittentibus adhibitum, omnes eas dotes possidere, quibus optima remedia prœdita esse debent.*» (*Paradoxa de Venenis*, 1710, p. 30 et suiv.)

A ces témoignages nous pourrions ajouter ceux de Keil, de Bernhardt, de J.-C. Gmelin, de Don. Monro, de Jacobi, de Huermann (Voyez Harles, *Loc. cit.*, p. 66 et suiv.); mais les deux Plencitz, vers la fin du dernier siècle, achevèrent de fonder la réputation de l'Arsenic comme fébrifuge. (*Acta et observ. med.* Prag. et Viennæ. 1783. Cap. IV.) Ces deux praticiens donnèrent l'Arsenic à l'hospice des orphelins de Vienne, à un nombre infini de malades atteints de fièvres tierces et quartes. Jamais ils ne virent d'accidens à la suite de cette médication, qui leur parut et plus sûre et plus rapide qu'aucune de celles qu'ils avaient employées déjà. Ils se servaient d'acide arsenieux qu'ils portaient à la dose énorme d'un demi-grain et même d'un grain. Ce moyen fut employé avec un succès à peu près constant dans des milliers de cas de fièvres intermittentes. *Ejusque usu in millenis fere febrium intermittentium casibus rarò frustratos fuisse affirmant.* Harles s'étonne avec raison qu'un succès aussi éclatant n'ait pas fait prévaloir l'Arsenic parmi les médecins autrichiens et hongrois ; mais il explique le peu de faveur qui accueillit les travaux des Plencitz par l'opposition que Stoerck faisait à l'Arsenic, opposition d'autant plus puissante que ce dernier occupait à la cour et dans les écoles un des premiers rangs.

Or, pendant que l'Arsenic, appuyé par les Plencitz, ne pouvait soutenir la lutte contre l'animosité envieuse de Stoerck, Thomas Fowler, en Angleterre, popularisait en quelque sorte l'usage de ce médicament. (*Medical reports on the effects of Arsenic in the cure of agues remittent fevers, and periodic headach*, 1786.) Sur 240 malades atteints de fièvre intermittente, 171 furent parfaitement guéris par l'Arsenic, 45 résistèrent à l'emploi de ce moyen et furent traités avec succès par le quinquina ; et 24 autres enfin qui ne voulurent pas se soumettre à la médication dans toute la rigueur n'obtinrent pas de guérison. Arnold cite quatre-vingts cas de réussite dans les fièvres tierces et quartes, et il n'y eut de récidive que très-rarement. Freir, de Birmingham, prétend avoir guéri sans aucun inconvénient plus de mille fébricitans par la méthode de Fowler.

En même temps que ce dernier, Robert Willan et Richard Pearson ne contribuèrent pas peu à faire prévaloir parmi les médecins de la Grande-Bretagne l'usage des préparations arsenicales dans le traitement des fièvres intermittentes. Le témoignage de Willan, en faveur de la méthode de Fowler, est bien puissant : « Je ne connais, dit-il, aucun remède plus sûr, plus efficace et plus commode à prendre que cette solution arsenicale dans le traitement des fièvres intermittentes. » Pearson qui modifia un peu la solution de Fowler, et qui lui donna son nom, comme celui-ci l'avait donné à la solution qu'il avait inventée, prit en ce médicament une grande confiance qui fut bientôt partagée par le public lui-même, quand on eut vu un prince du sang royal, le duc d'Yorck, guéri par l'Arsenic d'une fièvre intermittente qui avait été jusqu'ici rebelle au quinquina.

Tant d'exemples, tant d'écrits publiés sur la matière, donnèrent à l'Arsenic une vogue qui commençait à se répandre en France et en Amérique, quand la guerre de la Grande-Bretagne contre les États-Unis et contre notre révolution rompirent toutes les relations scientifiques établies avec l'Angleterre, et quelques médecins chez nous, Valentin, Desgranges, Fodéré, Dufour de Montargis, Bouillier de Pont-Sainte-Maxence ; en Italie, Brera; Harles, en Allemagne, conservèrent les traditions de Slevogt, de Frick, des Plencitz, de Fowler, de Pearson. Harles surtout, dans l'importante monographie qu'il publia sur l'Arsenic, remit sous les yeux du public médical tous les travaux entrepris sur la matière, rapporta lui-même les résultats de sa propre pratique, et contribua plus que personne à rendre l'usage de l'Arsenic un peu moins exceptionnel. Mais pourtant, malgré les faits nouveaux recueillis encore chez nous par Gendrin, l'invasion de la médecine physiologique, si funeste à la thérapeutique, s'opposa à l'admission de l'Arsenic dans la médecine française, et il n'est peut-être pas en France vingt médecins qui aient osé faire usage d'un moyen qui est en quelque sorte trivial chez nos voisins d'outre-mer.

Quoi qu'il en soit, les propriétés fébrifuges de l'Arsenic n'en sont pas moins aujourd'hui admises par tous les hommes qui se sont tenus au courant de ce qui s'est publié sur ce précieux médicament, et les témoignages à cet égard sont si nombreux, les faits si bien détaillés et si bien observés, qu'on ne peut se refuser à placer l'Arsenic presque à côté du quinquina comme fébrifuge.

Il est pourtant un motif, et un motif fort raisonnable qui empêchera toujours de populariser un remède qui, pris à doses minimes, peut produire d'aussi épouvantables accidens ; tandis que le quinquina et même le sulfate de quinine peuvent être administrés à des doses très-fortes. Ajoutez à cela que l'insipidité des solutions arsenicales met encore moins en garde contre leurs dangers.

Névralgies. Mais dans les névralgies rebelles, dans celles surtout qui reviennent périodiquement, le quinquina ou le sulfate de quinine ont besoin d'être administrés à des doses si considérables qu'il en résulte souvent des accidens du côté du système nerveux et des organes de la digestion. La maladie d'ailleurs reparaît fréquemment malgré le quinquina, et ce moyen reste alors insuffisant. C'est dans ce cas que les préparations arsenicales rendront des services qu'on demanderait en vain à tout autre moyen.

Le titre seul de l'ouvrage de Fowler indique assez que ce praticien avait constaté l'utilité de l'Arsenic dans le traitement de la névralgie périodique; il rapporte sept cas de guérison. Hoffmann cite le cas suivant (Harles, *Loc. cit.*, p. 331) : Un homme de 40 ans éprouvait depuis un certain temps une céphalée périodique qui revenait tous les matins à sept heures et durait jusqu'à une heure de relevée; l'intensité des douleurs était telle que le malade entrait dans un délire furieux. C'était en vain que l'on avait mis en usage l'opium, la valériane, l'ammoniaque, et d'autres moyens. On ajouta enfin de l'élixir arsenical à l'infusion de valériane et de *calamus aromaticus*, et ce mal opiniâtre fut détruit en un jour. On lit aussi dans la *Revue médicale française*, mai 1828, l'histoire d'une céphalalgie nerveuse durant depuis longues années et guérie à l'aide de l'Arsenic par le docteur Alexander.

Affections nerveuses diverses. — *Épilepsie.* La monographie de Harles rapporte quatre cas de guérison d'épilepsie par l'Arsenic (p. 324). L'un a été observé par Edward Alexander, médecin anglais, l'autre par Duncan, d'Édimbourg, un troisième par Hoffmann, un quatrième enfin par l'auteur lui-même. Les deux derniers faits surtout semblent fort probans; mais que conclure de deux faits, surtout quand il s'agit d'épilepsie? Le même auteur cite encore des cas de guérison de danse de Saint-Guy par le moyen de l'Arsenic.

Angine de poitrine. Cette maladie, l'une des plus atroces que nous connaissions, n'a jamais été observée par nous que deux fois; nous avons pu donner à nos malades un soulagement temporaire à l'aide du *datura stramonium*, mais les accès sont revenus avec une férocité désespérante. Si le fait cité par E. Alexander est vrai, ce dont il n'est pas permis de douter, l'Arsenic lui aurait, dans une circonstance semblable, rendu un immense service. Il s'agissait d'un homme de 57 ans atteint d'une angine de poitrine parvenue au plus haut degré. Il lui donna trois fois par jour six gouttes de solution arsenicale de Fowler, et le malade n'eut pas de nouvel accès. Toutefois, comme il se reproduisait de légers paroxismes, Alexander revint à l'usage des mêmes moyens, et la guérison désormais ne se démentit plus. (Harles, *Loc. cit.*, p. 329.)

Asthme et maladies de poitrine. Déjà, au commencement de cet article, nous avons rapporté les opinions des auteurs anciens, à commencer par Dioscoride qui préconisait surtout les préparations arsenicales données à l'intérieur, dans le traitement des maladies chroniques de la poitrine et du larynx. Nous n'avons jamais expérimenté ces médicamens, nous n'avons même jamais vu prescrire l'Arsenic dans le but de modifier des maladies thoraciques, de sorte qu'ici nous ne pouvons donner notre propre avis; mais nous devons dire que la lecture des auteurs qui se sont occupés de l'arsenic nous a convaincus que cette substance était évidemment utile dans les fièvres intermittentes, mais qu'elle n'était pas moins utile dans les catarrhes chroniques et dans l'asthme spasmodique. Trop de témoignages déposent dans ce sens pour qu'il nous soit permis d'en douter.

« A l'intérieur, dit Dioscoride, on donne l'arsenic aux malades qui ont du pus dans la poitrine (εμπυικοῖς). Mêlé au miel, il rend la voix plus claire, et on le donne aux asthmatiques en potion avec de la résine. Dans les toux invétérées, on fait respirer aux malades, à l'aide d'un tube, la vapeur d'un mélange de résine et d'arsenic. »

Il est inutile de citer de nouveau Pline, Galien et ses commentateurs, les arabistes qui tous semblent avoir copié Dioscoride et qui peut-être ont juré sur la parole du maître sans avoir jamais expérimenté par eux-mêmes; mais à des époques plus rapprochées de nous, des observateurs attentifs ont démontré par l'expérience la vérité des assertions de Dioscoride et de ceux qui l'avaient suivi.

A la fin du seizième siècle, Georges Wirth avait inventé un électuaire dans la composition duquel entrait l'orpiment, et dont il donnait une dose fort considérable aux malades atteints d'asthmes les plus graves (*Jo. Langius. Epistol. med. Hanov.* 1605. pag. 847). Il paraît, d'après ce même auteur, que l'usage des fumigations arsenicales dans le traitement de l'asthme était en quelque sorte populaire dans quelques climats septentrionaux de l'Europe. Etmuller donnait à fumer aux asthmatiques un mélange de tabac et d'arsenic, et ce dernier était porté graduellement à la dose énorme de quinze grains sans qu'il en survînt le moindre accident. (*Harles*, *Loc. cit.* pag. 328.)

Enfin faut-il croire que Beddoes, cité par Girdlestone, ait traité avec succès un phthisique dont deux frères étaient morts de consomption mésentérique, et que Bernhardt (*Chymische Versuche*, pag. 233) ait guéri nombre d'enfans affectés de carreau, en leur faisant prendre trois fois par jour une faible dose d'une préparation arsenicale; que Ferriar (*Med. facts and observ.*) ait donné avec avantage aux enfans atteints de la coqueluche de la solution de Fowler, à toutes les périodes de la maladie?

Ulcères cancéreux. Nous ne voulons pas parler ici de l'emploi topique de l'Arsenic dans le traitement des ulcères chancreux; déjà dans le premier volume de cet ouvrage nous avons dit ce que nous en pensions; mais parmi les médecins qui attaquèrent extérieurement le cancer par l'application des pâtes ou des pommades arsenicales, il en était un grand nombre qui croyaient devoir traiter la diathèse par l'usage interne du même médicament. C'était la règle que suivaient Rush, Valentin, Collenbusch, Lefébure, Justamond, Salmade, Simmons, Martin, Casten Roennow, etc., etc. (Voy. *Harles, Loc. cit.* pag. 108 et suiv.)

Maladies cutanées. Rush donnait à l'intérieur l'acide arsenieux, à la dose d'un quinzième ou d'un dixième de grain deux fois par jour, dans les dartres pustuleuses chroniques. (*Desgranges, Usages de l'Arsenic. Journ. gén. de méd.* 1807, tom. XXX.) Valentin et surtout Girdlestone, médecin à Yarmouth, contribuèrent singulièrement à populariser cette médication dans le traitement des maladies cutanées (*London med. and phys. journal.* 1806). Plus tard les expériences nombreuses de Willan et de Pearson ne laissèrent plus de doute sur les bons effets qu'il était permis de retirer de l'administration interne de l'Arsenic; et chez nous, Biett, médecin de l'hôpital Saint-Louis, a plus que personne familiarisé les médecins français avec l'Arsenic. Cazenave, élève de Biett, résume ainsi les résultats auxquels celui-ci est arrivé. « Il est aujourd'hui démontré que l'on obtient des effets merveilleux de l'administration des préparations arsenicales, non seulement dans les formes sèches des maladies de la peau, mais encore dans l'eczéma et dans l'impétigo chroniques. Ce moyen réussit moins bien dans les affections papuleuses, et, en général, il a presque toujours échoué dans les diverses formes du genre porrigo, de l'acné, du sycosis, etc. Il peut être d'un grand secours dans l'éléphantiasis des Grecs; enfin il n'est pas applicable en général au traitement des exanthèmes aigus. Les préparations arsenicales administrées dans des maladies de la peau ont des effets constans et facilement appréciables. Ainsi, dans les maladies squammeuses, au bout de quelques jours on observe un surcroît d'activité dans l'éruption, les plaques deviennent chaudes, animées, le centre se guérit, les bords se brisent, s'affaissent peu à peu, et souvent, au bout de deux mois, quelquefois plus tôt, on voit disparaître une maladie qui existait depuis plusieurs années. » (*Dictionnaire de méd.*, 2e édit. tom. IV, pag. 25.)

Vers intestinaux. Nous ne savons si, depuis Cœlius Aurelianus, qui conseille des lavemens arsenicaux pour détruire les vers de l'intestin, on a jamais tenté de donner l'Arsenic par la bouche pour atteindre le même but. Il est rationnel de penser que ce médicament tuerait les vers plus sûrement qu'aucune autre préparation vermicide; et s'il avait en effet cette propriété, il deviendrait, à cause de son insipidité, bien précieux pour les enfans, auxquels on pourrait toujours l'administrer à des doses convenables, et les solutions de Fowler ou de Pearson rempliraient parfaitement l'indication.

Usage externe de l'Arsenic. Déjà, dans notre premier volume (pag. 678 et suivantes) nous avons indiqué l'usage que la chirurgie avait fait des poudres et des pommades arsenicales dans le traitement des ulcères chancreux. Il nous reste peu de chose à dire pour compléter ce que nous avons dit; qu'il nous suffise de rappeler en peu de mots les usages que les chirurgiens des siècles passés et que ceux de notre époque ont faits des préparations arsenicales.

Propriétés escharrotiques. Dioscoride connaissait déjà très-bien les propriétés escharrotiques de l'Arsenic : *Vim habet escharroticam cum ustione et commorsione violenta* (Dioscoride) : *Valet perrodere* (Pline). Celse, Galien et tous les auteurs que nous avons cités au commencement de cet article lui reconnaissaient la même propriété : *Arsenici omnes species sunt comburentes* (Rhazes) : *Omnes species Arsenici escharroticæ sunt* (Avicenne.) Enfin nous avons vu, tom. I, pag. 678, avec quel bonheur les modernes avaient employé les préparations arsenicales dans le traitement topique des ulcères cancéreux. (Théodore (*Chirurg. lib.* IV, p. 171) utilisait les mêmes propriétés escharrotiques pour détruire les chairs fongueuses qui végètent sur les ulcérations scrophuleuses, et il obtenait, par ce moyen, une cicatrice facile et régulière.

Si maintenant l'Arsenic est employé topiquement à de très-légères doses, il agit homœopathiquement, c'est-à-dire substitutivement, et il est alors d'un très-grand secours pour hâter la guérison des ulcères chroniques, des dartres phagédéniques, et de la plupart des affections chroniques de la peau. Ce remède était universellement adopté dans le traitement des maladies cutanées, jusqu'à l'époque où le mercure prit en thérapeutique une suprématie qu'il mérite à tous égards. L'Arsenic, comme moyen topique, dans les ulcères de mauvaise nature, rend quelquefois de plus grands services que les préparations mercurielles ; mais il veut être manié avec une prudence extrême et à des doses très-minimes. Un médecin de Paris qui fait ignominieusement un secret des moyens thérapeutiques qu'il emploie dans le traitement du cancer de l'utérus modifie heureusement l'abondance et la fétidité de l'écoulement, et prolonge évidemment la vie des malades, en touchant légèrement le col de la matrice avec un peu de coton imbibé d'huile arsenicale. Il est d'autant plus essentiel de ne laisser cette huile qu'un instant en contact avec la partie malade, et de mêler l'Arsenic à l'huile dans des proportions très-minimes, un grain par gros par exemple, que des doses plus fortes donnent lieu à des accidens inflammatoires qu'il n'est pas toujours facile de conjurer.

Maladies des yeux. Les propriétés irritantes des préparations arsenicales les faisaient employer par les anciens dans des collyres, au même titre que nous employons anjourd'hui les mercuriaux.

Épilatoire. — Enfin, de toute antiquité, et les citations nombreuses que nous avons faites au commencement de cet article le démontrent jusqu'à l'évidence, des préparations arsenicales sont entrées et entrent encore dans la composition de la plupart des poudres et des pommades épilatoires. Ce qu'il y a de singulier, c'est que les anciens, Dioscoride, Pline, Galien, etc., en même temps qu'ils constatent les propriétés épilatoires de l'Arsenic, affirment qu'il est très-utile dans l'alopécie. Il est utile sans doute dans les alopécies qui reconnaissent pour cause une maladie chronique du cuir chevelu, et alors ils agissent comme dans la plupart des affections cutanées qu'il guérit. Il faut noter que, comme dépilatoire, l'Arsenic a une action immédiate et qu'il s'emploie alors à des doses considérables ; tandis que, pour guérir les maladies du cuir chevelu qui causent l'alopécie, les préparations arsenicales sont prescrites à des doses minimes, de manière à ne produire sur la peau de la tête qu'une irritation passagère.

Mode d'administration, *préparations diverses et doses*. Il n'est pas de cas dans lesquels les préparations arsenicales ne puissent être administrées extérieurement. Il suffit d'en atténuer les doses pour que les tissus les plus irritables cessent d'en ressentir l'influence d'une manière fâcheuse. Il est pourtant quelques personnes disposées de telle manière qu'elles ne puissent supporter un médicament sous quelque forme et à quelque dose qu'il soit administré; nous avons, plus haut, dans notre article sur le mercure, cité un fait de ce genre.

Mais quand on veut administrer l'Arsenic à l'intérieur, il se présente assez souvent des circonstances qui ne permettent pas d'en conseiller l'emploi. On a remarqué que les femmes dont l'irritabilité était extrême, que les individus très-pléthoriques, que ceux qui étaient atteints d'nue fièvre inflammatoire ou qui étaient prédisposés aux hémorrhagies actives, ne pouvaient supporter à l'intérieur les plus légères doses d'Arsenic. La même exclusion s'applique à ceux qui sont atteints d'une fièvre hectique et de consomption. Enfin on a remarqué que l'on ne pouvait sans imprudence le prescrire aux enfans au-dessous de 7 ans, aux femmes enceintes et à celles qui venaient d'accoucher ou qui allaitaient.

Préparations. Les composés chimiques de l'Arsenic que l'on emploie en médecine sont : 1° L'*acide arsenieux* (Arsenic blanc, Arsenic du commerce, mort aux rats, oxide blanc d'arsenic). On l'emploie en solution, en pilules et en poudre le plus ordinairement composée.

Solution d'acide arsenieux. On emploie ordinairement une liqueur contenant un centième et souvent beaucoup moins d'acide arsenieux.

Lorsque l'on prescrit l'acide arsenieux à l'intérieur, on peut, en toute sécurité, donner à un adulte de 1|2 à 1|8 de grain deux ou trois fois par jour. C'est la dose ordinairement employée pour guérir les fièvres intermittentes, les affections cutanées, nerveuses, scrophuleuses, etc., etc. Quand on a prescrit des doses très-minimes, on n'atteint pas le but thérapeutique vers lequel on tendait. Toutefois nous ferons observer que si, pour les fièvres intermittentes, il est essentiel de donner l'Arsenic aux doses que nous venons d'indiquer, il n'est pas aussi nécessaire de l'administrer à des doses si élevées pour les maladies chroniques; la continuité supplée ici à l'intensité d'action du médicament. Chez les femmes très-irritables il ne faut pas aller au-delà d'un douzième de grain trois fois par jour; d'un quinzième pour les adolescens; d'un vingtième ou d'un vingt-quatrième pour les enfans de 7 à 12 ans.

Les poudres principales à base d'acide arsenieux pour l'usage interne sont :

La *poudre fébrifuge de Fontaneilles*, composée de : acide arsenieux, deux grains; mercure doux, seize grains; opium brut, deux grains; gomme arabique, sucre, de chaque un gros.

Poudre de Plencitz. Acide arsenieux, myrrhe, poivre-long, terre sigillée rouge, de chaque deux grains; fleurs de soufre, une demi-once; acide antimonique, un gros.

Les poudres d'acide arsenieux pour l'usage externe sont connues sous le nom de poudres du frère Come, de Justamond de Pluncket, de Rousselot, de Dubois. Nous en avons indiqué la formule dans notre premier volume, p. 678 et suiv.

Les principales formules de pilules à base d'acide arsenieux sont:

Les *pilules de Barton*, composées de : acide arsenieux, deux grains; opium pulvérisé, huit grains; savon médicinal, vingt-deux grains pour 36 pilules.

Les *pilules asiatiques*. Acide arsenieux, seize grains; poivre noir pulvérisé, deux gros et demi; gomme arabique, un demi-gros; eau, suffisante quantité pour 200 pilules.

La *pommade arsenicale*, composée de cire blanche, deux gros; beurre, six gros; arsenic blanc, quatre grains.

La *pommade d'Hellmund* contre les cancers de la face diffère à peine des poudres escharrotiques indiquées plus haut.

Le *cérat arsenical* du codex se prépare à la dose de un scrupule par once, dose stupide et effroyable. Il faut tout au plus mettre de deux à trois grains par once de cérat, à moins qu'on ne veuille donner lieu à une inflammation des plus énergiques.

Iodure d'Arsenic. L'iodure d'Arsenic, médicament tout récemment introduit dans la thérapeutique, n'a encore été employé qu'extérieurement. On l'incorpore à l'axonge dans la proportion d'un centième et non à la dose énorme qu'indique M. Soubeiran. (*Dict. de méd.*, 2e édit., t. IV, p. 12.)

Sulfure d'Arsenic. Le sulfure jaune d'Arsenic est aujourd'hui employé de préférence au sulfure rouge ; cependant nous voyons que chez les anciens le réalgar au contraire avait la préséance sur l'orpiment. Quoi qu'il en soit, ces deux sulfures se donnent à l'intérieur à la dose d'un demi-grain et même de deux grains en vingt-quatre heures. A l'extérieur, dans les pommades, à une dose double de celle de l'acide arsenieux.

Quand on le prescrit pour fumigations pulmonaires, mêlé à quelque résine, comme le benjoin, l'oliban, etc., etc., la dose ne doit pas dépasser un demi-grain dans la masse qui doit être employée en une fois. Dans les fumigations pour l'ozène la dose doit être la même.

Le sulfure jaune d'Arsenic est la base des pommades épilatoires que le charlatanisme débite et invente chaque jour. Le fameux Rusma des Turcs se prépare avec une partie d'orpiment, seize de chaux vive et une d'amidon. Pour s'en servir, on fait avec de l'eau une pâte molle dont on recouvre la partie que l'on veut épiler. Une pâte faite avec une forte solution d'arsenite de potasse remplit encore mieux ce but.

Arsenite de potasse — Ce sel n'est pas employé à l'état de pureté. On se sert de solutions d'acide arsénieux dans le carbonate de potasse. La fameuse liqueur de Fowler se prépare avec cinq parties d'acide arsenieux, cinq parties de carbonate de potasse, et cinq cents parties d'eau. La liqueur contient un centième d'acide arsenieux et un centième d'alcali. La solution de Fowler se donne à la dose de cinq à vingt gouttes, trois fois par jour, dans un demi-verre d'eau sucrée.

L'arsenite acide de potasse peut servir à composer une solution analogue à celle de Fowler. Plus ordinairement on le donne en pilules, mêlé à la mie de pain. La dose est d'un seizième de grain à un demi-grain en vingt-quatre heures.

L'arseniate neutre de soude est la base des fameuses solutions de Pearson et de Hincke. La *solution de Pearson* se prépare en faisant dissoudre un grain d'arseniate neutre de soude dans une once d'eau distillée. Celle de Hincke se compose de : arseniate de soude, six grains ; eau de menthe, deux onces ; eau de canelle vineuse, une once et demie ; teinture d'opium, un gros.

La solution de Péarson se donne à la dose de douze à vingt-quatre gouttes, trois ou quatre fois par jour ; celle de Heincke à dose un peu moindre.

Enfin l'*arseniate de fer* a été tout récemment employé à l'intérieur par les Anglais, dans les maladies cancéreuses, à la dose de un huitième de grain et jusqu'à un grain par jour.

OR.

L'Or, ανρον, αργυρον des Grecs, *aurum* des Latins, *sol*, *rex metallorum* des alchimistes, est un métal que l'on trouve toujours à l'état natif. Il est d'un jaune un peu orangé, inaltérable à l'air, fusible à 32° Weg., mou, très-tenace, très-malléable. Il s'unit à l'oxygène en plusieurs proportions, s'unit au soufre, à l'iode, au phosphore et surtout au chlore ; n'est attaqué par aucun acide ; mais se dissout dans l'acide hydriodique ioduré, et surtout dans l'acide hydrochloro-nitrique (eau régale).

Historique. — Indiqué à peine par les Arabes, l'Or n'a pris une certaine importance médicale que lorsque l'alchimie commença à exercer de l'influence sur la thérapeutique. Les alchimistes tourmentèrent l'Or de mille et mille manières pour trouver la pierre philosophale, et, comme ils le croyaient le plus pur, le plus incorruptible des métaux, ils pensèrent qu'il devait être aussi le plus pur, le plus puissant des médicamens. Introduit dans l'économie, il devait la purifier de toutes les humeurs, de tous les vices héréditaires ou acquis; de là les recherches infinies des alchimistes pour rendre l'Or potable. Quand ils eurent trouvé le moyen de dissoudre l'Or dans l'eau régale, et de le retenir ensuite dans des huiles essentielles, ils crurent posséder une panacée universelle; et dans les seizième, dix-septième siècles et jusqu'au milieu du dix-huitième, les préparations d'Or potable furent des secrets de famille qui enrichirent beaucoup de personnes et qui, à dire vrai, opérèrent aussi quelques guérisons. Toutefois, il suffisait que les charlatans employassent ainsi ce remède, et que les alchimistes l'eussent vanté avec une exagération ridicule, pour que les médecins crussent devoir le poursuivre et se refusassent à l'adopter jamais. Une autre cause contribua singulièrement à discréditer l'Or; c'est que les médecins qui le vantaient avec le plus d'enthousiasme, l'amalgamaient avec le mercure, ou le mêlaient à des préparations mercurielles diverses, et comme ils le prescrivaient dans la vérole et dans d'autres affections où l'effet des mercuriaux ne pouvait être contesté, on concluait avec assez de raison que les prétendues propriétés thérapeutiques de l'Or devaient être réellement attribuées au mercure. Ce n'est pas que Pittcarn (1714) n'eût proposé l'Or en poudre ou en feuilles dans le traitement de la syphilis, mais c'est vraiment à notre compatriote Chrestien de Montpellier que l'on doit d'avoir appliqué méthodiquement, d'avoir fait connaître, et enfin d'avoir popularisé l'emploi de l'Or dans le traitement de la vérole et de plusieurs autres maladies.

Chrestien trouva de nombreux et puissans détracteurs: sa méthode suivie par quelques médecins à Montpellier ne pouvait prendre droit de cité hors de cette ville; mais les travaux de Niel, ceux de Gozzi de Bologne, et surtout ceux de Legrand, firent mieux connaître les propriétés thérapeutiques de l'Or, engagèrent beaucoup de praticiens à les essayer, et les placèrent enfin au nombre des agens thérapeutiques dont il n'est pas permis aux médecins d'ignorer les usages et le mode d'administration. Aujourd'hui donc on ne pourra plus traiter l'Or avec légèreté à l'exemple de Linné et de Gmelin.

Nous regrettons vivement de n'avoir que rarement mis en usage, dans notre pratique, les préparations auriques, et de ne pouvoir, par conséquent, parler ici d'après notre propre expérience ; mais il est difficile que la vie de deux hommes, si active qu'elle puisse être, suffise à l'expérimentation de tous les agens de la matière médicale, et le lecteur comprendra que notre devoir, dans cette circonstance, est de recueillir les témoignages relatifs à l'action thérapeutique du médicament, nous réservant seulement alors le rôle de critiques que nous ne devons jamais dépouiller.

Action physiologique des préparations auriques. Quand on donne à l'intérieur des préparations auriques, outre leur action générale que nous allons étudier tout à l'heure, elles exercent encore une action topique irritante sur laquelle il est superflu d'insister en ce moment, action irritante qui est d'un grand secours dans le traitement local des affections syphilitiques au même titre que les préparations hydrargyriques employées comme agens de la médication substitutive ou homœopathique. (Voir plus haut.) Mais quand des préparations auriques sont administrées en frictions sur la langue, ou de telle manière en un mot qu'elles soient absorbées, elles amènent dans l'économie d'importantes modifications parfaitement indépendantes de l'action locale irritante, modifications qu'il est important d'analyser ici.

Organes de la digestion. Les fonctions de l'estomac deviennent plus actives, plus régulières, ce qui se juge surtout par l'augmentation de l'appétit, par la rapidité des digestions. Ces modifications ont lieu non seulement chez les gens bien portans, mais chez ceux encore dont l'estomac a été affaibli par de longues maladies, par une diète prolongée, par la continuité d'un régime antiphlogistique. Et plus bas, quand nous parlerons de l'action thérapeutique de l'Or, nous verrons quel parti Legrand a tiré des propriétés dont nous venons de parler.

Il arrive quelquefois que la modification exercée sur l'estomac aille jusqu'à l'irritation, ce qui peut arriver exceptionnellement chez les femmes qui sont douées d'une extrême irritabilité, ce qui se produit en général lorsque l'on fait à jeun les frictions sur la langue. Aussi est-il de précepte de prendre, avant chaque friction, du lait, une tisane mucilagineuse, ou de différer l'emploi du remède jusqu'après les premiers repas. Il ne faut pas être retenu par la crainte de troubler la digestion; l'expérience a prouvé, comme nous le disions tout à l'heure, que cette fonction n'en est que plus parfaite.

La constipation est une conséquence assez ordinaire de l'emploi de médicamens auriques, et il en devait être ainsi, puisque l'absorption intestinale semble être augmentée; toutefois nous ne pouvons nous empêcher de faire remarquer que l'arsenic, dont l'action sur les fonctions de l'estomac est assez analogue à celle de l'Or, rend au contraire les garderobes plus faciles.

Action sur le système nerveux. Cette action sur le système nerveux qui peut-être est la cause primordiale de l'exaltation fonctionnelle que l'Or détermine dans divers organes est surtout rendue évidente par cette disposition singulière que les femmes hystériques désignent par cette expression synthétique *état nerveux;* on l'observe chez les femmes surtout, rarement chez les hommes. Quant à l'exaltation des fonctions intellectuelles, elle existe véritablement, et ressemble à ce que l'on éprouve quand une passion excentrique nous agite ou que l'on est en pointe de vin. Certains organes, ceux surtout qui président aux fonctions génératrices semblent être plus particulièrement le terme de l'action excitante de l'Or; il y a chez les hommes principalement plus de salacité, et quelquefois il peut se montrer un priapisme douloureux. D'où la nécessité de s'abstenir des préparations auriques dans la période aiguë des chaudepisses, alors que les érections ont besoin d'être modérées.

Cette action excitante sur le système générateur se manifeste chez la femme moins par des appétits vénériens exagérés que par l'augmentation du flux et de la fluxion menstruels. L'Or est donc, comme l'iode, un puissant emménagogue, et, à ce titre, il exerce sur les vaisseaux hémorrhoïdaux la même influence congestive que sur le système vasculaire de la matrice. (Legrand: *de l'Or. Deux. édit.* pag. 73, 265, 271 *et passim.*)

Action pyrogénétique ou excitatrice de la fièvre. Nous avons vu, en parlant du mercure, que si l'on continuait pendant un certain temps à l'administrer, il survenait des phénomènes critiques divers et une fièvre mercurielle dans l'acception rigoureuse du mot; que pourtant on pouvait éviter cette fièvre en donnant le mercure par la méthode d'extinction : il en est de même pour les préparations auriques. Quand on les donne chaque jour et pendant deux, trois, quatre semaines de suite, il survient, après un laps de temps ordinairement assez court, une véritable fièvre parfaitement décrite par Niel (*Recherches et observations sur les effets des préparations d'Or*, Paris, 1821). Cette fièvre, regardée par l'auteur que nous venons de citer comme une condition *sine qua non* de l'action curative de l'Or, s'accompagne de sueurs fort abondantes, d'augmentation dans le flux des urines, et souvent aussi d'une salivation entièrement différente de celle que provoque le mercure en ce sens que les gencives et la membrane muqueuse buccale ne sont ni gonflées ni douloureuses.

Delafield, de New-Yorck, a constaté également la plupart de ces phénomènes qu'il appelle critiques, mais surtout la supersécrétion des urines, jusque-là qu'il crut devoir conseiller les préparations auriques dans le traitement de l'hydropisie, et ce fut avec succès.

Gozzi (*sopra l'uso di alcuni remedii aurifici*, Bologne, 1817) s'exprime ainsi : « J'ai observé qu'après l'emploi du perchlorure d'Or et de sodium, en friction sur la langue, le malade éprouve habituellement de l'inquiétude et un peu d'impatience. La chaleur de la peau augmente, le pouls prend de la force et de la fréquence; puis les urines deviennent de plus en plus abondantes et ont une belle couleur jaune. Les transpirations augmentent, puis apparaissent des sueurs générales ou partielles plus abondantes la nuit que le jour. Bientôt elles deviennent extrêmement copieuses en même temps que les urines ; mais le plus ordinairement le flux urinaire alterne avec la diaphorèse, et l'un supplée l'autre en quelque sorte. Ces phénomènes ne s'observent pas d'emblée ; mais ils se manifestent seulement après six, huit frictions, et même plus tard, suivant les individus et les circonstances dans lesquelles ils se trouvent. Cette augmentation dans la sécrétion des urines et des sueurs est toujours assez marquée pour fixer l'attention des malades. »

Legrand (*Loc. cit.*), qui rapporte également les opinions des auteurs dont nous venons de parler et qui partage leur opinion, fait observer que les phénomènes qui, suivant Gozzi, commencent à ne se montrer que le sixième ou le huitième jour, apparaissent beaucoup plus tard. Il est à regretter aussi que ces thérapeutistes n'aient pas fait connaître les influences que les climats et les températures exercent sur la prédominance relative et sur l'ordre d'apparition de ces phénomènes. Il est probable, en effet, que, pendant l'hiver, les sueurs peu abondantes ou fort tardives seront remplacées par une sécrétion plus grande d'urine ; que, dans une température plus élevée, les sueurs apparaîtront plus vite, tandis que les urines seront d'autant moins copieuses, etc., etc.

Chrestien, Niel, Gozzi, Legrand, regardent cette fièvre aurique comme un moyen curatif employé par la nature pour éliminer le principe morbifique ; et se livrent, à ce sujet, à des discussions qui ressemblent tout-à-fait à celles que nous avons abordées au commencement de ce volume, pag. 8 et suivantes. Cette opinion est exactement la même que celle qui avait prévalu jadis, relativement au mercure, dans le traitement de la vérole, et, pour rester dans les explications hippocratiques, les médecins qui donnaient le mercure avaient été au-delà des faits, exactement comme ceux qui donnent l'Or aujourd'hui.

Cette opinion est appuyée sur quelques faits exceptionnels qui sont loin de devoir faire loi. On a remarqué, en effet, que par le seul fait d'une fatigue soutenue, la vérole pouvait se guérir, et on a cité à satiété ces vers fameux de Fracastor.

.... Tibi nulla quies, nulla otia sunto.
Rumpe moras, agita assiduis venatibus apros
Impiger, assiduis agita venatibus ursos.
Nec tibi sit labor aerii cursu ardua montis
Vincenti, rapidum in valles deflectere cervum,
Et longâ lustrare altos indagine saltus.
Vidi ego sœpe, malum qui jam sudoribus omne
Finisset, sylvisque luem liquisset in altis.
(*Aphrodisiac* Page 189.)

Sans doute les sueurs sont bonnes pendant la syphilis; mais il nous semble peu probable que les vérolés se trouvent bien en général du singulier régime auquel Fracastor veut les soumettre, dans sa verve poétique; ses conseils se sentent un peu de l'époque où l'on mettait les misérables malades à la question de l'étuve, pour les guérir de l'affection vénérienne. Certes on peut affirmer que le repos, le calme de l'esprit et du corps, et un régime modéré guériraient, bien plus de véroles que les exercices rustiques de Fracastor.

La fatigue, les sueurs guérissent la syphilis, cela est moins vrai que cette proposition : le repos, le séjour dans l'appartement, guérissent la syphilis. Qu'on ne vienne donc pas, pour soutenir une doctrine très-respectable, puisqu'elle est hippocratique, torturer les faits à plaisir.

L'Or guérit la vérole sans phénomènes critiques appréciables, c'est un fait que n'avouent pas les auteurs que nous venons de citer; mais les observations si nombreuses publiées par Legrand dans son ouvrage parlent plus haut encore que les théories. En les lisant avec attention, on reste convaincu que, dans un grand nombre de cas, il n'y a eu aucun phénomène critique appréciable. Il est de la dernière évidence que l'Or, comme le mercure, s'ils sont administrés à petites doses, à des intervalles assez éloignés, et avec les précautions conseillées dans la fameuse méthode d'extinction de Montpellier, n'en guériraient pas la syphilis avec moins de sûreté que s'ils étaient donnés à telles doses qu'ils produisissent des perturbations graves et partant les actes critiques qui sont la conséquence nécessaire de presque toutes les grandes perturbations de l'économie.

Si d'ailleurs les préparations auriques guérissaient les maladies vénériennes par leurs qualités excitantes, à ce titre le calorique, l'ammoniaque, l'alcool, les labiées, le poivre, le gérofle, les huiles essentielles diverses, seraient les meilleurs antisyphilitiques! C'est pourtant à de semblables absurdités que mène la manie de classer et d'expliquer. On va chercher bien loin le mode d'action intime de l'Or, du mercure, du quinquina, etc., etc., et l'on suit, comme Barbier d'Amiens, la molécule thérapeutique cheminant à travers les tissus pour aller toucher la fibrille organique, au lieu de constater tout simplement les effets sans expliquer les intermédiaires. L'Or modifie tout l'organisme, c'est un fait évident; il neutralise, n'importe à quel titre et comment, des causes morbifiques puissantes, tenaces, désorganisatrices; nous le rangeons alors par ordre d'affinités à côté du mercure, de l'iode, de l'arsenic, etc., etc., sans prétendre le moins du monde qu'il ait avec ces substances, autre chose de commun que la fin thérapeutique. Concluons donc avec Niel que l'Or jouit d'une propriété occulte indépendante de son action excitante, de ses qualités physiques, en un mot que c'est un médicament spécifique.

Nous avons vu plus haut que les effets généraux des préparations auriques se faisaient sentir seulement dix, douze, quinze jours ou davantage après le début du traitement; il faut dire aussi que ces effets continuent encore long-temps après qu'on a cessé d'administrer le remède. Ainsi l'on voit les sueurs, la diurèse et les divers phénomènes nerveux durer long-temps encore. Ce fait n'est pas exceptionnel; il a lieu pour tous les médicamens que nous avons rangés dans la classe des altérans. Et, tandis que les autres substances ne laissent en quelque sorte qu'une trace légère de leur passage à travers l'économie, ceux-là laissent au contraire une empreinte profonde que le temps quelquefois ne peut effacer. Ces effets, disons-le encore, sont tout-à-fait indépendans de la propriété thérapeutique de l'Or; et il ne faut pas confondre dans les maladies l'action curative de la nature médicatrice avec celle du médicament. En effet une pleurodynie survient qui amène une fluxion inflammatoire de la plèvre et un épanchement séreux; on applique sur ce côté un vésicatoire ammoniacal que l'on saupoudre de morphine. La pleurodynie cède sous l'influence de l'opium; mais la pleusérie et l'épanchement pleuritique qui se guérissent seuls ensuite ne guérissent plus par l'opium, mais bien par l'action de la nature médicatrice, ou (si cette explication répugne), par une action tout-à-fait indépendante de celle de l'opium. De même, dans certaines formes chroniques: vous donnez l'Or, l'iode ou le mercure dans un sarcocèle vénérien, une fois la cause syphilitique détruite, la résolution marche seule, et met un an à s'accomplir, sans que désormais l'intervention des médicamens devienne nécessaire.

On nous pardonnera sans doute cette courte digression en faveur de l'importance de la loi thérapeutique dont nous venons d'ébaucher la formule.

Des accidens causés par l'Or. A entendre Legrand, c'est tout au plus s'il accorde à l'Or la possibilité de provoquer d'autres accidens que ceux qui sont dus à son action irritante topique. Il est pourtant difficile de concevoir qu'une substance si énergique et qui amène tant de perturbation soit toujours parfaitement innocente. Les partisans exagérés des préparations auriques accusent hautement le mercure et absolvent l'Or; les autres au contraire ne reconnaissent point à celui-ci l'innocuité qu'ils accordent au mercure.

Iliacos intra muros peccatur et extra.

Cullerier accusait le perchlorure d'Or et de sodium d'occasionner une chaleur interne, de la céphalalgie, de la sécheresse de la bouche et du gosier, de l'oppression, une irritation gastrique et gastro-intestinale de l'accélération du pouls, de la fièvre.

Percy, dans son célèbre rapport à l'Académie des sciences, attribue à l'Or des accidens plus graves. « Chez plusieurs malades, il a éveillé une sensibilité générale; il a converti l'état indolent des tumeurs soit osseuses soit glanduleuses en un état d'exaspération et d'inflammation qu'il a été difficile de calmer. Chez deux malades, il a produit une gastrite très-alarmante. Nous l'avons vu chez deux autres occasionner de violens accès de fièvre et de très-fortes coliques. Il a une fois couvert le corps d'une espèce de dartre. Une périostose volumineuse, jusque-là exempte de douleurs, en causa à la dixième prise de très-lancinantes, qui amenèrent bientôt une dégénérescence carcinomateuse, à laquelle le sujet succomba. »

Chrestien lui-même, avec une bonne foi que tous auraient dû imiter, accuse l'Or de quelques accidens qui, suivant nous, et suivant Legrand qui les analyse, sont évidemment dus à la syphilis contre laquelle les préparations auriques avaient été dirigées.

Niel, Gozzi, Chrestien, Legrand, répondent à ces objections que l'Or, comme le mercure, comme d'autres médicamens, peut sans doute causer quelques accidens s'il est administré à de trop fortes doses ou dans des conditions où l'on doit s'abstenir de son emploi ; qu'il faut imputer ces accidens quelquefois à la maladie, et plus souvent au médecin imprudent ou inexpérimenté. Ils offrent en témoignage les faits nombreux consignés dans leurs écrits, et les résultats de leur pratique journalière.

Quant à nous, en lisant attentivement plus de 400 observations rapportées dans la 2e édition de l'ouvrage de Legrand, nous restons convaincus, non de la prééminence de l'Or sur le mercure, mais de ce fait, savoir : Que l'or est un médicament utile; en second lieu, que son emploi mesuré est ordinairement exempt d'inconvéniens, qu'il en occasionne surtout moins que le mercure.

Emploi thérapeutique des préparations auriques. Syphilis. Les heureux résultats de l'Or dans le traitement des maladies vénériennes sont aujourd'hui un fait incontestable et bien acquis à la science. On peut lire dans les écrits des auteurs qui se sont occupés de ce point de thérapeutique d'innombrables observations qui prouvent les propriétés antisyphilitiques des composés auriques. Le travail de Legrand dans lequel on regrette l'absence de tout résumé, contient sur ce sujet des faits très-probans. Il rapporte d'abord des histoires de syphilis primitives guéries par l'administration de l'Or seul. Ces véroles étaient, pour la plupart, assez graves pour qu'on ne pût logiquement attribuer la guérison à l'expectation. L'influence de l'Or devient beaucoup plus évidente encore quand les accidens primitifs duraient depuis long-temps, qu'en un mot la syphilis était invétérée. Dans ce cas, on savait à quoi s'en tenir sur l'expectation; elle n'avait fait qu'empirer le mal. Ces accidens primitifs étaient tous ceux qui siégeaient dans les parties génitales ou au voisinage, telles que chancres, végétations, bubons, rhagades, fissures, etc., etc., etc. Enfin des observations tout aussi nombreuses prouvent l'heureuse influence de l'Or dans le traitement des accidens secondaires et constitutionnels, tels que ulcères des fosses nasales, du pharynx, du larynx, syphilides cutanées, exostoses, nécroses, caries, consomptions vénériennes.

Quant à la blennorrhagie, elle ne paraît pas avoir été aussi évidemment modifiée que les autres accidens vénériens; c'est du moins ce qui résulte des observations citées par Legrand lui-même, quoique celui-ci paraisse les trouver concluantes, nous ne savons sur quel fondement. Il est évident pour tout homme impartial que l'Or n'a pas plus d'action que le mercure sur les flux blennorrhagiques, à moins que ce flux ne tienne, comme cela a lieu quelquefois, à des ulcérations siégeant sur la membrane muqueuse de l'urètre ou sur le col de l'utérus. Dans ce cas on comprend comment, en guérissant les chancres syphilitiques, l'Or guérit l'écoulement qui en est la conséquence.

Vient ensuite la grande question de la prééminence de l'Or sur le mercure. Les partisans de l'Or rassemblent tous les faits qui démontrent les inconvéniens de l'abus des mercuriaux. Ils nous présentent d'une part des hommes défigurés, mutilés, tués par le mercure ; de l'autre les heureux qui ont dû à l'Or le rétablissement d'une santé délabrée ; et quand ils proclament bien haut les bienfaits des préparations auriques employées chez ceux mêmes dont le mal avait résisté au mercure, ils oublient ou du moins feignent d'oublier les immenses services que rend le mercure à quelques-uns de ceux que l'Or n'a pu délivrer de leur vérole.

L'exagération dans les éloges que l'on donne à un médicament est la voie qui mène le plus sûrement à l'incrédulité ceux que l'on voudrait convaincre. Les thérapeutistes désintéressés dans la question conviennent de bonne foi que, parmi les médicamens altérans, il en est qui, ennemis d'une constitution, vont au contraire beaucoup mieux à une autre ; que tel n'est pas guéri par l'Or et se sauve par le mercure; que celui-ci trouve dans l'iode un secours que l'Or et le mercure lui avaient refusé. De sorte qu'il faut accepter sans exclusion le bien d'où qu'il vienne, et rester convaincu surtout de cette grande loi thérapeutique, que le même moyen ne va pas à tous, fût-il généralement bon, et qu'il faut savoir recourir à ceux mêmes qui sont utiles exceptionnellement.

Sæpe premente deo, fert deus alter opem.

On remarque assez souvent pendant l'administration de l'Or, dans la vérole constitutionnelle, quelques phénomènes dont le médecin doit être instruit, s'il ne veut courir le risque de tomber dans une grave erreur thérapeutique. Il arrive en effet que, sous l'influence des préparations auriques, tous les accidens syphilitiques locaux prennent un surcroît d'intensité, que même il en apparaisse de nouveaux. Ces phénomènes, loin de devoir inspirer des craintes, sont plutôt désirables ; car, peu de jours après leur manifestation, on voit la maladie suivre une marche rapidement rétrograde. Il est donc bien important que le médecin se rassure et surtout qu'il prévienne et rassure ceux qui sont confiés à ses soins.

Parmi les avantages que les partisans de l'Or reconnaissent à ce médicament dans le traitement de la syphilis primitive ou secondaire, il faut citer le suivant ; c'est que, la plupart du temps, il n'est besoin ni d'exciter les excroissances ni de faire usage d'aucune application topique. Quelquefois pourtant on retire des avantages en pansant les ulcères de mauvais caractère avec une pommade aurique, ou en frictionnant les engorgemens syphilitiques avec cette même pommade.

Scrophules. Des faits nouveaux publiés par Legrand (*Journal des connaissances Médico-chirurgicales*, t. V, 4e année) témoignent en faveur des préparations d'Or dans le traitement de la scrophule. En même temps qu'il donne l'Or à l'intérieur pour modifier la constitution et pour combattre le vice scrophuleux, il traite topiquement, par les pommades auriques, les ulcérations qui peuvent siéger au col ou dans toute autre partie. Déjà Lallouette avait, dans le milieu du siècle dernier, vanté contre les scrophules *deux foies de soufre solaire, et un savon antimonial par la voie solaire*, composés dans lesquels il entrait de l'Or ; et plus tard Chrestien de Montpellier, dans son enthousiasme pour l'Or, avait aussi préconisé son remède favori, non seulement dans le traitement de la scrophule, mais dans celui des dartres, du goître, du squirrhe de la matrice, et même de la phthisie tuberculeuse.

L'Or n'a pas, il est vrai, tenu toutes les grandes promesses que son patron avait faites en son nom, mais, outre la syphilis qu'il guérit évidemment et souvent, et la scrophule qu'il modifie avantageusement s'il ne la guérit pas complètement, il se recommande encore avantageusement dans le traitement des dartres, et alors il s'emploie surtout topiquement, bien que ses partisans le regardent comme agissant utilement aussi quand on l'administre intérieurement.

Niel a observé des exemples d'ophthalmie scrophuleuse, d'engorgement du gland, de tumeurs blanches, de teigne, de goître, d'éléphantiasis, guéris par d'assez fortes doses d'Or. Le docteur Groetzner a réussi, par d'énormes doses de muriate d'Or, un quart, un demi, et même un grain, dans des cas d'ascite dépendante d'affections chroniques du foie, chez des malades non épuisés. (Mérat et Delens. *Dic. de mat. méd.*, tome v, p. 85.)

Maladies du tube digestif. Nous avons insisté, au commencement de cet article, sur la propriété qu'ont les composés auriques de rétablir les fonctions de l'estomac. Legrand nous a communiqué, sur ce sujet, un mémoire manuscrit fort intéressant. On y trouve plusieurs histoires d'enfans du premier âge, affectés de diarrhée, de vomissemens, de dyspepsie, et dans un état de marasme qui inspirait les plus sérieuses inquiétudes pour leur vie; il administrait l'Or divisé, incorporé à du miel, un demi-grain à un grain d'Or par once d'excipient, et il faisait prendre, chaque jour, une ou deux cuillerées à café de cette mixture. Préalablement il calmait les douleurs de ventre, s'il en existait, par des bains, des cataplasmes et des clystères émolliens. Il continuait ainsi la préparation aurique jusqu'à ce que la santé ne laissât plus rien à désirer, et il ne craignait pas d'aller jusqu'à six, huit, dix grains pour tout le traitement.

Aménorrhée. Quand nous nous sommes occupés de l'action physiologique de l'Or, indépendamment de ses propriétés thérapeutiques, nous avons vu qu'il congestionnait les vaisseaux du bassin, et qu'à ce titre, c'était un moyen puissant de provoquer les règles et la fluxion hémorrhoïdale. C'est un point de ressemblance de plus que l'Or a avec l'iode. Il en résulte que, chez les femmes enceintes, chez celles qui, à leur époque critique, ou dans tout autre moment, sont sujettes aux métrorrhagies, chez celles encore qui ont une fluxion permanente du côté de l'utérus, il y a inconvénient réel à donner des préparations auriques, et qu'au contraire il y aura tout avantage à les administrer, si les règles sont trop peu abondantes, ou nulles; mais il est important de faire ici des réserves semblables à celles que nous avons faites en parlant des propriétés emménagogues de l'iode. (Page 13, tome 2.)

Il nous reste à parler de l'Or comme topique. Legrand d'abord et Récamier ensuite ont employé le perchlorure d'Or comme caustique dans les ulcérations du col de l'utérus. Pour lotions, pour injections vaginales, on fait usage du perchlorure d'Or et de sodium en dissolution dans de l'eau distillée, à la dose d'un grain pour une, deux et même quatre onces de véhicule.

Les pommades auriques, dont nous donnons plus bas la formule, servent non seulement pour déterger les ulcères vénériens, mais encore pour modifier les ulcérations scrophuleuses, dartreuses, et les affections herpétiques diverses.

Préparations auriques. Mode d'administration. Doses (1). Les préparations auriques employées jusqu'ici par Chrestien et par ses disciples sont 1° l'Or divisé; 2° l'oxide d'Or par l'étain; 3° l'oxide d'Or par la potasse; 4° le perchlorure d'Or et de sodium.

L'Or divisé s'administre par doses croissantes d'un quart de grain à quatre grains par jour, en frictions sur la langue (cette friction doit être d'une durée de quatre minutes pour l'Or divisé et pour les oxides; une minute suffit pour le chlorure). On l'administre aussi à l'intérieur, ainsi que toutes les préparations d'Or, le matin, à jeun, dans une cuillerée de confiture non acide; une demi-heure après, le malade boit un grand verre de petit lait. L'Or divisé s'emploie également en tablettes, en pilules. On compose des pommades en incorporant 6 à 12 grains d'Or divisé dans de l'axonge ou du cérat; des tablettes selon la formule suivante :

Or divisé ou mieux oxide d'Or : quinze grains;

Sucre blanc en poudre, une once.

Mêlez exactement et faites avec le mucilage de gomme adragant une masse que vous diviserez en soixante tablettes.

Les pilules se composent en mêlant l'Or divisé ou mieux l'un des oxides avec un extrait quelconque. On fait ainsi des pilules d'un dixième de grain, qu'on prend le matin à jeun; en commençant par une et en allant jusqu'à dix.

(1) Nous empruntons les détails qui vont suivre à l'ouvrage de Legrand.

Les *oxides d'Or* sont employés sous les mêmes formes que l'Or divisé, mais pas habituellement à l'extérieur ; ils se donnent à la dose d'un dixième de grain, d'un grain et même de deux grains par jour. L'oxide d'Or par l'étain est plus énergique que celui par la potasse.

Le *perchorure d'Or et de sodium* est un caustique puissant : on le donne pulvérisé et mêlé à de fortes proportions d'une poudre parfaitement inerte, l'iris par exemple ou l'amidon. Il s'administre le plus ordinairement en friction sur la langue, à la dose d'un trentième à 1/3 de grain par jour. Niel a même poussé la dose jusqu'à un grain par friction. On peut aussi pratiquer cette friction sur la face interne des joues; mais on préfère la langue, de peur que le contact du médicament ne noircisse les dents. On remarque en effet que lorsqu'on fait ces frictions sur la langue, celle-ci et le doigt deviennent d'un violet foncé qui ne s'efface qu'à la longue et lorsque l'on ne fait plus usage de ce moyen depuis long-temps. Si par mégarde on touche les dents, celles-ci se noircissent également, et il faut quelquefois plusieurs semaines avant que cet inconvénient ne disparaisse. Pour éviter la tache qui s'attache au doigt, Legrand conseille de se servir de la petite éponge qui se trouve placée souvent sur l'un des côtés des brosses à dents.

Le mécanisme de la friction et peut-être l'action irritante du médicament déterminent toujours une abondante sécrétion de salive. Chrestien pense qu'après avoir gardé quelque temps la salive dans la bouche on peut la rejeter ; Gozzi, au contraire, donne le conseil de l'avaler ; Legrand se range à l'avis de ce dernier.

Le perchlorure d'Or et de sodium peut aussi se donner à l'intérieur, mêlé à de la poudre d'iris, sur de la confiture non acide, ou en dissolution dans l'eau distillée. On ne doit jamais le prescrire en tablettes, en pilules, ou dans des sirops, parce que, de cette manière, il se décompose.

Chrestien a une fois administré avec le plus grand succès, suivant la méthode de Cirillo, en frictions sous la plante des pieds, le perchlorure d'Or et de sodium incorporé à l'axonge, à la dose d'une demi-once de sel aurique pour quatre onces de graisse. On consomme un gros de pommade pour la première friction et on augmente la dose de temps en temps.

Quand la langue est excoriée ou trop irritable, il faut pratiquer les frictions sur la face interne des joues, et si quelques accidens empêchent de les faire sur cette dernière partie, on les fera à la base du gland ou à la face interne des grandes lèvres.

Les doses nécessaires pour obtenir la guérison d'une syphilis récente ne sont pas les mêmes que celles qu'il convient d'employer dans une vérole constitutionnelle ou dans les scrophules, ou bien encore dans le traitement des maladies chroniques de la peau.

Pour la syphilis, les doses de perchlorure d'or et de sodium sont comprises entre les limites de 3 à 40 grains; les doses d'Or divisé et d'oxide sont beaucoup plus considérables.

Cinq grains de chlorure, en commençant par un seizième, et allant à chaque grain par doses croissantes, de manière que le dernier grain soit administré par douzièmes, suffisent, en général, pour les maladies vénériennes récentes; la quantité du médicament doit être double et triple même pour les véroles constitutionnelles.

Quand on suppose que les préparations auriques devront être administrées pendant long-temps, il faudra changer souvent de préparation, et insister principalement sur les oxides et sur l'Or divisé, qui n'ont pas d'action irritante.

Les précautions à prendre pendant le traitement et le régime n'ont rien de spécial; mais ceux qui sont en traitement doivent se souvenir qu'ils sont malades et se conduire comme tels.

ALCALINS, EAUX MINÉRALES ALCALINES.

Déjà, dans notre premier volume, en traitant des irritans locaux, nous avons indiqué la plupart des propriétés des Alcalins donnés à l'intérieur. Ce serait ici le cas d'y revenir un instant et de nous appesantir plus particulièrement sur les préparations de chaux, d'ammoniaque, de potasse, de soude, et sur les Eaux minérales alcalines, surtout sur celles de Vichy; mais nous ferons mieux comprendre tout à l'heure ce que l'on doit attendre des Alcalins en général, lorsque nous nous occuperons de la médication altérante, nous réservant d'étudier d'une manière toute spéciale les eaux de Vichy, dans le chapitre de notre ouvrage que nous consacrerons exclusivement à l'histoire des eaux minérales.

MÉDICATION ALTÉRANTE.

Parmi les agens de la matière médicale, il en est qui n'exercent sur l'économie qu'une action fugace ; la modification ne semble avoir touché que le système nerveux, peu d'instans, peu d'heures, peu de jours suffisent pour effacer toute trace du passage du médicament ; et, dans cette catégorie, nous rangeons les irritans eux-mêmes et les escharrotiques, qui, tout en causant une perturbation locale aussi énergique que possible, n'atteignent pourtant pas la profondeur, l'intimité de l'économie, et n'étendent leur sphère d'action qu'à une distance peu considérable.

Il en est d'autres qui donnent aux élémens organiques quelque chose qui demeure, qui survit à l'impression primitive du médicament ; c'est tantôt un élément constitutif ou une aptitude fonctionnelle plus complète, et ceux-là prennent le nom de *toniques* : tantôt, au contraire, ils dénaturent le sang et les humeurs diverses ; ils les rendent moins propres à la nutrition interstitielle, et à fournir des élémens aux phlegmasies aiguës ou chroniques, et ceux-là prennent le nom d'*altérans*.

Dans le chapitre suivant, nous aurons à nous occuper des médicamens et de la médication toniques ; maintenant nous allons traiter de la Médication altérante.

Dans les maladies qui modifient à peine l'économie, dans celles qui n'occupent qu'un organe peu essentiel, on comprend sans peine qu'une médication superficielle, s'il nous est permis de nous exprimer ainsi, suffise pour la curation ; mais quand l'économie est profondément émue, quand un organe d'une extrême importance est envahi, ou que la multiplicité des accidens locaux équivaut en définitive à une vaste lésion unique, ou bien encore quand un mal chronique, dans ses allures et dans ses formes, d'une nature rebelle et tenace, a pris racine dans l'économie, force est bien d'opposer une défense plus énergique à une attaque plus puissante, et c'est alors qu'il faut mettre en œuvre des moyens qui modifient puissamment.

En tête des agens de la Médication altérante, il faut placer la saignée. Ce moyen thérapeutique puissant que nous étudierons d'une manière toute spéciale en traitant de la médication antiphlogistique, a pour résultat non seulement de spolier le système vasculaire et par conséquent tous les tissus auxquels il porte la vie, mais encore de changer la composition intime du sang comme nous le démontrerons plus tard. Mais si, dans l'état aigu, ce moyen trouve souvent son opportunité, on ne peut se dissimuler que, dans l'état chronique, il ne peut être ordinairement admis, parce que la santé générale se trouverait trop fortement compromise par des saignées répétées et long-temps continuées. Il faut alors recourir à des agens qui modifient le sang sans détruire tout-à-fait les élémens réparateurs qu'il contient. Ces agens, ce sont les médicamens altérans.

Leur indication se présente dans les maladies aiguës et dans les affections chroniques.

1° *Dans les maladies aiguës*. Nous l'avons déjà dit, si dans le début d'une maladie aiguë le médecin entrevoit la nécessité de modifier presque instantanément la crase du sang, afin d'agir dans un sens analogue à la saignée, les altérans trouveront leur place. Mais ces altérans sont de deux sortes; les uns liquéfient, atténuent le sang immédiatement et sans excitation préalable, ce sont le mercure et les alcalins : les autres, avant de produire leur effet altérant, excitent une irritation générale plus ou moins vive, et toujours d'autant plus vive que l'on cherche à obtenir plus promptement l'effet que l'on désire; ce sont l'arsenic, l'iode, l'or. Ces derniers doivent donc toujours être proscrits dans les affections aiguës.

Quant au mercure et aux alcalins, à côté desquels nous rangerons le nitrate de potasse, ils agissent comme altérans, sans phénomènes intermédiaires, à peu près comme la saignée.

Ainsi, le mercure à hautes doses, dans la péritonite puerpérale, dans le rhumatisme synovial; à petites doses concurremment avec la saignée, dans les inflammations aiguës franches des parenchymes et des membranes. Ainsi, les sels alcalins de soude, et le nitrate de potasse à doses très-élevées, dans les mêmes circonstances: et MM. Texier et Gendrin ont récemment prouvé que l'on obtenait de rapides succès en donnant par jour jusqu'à une once de sous-carbonate de soude ou de nitrate de potasse aux malades atteints de la plus rebelle et de la plus inflammatoire des affections aiguës, le rhumatisme articulaire fébrile.

Ces trois agens de la Médication altérante ne doivent pas être employés indifféremment, et leur portée est loin d'être la même. L'un, le mercure, altère profondément la constitution, et ses traces persistent quelquefois pendant plusieurs mois: les deux autres agissent immédiatement avec presque autant d'énergie, mais peu de jours après leur emploi, l'organisme ne s'en souvient plus, parce qu'ils sont facilement assimilés ou éliminés. Ils ne jettent pas non plus dans un affaiblissement aussi complet. De là l'indication de choisir ces deux derniers de préférence si l'on a lieu de supposer que la constitution du malade va fléchir dès que l'inflammation sera tombée, et la nécessité de préférer l'autre chez des malades vigoureux, dont les réactions sont soutenues ou dont les phlegmasies doivent avoir de la continuité.

Dans les affections typhoïdes, et nous n'entendons pas par là la dothinenterie, mais bien toutes les maladies s'accompagnant d'accidens typhiques, nous craindrions surtout les altérans à longue portée, le mercure par exemple; et la raison en est bien simple. Au début de ces affections, chez certains individus, il se présente quelquefois des phénomènes de réaction trop énergique qui obligent le médecin à intervenir avec des moyens déprimans. Les altérans et la saignée remplissent assez bien cette indication ; mais la saignée et le mercure surtout sont des agens de longue portée : et si, peu de jours après, survient la période de stupeur et de débilitation, nous aurons perdu les moyens de ramener l'économie au type d'énergie convenable pour triompher de la maladie. Nous n'avons pas ces moyens, parce qu'on ne peut, en un jour, reconstituer le sang ; parce qu'on ne peut, en un jour, débarrasser l'économie du mercure qui imprègne les tissus, et qui a si profondément débilité. Au lieu donc des mercuriaux et de la saignée, nous emploierons le nitrate de potasse ou les lessives alcalines, dont les effets intimes pourront être neutralisés par des moyens toniques d'une application facile. Tout cela dans l'hypothèse où, au début des maladies typhoïdes, il conviendrait de débiliter ou de déprimer, indication qui, suivant nous, ne se présente presque jamais. C'est dire que, dans notre opinion, la Médication altérante est nuisible dans ces sortes de maladies.

2°. *Dans les maladies chroniques.* Quand un mal a jeté de profondes racines, que les accidens s'accroissent avec lenteur ou restent stationnaires, que les organes essentiels à la vie sont compromis, ou qu'une affection, locale jusqu'ici, menace de se généraliser, on ne saurait trop insister sur les moyens propres à combattre ou la cause de ces affections, ou les effets qu'elles ont produits. Tantôt, en effet, le Médicament altérant s'attaque à la cause qu'il neutralise, et les lésions produites par cette cause se guérissent ensuite par les seuls efforts de la nature : tantôt la cause qui s'use par les progrès de l'âge ou d'une tout autre manière impossible à connaître a laissé des traces de son passage dont la guérison spontanée est sinon impossible, du moins fort longue et fort difficile ; et l'agent altérant guérit ces effets sans avoir la plupart du temps prise sur la cause. Ainsi le mercure, l'or, l'iode semblent pouvoir neutraliser la cause syphilitique, et au contraire l'iode et l'or n'avoir de prise que sur les accidens consécutifs de la scrophule. En d'autres termes, et alors nous serons plus exacts, ces médicamens détruisent à la fois et la cause syphilitique quand elle est évidemment présente, et les accidens symptomatiques qui l'accompagnent; et au contraire, dans l'âge où la scrophule fait encore des progrès, où par conséquent elle existe encore comme cause réelle dans l'économie, ces moyens semblent beaucoup moins efficaces qu'à l'époque où il ne reste plus à combattre que les altérations organiques plus ou moins graves qui ont été la suite des attaques successives du vice scrophuleux.

En y regardant de près, on verrait peut-être, entre ces maladies et la manière d'agir des médicamens, plus d'analogie qu'il ne semblait y en avoir au premier abord; car, dans la syphilis primitive et récente, nous n'avons pas plus de prise sur le virus syphilitique avec nos agens altérans, que sur la scrophule commençante. Il y a peut-être cette seule différence que la première période de la scrophule peut durer plusieurs années, que celle de la vérole s'accomplit dans l'espace d'un ou deux mois.

Dans le mode d'action des altérans sur les vices et sur les virus, il y a quelque chose de tout à fait spécifique; car il n'y a aucun intermédiaire évident entre l'effet et la cause. La manière d'être du médicament par rapport à l'économie dans l'état de santé ne fait rien préjuger de son action curative antisyphilitique ou antiscrophuleuse; mais il n'en est pas de même quand on les considère indépendamment de leur mode d'action spécifique, par rapport aux affections chroniques communes. Ici on saisit jusqu'à un certain point le mécanisme de l'action de l'iode dans le goître, par exemple; des eaux de Vichy dans les engorgemens du foie: l'iode donné à un individu bien portant, et porté pendant longtemps à de très-hautes doses, détermine une sorte d'atrophie générale, de marasme; on explique alors comment, dans un tissu épigénétique, ou dans une tumeur accidentelle, le même médicament pourra opérer des effets analogues et partant la résolution.

On sait que le foie reçoit une masse immense de sang qu'il est chargé d'élaborer ; quand il est malade on lui envoie du sang rendu évidemment alcalin, moins coagulable, plus ténu par les sels de soude ; on comprend que la circulation s'y fasse mieux et que la facilité de l'exécution de la fonction mette l'instrument de cette fonction dans de meilleures conditions de curabilité. Certes nous nous garderions bien d'affirmer que l'iode et les alcalins guérissent le goître et les maladies du foie par le mécanisme que nous venons d'indiquer ; mais enfin on peut ici hasarder une explication qui n'est pas absolument ridicule, tandis que le mécanisme de la guérison de la vérole par l'or ou par le mercure échappe à toute explication un peu raisonnable.

Les médicamens que nous avons étudiés dans ce chapitre ne sont pas exclusivement altérans ; et, en vérité, nous ne savons s'il existe, dans la matière médicale, un seul agent qui puisse se ranger rigoureusement dans une classe déterminée. C'est à bon droit, à coup sûr, que l'opium a été placé par nous dans la classe des stupéfians ; mais l'opium excite vivement la circulation, il est sudorifique, il est aphrodisiaque, il est emménagogue. Au même titre, outre ses propriétés altérantes, l'iode, par exemple, est excitant, emménagogue ; l'or est un tonique puissant pour l'estomac. Ce que nous disons ici a ce double but d'abord de faire voir la vanité des classifications, et en outre de bien faire apprécier aux praticiens les qualités complexes des médicamens, pour qu'ils puissent se mettre sur leurs gardes, avertis qu'ils sont que les agens de la matière médicale sont souvent des armes à deux tranchans, et qu'il faut savoir à propos utiliser une des propriétés du médicament et neutraliser celle qui, dans la circonstance présente, pourrait être nuisible.

MÉDICAMENS TONIQUES.

Nous diviserons les Médicamens toniques en *toniques purs* et *toniques astringens*.

TONIQUES PURS.

Fer.

Le Fer, *ferrum*, *mars* des alchimistes, est le métal le plus répandu dans la nature. Tout le monde connaît ses nombreux usages dans les arts industriels ; nous n'avons à le considérer que sous le point de vue thérapeutique.

Il nous paraît impossible de pouvoir jamais se passer de Fer dans le traitement des maladies des femmes. Ce métal rend de tels services, et surtout des services si exclusifs, qu'on doit le placer à côté du quinquina.

Action physiologique du fer sur l'homme sain. Les préparations martiales données à l'intérieur exercent sur l'homme et sur la femme en état de santé des effets peu considérables, et qui pourtant méritent d'être notés.

Sous leur influence, il ne se produit immédiatement aucun effet sensible; mais, après huit ou quinze jours, il se manifeste un sentiment de plénitude, de pléthore, qui jette dans un malaise indéfinissable. La tête est lourde et douloureuse, l'intelligence moins nette, en un mot surviennent les signes de la pléthore sanguine. Il n'y a pas de fièvre, pas d'excitation proprement dite, pas de modifications dans les sécrétions.

Ses effets sur l'estomac sont peu appréciables. Il n'augmente pas l'appétit, il le diminue même le plus souvent, et cause des pesanteurs d'estomac, des éructations nidoreuses, de la diarrhée, et plus fréquemment de la constipation.

Les garderobes prennent invariablement une couleur noire analogue à celle de l'encre; et ce phénomène en a souvent imposé aux médecins pour des déjections mélœniques. Cette teinte noire, suivant Barruel, est due à la combinaison de l'acide gallique ou tannique qui se trouvent mêlés à nos alimens. Bonnet l'attribuait à la combinaison du soufre avec le Fer, et, dans ce cas, il croyait à la formation d'un sulfure de Fer.

Les urines contiennent également du Fer, comme le démontrent les réactifs chimiques.

L'influence du Fer sur la menstruation est tout autre que celle qui lui est ordinairement attribuée. Suivant tous les thérapeutistes, les martiaux activent les règles; mais des relevés statistiques faits avec soin nous ont prouvé que les règles étaient retardées et rendues moins abondantes par ces préparations. Nous verrons plus bas quelles raisons ont fait adopter généralement l'opinion contraire.

Topiquement, les ferrugineux exercent sur les tissus une action astringente; ils modèrent la suppuration des ulcères, hâtent la cicatrisation des plaies, tempèrent les hémorrhagies. Les préparations solubles sont évidemment plus énergiques, les insolubles ont néanmoins les mêmes propriétés styptiques que les autres, mais à un moindre degré.

Action thérapeutique des préparations ferrugineuses. Pour bien comprendre le mode d'action des martiaux dans des maladies auxquelles ces médicamens conviennent, il est indispensable d'entrer dans quelques considérations sur les troubles divers que les modifications dans la crase du sang exercent sur l'économie.

A la suite d'une abondante saignée, sans doute parce que les organes ne reçoivent plus l'influx normal nécessaire à l'accomplissement des fonctions dont ils sont chargés, il survient dans l'économie des troubles nombreux. Ces troubles, d'abord très-notables, disparaissent peu à peu à mesure que le sang se renouvelle. Mais si les saignées sont répétées de telle manière que le sang ne puisse se renouveler, si l'alimentation n'est pas assez succulente pour fournir aux matériaux de cette réparation, ou bien encore si une maladie, inconnue dans son essence et si commune chez les femmes, décolore le sang plus profondément encore que chez ceux qui ont éprouvé des pertes de sang abondantes, il se manifeste, chez les femmes, ce qui est connu sous le nom de chlorose chez les hommes ce qui a reçu le nom d'anémie.

La chlorose est presque toujours spontanée. L'anémie est à peu près constamment le résultat de pertes de sang.

Il est difficile de dire pourquoi la chlorose est l'apanage tellement exclusif des femmes, que l'on a peine à trouver un jeune garçon chlorotique. Cela s'expliquerait, du moins en partie, par la différence du sang dans les deux sexes. En effet l'analyse de Fœdish a démontré (*Journal des con. méd. chir.*, t. IV, p. 216) que le sang d'un jeune homme à l'état de santé contenait, sur cent parties, dans deux expériences différentes:

Cruor.	Sérosité.	Fibrine.	Fer.	Eau.
13,611	8,801	2,460	0,880	74,248
15,000	9,320	3,111	1,001	71,568

Le sang d'une femme à l'état de santé contenait dans deux expériences différentes :

12,400	8,601	2,511	0,801	75,687
14,400	8,920	2,501	0,901	73,278

D'où il suit que, dans l'état physiologique, le cruor et le Fer sont moins abondans chez la femme que chez l'homme.

Or ce sont précisément ces deux élémens qui manquent chez la femme chlorotique, comme le prouvent les deux expériences suivantes faites par Fœdish sur deux femmes atteintes de chlorose.

Cruor.	Sérosité.	Fibrine.	Fer.	Eau.
9,141	9,261	0,640	0,330	80,628
8,590	8,221	0,631	0,501	83,075

Cette curieuse analyse de sang rend raison d'abord de la pâleur et de la liquéfaction du sang des chlorotiques, et en outre de la plupart des symptômes singuliers qu'elles éprouvent. On conçoit en effet comment le sang dépouillé en partie de ses principes excitans, le cruor et le Fer, de son principe réparateur, la fibrine, ne suffise plus à l'entretien matériel des organes, et qu'il en résulte des troubles fonctionnels nombreux.

Les muscles de la vie de relation se décolorent, s'atrophient et se relâchent; de là la difficulté, la lenteur des mouvemens; les muscles de la vie organique participent aux mêmes troubles; de là, la dilatation du cœur, la difficulté de la circulation, la paresse de l'estomac, la constipation, les flatulences. Enfin, le sang n'arrivant ni aux centres nerveux, ni aux glandes, ni aux membranes avec ses qualités naturelles, les centres nerveux, les glandes, les membranes ne peuvent plus fonctionner comme dans l'état normal.

Si donc on rendait au sang les élémens principaux qui lui manquent, on le rendrait de nouveau apte à influencer régulièrement l'économie. Or le Fer remplit ce but.

On s'est demandé par quel moyen le Fer rendait ainsi la coloration au sang. Les uns, et c'était le plus grand nombre, attribuaient à ce médicament une action uniquement tonique en vertu de laquelle les fonctions digestives et nerveuses étaient influencées de manière à rendre plus parfaites l'innervation et la nutrition, et ainsi se trouvait rapidement facilitée la reconstitution organique.

Les autres, et ceux-ci, peu nombreux jadis, le sont aujourd'hui davantage, veulent que le Fer absorbé passe directement dans le sang, lui rende immédiatement les principes qui lui manquent, et fasse d'emblée de ce fluide un élément réparateur.

L'existence du Fer dans le sang était admise et avait été déjà démontrée long-temps avant nous, et c'était de ce métal que l'on faisait dépendre la couleur du cruor. (Jos. Badia, Galeacius, Menghinus, Rhades, Widmer, *cités par* Gmelin, tome 7, p. 315). Haller (*Elementa physiologiæ*, t. 2, p. 316). Fourcroy (*Élémens de l'histoire naturelle et de la chimie*, 2e édit., t. 2, p. 310). Mais cette présence du Fer dans le sang était niée par beaucoup de chimistes; ils prétendaient n'avoir pu la démontrer, et regardaient comme controuvés les faits sur lesquels s'appuyaient les auteurs que nous venons de citer. Mais Barruel, chef des travaux chimiques de la faculté de médecine de Paris, a fait voir que le sang contenait une énorme proportion de Fer, que, dans le sang, la partie cruorique seule en renfermait, et il a, sous les yeux d'un grand nombre de médecins, extrait du Fer de tout sang qu'on lui présentait. Nous pouvons ici joindre notre témoignage. L'un de nous, étant à l'école de médecine en août 1832, fut pris d'accidens qui nécessitèrent une copieuse saignée. Il s'était saigné lui-même, et avait ôté de la veine deux livres de sang. Cette opération se faisait en présence de Barruel qui nous proposa d'extraire devant nous le Fer contenu dans ce sang. Nous acceptâmes. Barruel fit calciner le sang, puis l'ayant mis dans un creuset préparé d'une certaine manière comme pour réduire les métaux, il le soumit à l'action d'un feu de forge très-ardent, et nous trouvâmes au fond du creuset un globule de Fer pesant 18 grains. Le même Barruel traita de la même manière 12 onces de sang tiré à Orfila, doyen de la faculté de médecine de Paris, pendant une attaque de choléra qui le mit aux portes du tombeau, et il obtint un globule de sept grains que madame Orfila fit monter sur une bague. Enfin, en 1835 un jeune homme de notre clientelle fit une chute de cheval pour laquelle nous fûmes obligés de lui tirer une livre de sang. Il avait su de nous les expériences de Barruel, et il désira également avoir le fer que contenait son sang. Quand il fut rétabli, nous allâmes ensemble trouver Barruel qui obtint en sa présence un globule de fer pesant neuf grains qui, monté sur une bague, fut offert en cadeau à une actrice célèbre de Paris.

D'ailleurs les analyses de Fœdish rapportées au commencement de cet article déposent dans le même sens.

Il s'agissait maintenant de constater si le Fer était réellement absorbé. Et d'abord, ainsi que nous l'avons dit, on a pu constater dans les urines la présence de ce métal. Tiedmann et Gmelin ont trouvé du Fer dans la vessie et notamment dans le sang des veines mésaraïques et de la veine porte d'un cheval auquel, six heures auparavant, ils avaient fait avaler une dissolution de six onces de protosulfate de fer. (Vœlher. *Journal des progrès*, t. 2, p. 108).Il y a aussi beaucoup d'observations qui prouvent que la noix de galle noircissait les urines des personnes qui avaient fait un grand usage d'eaux et de préparations ferrugineuses. (*Histoire de l'acad. des sciences de Paris*., 1702 p. 208.) (*Comment. Bononiens.*, t. 2, 3e partie, p. 478.)

Des expériences toutes récentes et parfaitement probantes ont été faites par Brueck, à Dribourg. (*Journ. des conn. méd.-chirurg.* t, 4, p. 216.) Nous ignorons, dit cet auteur, si le Fer est réellement le principe colorant du sang ; mais de nouvelles expériences sur des lapins ont constaté que le Fer administré, entre effectivement dans la masse du sang ; on a trouvé que le phosphate, le muriate et le carbonate de fer, et, moins rapidement, la limaille, sont digérés et assimilés à la dose d'un grain par jour, pour les premières préparations, et à celle d'un demi-grain pour la dernière. En totalité, la masse du sang d'un lapin n'a pu être saturée de plus de huit à dix grains : l'assimilation semble ensuite s'arrêter pour quelque temps, et les masses de Fer ultérieurement données furent évacuées pendant 15 jours chez les lapins.

En comparant, ajoute Brueck, ces expériences qui prouvent l'introduction du Fer dans la masse du sang, on voit que chez les femmes chlorotiques le sang prend, sous l'influence de ce médicament, une rougeur de plus en plus intense. Il nous semble permis d'en tirer la conclusion que le Fer, quand bien même il ne serait pas la cause immédiate de la coloration du sang, augmente cependant les parties de ce fluide susceptibles de se colorer à l'aide de la respiration, savoir : les globules ou leur enveloppe (*ibid*).

Résumons-nous. — Pour rester dans le vrai, dans l'irréfragable, nous dirons, 1° que le sang des chlorotiques contient moins de cruor et de Fer que le sang des femmes bien portantes; 2° que l'usage des préparations ferrugineuses rend promptement au sang le cruor et le Fer qu'il avait perdus ; 3° que le Fer est évidemment absorbé, circule dans les vaisseaux, et est rendu par certaines sécrétions. Quant au reste, nous n'y reviendrons pas ; ce sont des explications, et nos lecteurs ont pu apprécier aisément que nous ne tenions pas beaucoup aux explications.

Le Fer n'ajoute pas seulement au sang du cruor et le Fer qu'il n'avait plus, il rend au sang les propriétés constituantes qu'il avait perdues, preuve que le médicament a recomposé complètement le fluide réparateur.

La chlorose, nous ne craignons pas de le dire, domine la pathologie de la femme, et le médecin qui ne saura pas reconnaître cette affection échouera souvent dans le traitement des maladies des femmes. Sans doute, ce n'est pas ici le lieu de faire une dissertation pathologique; cependant, comme nous avons sur la chlorose des idées qui ne sont pas généralement reçues, nous sommes obligés de nous expliquer pour que le lecteur se place à notre point de vue, autrement il lui serait impossible de comprendre l'étroite liaison qui unit des affections en apparence très-distinctes, et qui, toutes subordonnées à la même cause, obéissent à la même influence thérapeutique, celle du Fer.

Dans la forme la plus grossière, et quand il n'est permis qu'à un ignorant de la méconnaître, la chlorose se présente avec le cortège des symptômes suivans.

Décoloration générale de la peau et des membranes muqueuses; amaigrissement, bouffissure de la face et des extrémités inférieures.

État nerveux, hystérie, mélancolie, versatilité, débilité musculaire.

Douleurs névralgiques à type ordinairement irrégulier.

Augmentation du volume du cœur; impulsion ventriculaire quelquefois plus énergique que dans l'état sain; bruit éclatant du deuxième bruit du cœur; bruits de souffle divers dans les gros vaisseaux artériels et notamment dans les carotides, dans les sous-clavières, etc., etc.

Pouls beaucoup plus fréquent que dans l'état de santé, chaleur fébrile, sécheresse de la peau, soif.

Anhélation au moindre mouvement.

Dyspepsie, pyrosis, appétits dépravés, gastralgie, peu de vomissemens, constipation, diarrhée quand la maladie a duré très-long-temps.

Menstruation douloureuse, irrégulière, peu abondante, décolorée, nulle; flueurs blanches; ménorrhagie, infécondité.

Tel est le tableau ou plutôt l'ébauche de la chlorose.

Ce cortége effrayant de symptômes disparaît avec une rapidité merveilleuse sous l'influence des préparations ferrugineuses.

Comment, dans la chlorose, doit-on donner le Fer, à quelle dose, pendant combien de temps? toutes questions que les thérapeutistes ont à peine effleurées et que peu de praticiens se sont donné la peine d'approfondir. Nous en exceptons pourtant Sydenham qui a donné les bases d'un bon traitement, mais qui n'a pas assez insisté sur quelques minuties d'une grande importance, comme nous en a convaincus une longue pratique de ce médicament.

Les préparations insolubles doivent être employées en général au début du traitement. La limaille d'acier tient le premier rang. On la donne en poudre dans une cuillerée de potage, ou dans des confitures, matin et soir, aux deux principaux repas, à la dose de deux ou trois grains chaque fois. Si cette dose est facilement supportée, on l'augmente graduellement et l'on arrive ainsi jusqu'à un scrupule et même un demi-gros pour chaque repas. Il est essentiel que le médicament soit pris au commencement du repas, car si on le donne le matin à jeun, comme le font beaucoup de médecins, les malades éprouvent une pesanteur d'estomac, un dégoût fort grand, et elles perdent l'appétit.

Quand la limaille d'acier n'est pas supportée de cette manière, on prescrit des pastilles de chocolat martial, suivant la formule que nous indiquerons plus bas, et on en fait prendre dix ou douze dans le courant de la journée. Si la malade, au contraire, supporte bien la limaille d'acier, il faudra promptement passer aux préparations solubles. Celles que nous préférons à toutes les autres sont celles que nous avons inventées et que nous indiquons sous les noms de *Eaux gazeuses martiales tartariques ou hydrochloriques*. Nous en indiquerons plus bas la formule. Pour les femmes qui ne peuvent souffrir les eaux gazeuses, nous prescrivons la teinture de Mars hydrochlorique, solution d'hydrochlorate de Fer dans de l'alcool à 22°: l'eau ferrée, le vin chalybé ne sont pas aussi facilement supportés que les préparations que nous venons de mentionner.

Ce traitement qui ne doit pas être suspendu, même dans la période menstruelle, sera continué jusqu'à ce que les symptômes de la chlorose aient entièrement disparu. On cesse alors, pour reprendre un mois après et insister sur les mêmes moyens pendant quinze jours et trois semaines. Puis on laisse deux mois d'intervalle ; on donne ensuite les martiaux pendant quinze jours, et l'on doit en agir ainsi pendant un an et même davantage, car, s'il est facile de guérir la chlorose, il est difficile de la guérir de manière à ne pas craindre des récidives si l'on suspend brusquement l'usage des martiaux.

Il est des cas où les moindres doses de Fer causent de la diarrhée ou donnent lieu à une constipation fort douloureuse.

Dans les cas de diarrhée, il faut associer la limaille de Fer ou l'oxyde noir au sous-nitrate de bismuth, à la poudre d'yeux d'écrevisses, à la dose de un grain de limaille ou d'œthiops pour dix grains de bismuth. Le diascordium, la poudre de colombo peuvent encore être employés dans le même but. Dès que, par ces moyens, la diarrhée est calmée, on augmente insensiblement la quantité proportionnelle de la préparation ferrugineuse, jusqu'à ce que l'on soit parvenu à faire supporter à la malade vingt ou vingt-quatre grains de limaille d'acier.

Quand, au contraire, il existe une constipation que rien ne peut vaincre, on associe, sous forme pilulaire, un sel soluble de Fer, le tartrate, le citrate, ou mieux l'hydrochlorate avec de l'aloès, de manière à faire prendre un ou deux grains d'aloès par jour, avec quinze, vingt, trente grains de sel martial. Ces pilules seront données au repas, cette précaution est de rigueur.

L'aloès a ici le double avantage d'agir comme laxatif et comme emménagogue; il s'ensuit que si la chlorose s'accompagne de ménorrhagie, ce qui est assez fréquent, l'aloès ne devra jamais être administré; mais on le remplacera par de la poudre de rhubarbe, ou mieux, par de la magnésie calcinée que la malade prendra le soir avant de se mettre au lit.

Il est une opinion accréditée parmi les médecins, c'est que la chlorose est une maladie qui n'affecte que les jeunes filles, *febris alba virginum*. Cette idée, généralement reçue, est fausse de tous points, et, chaque jour, elle donne lieu à des méprises qui ont une bien funeste influence sur le traitement. La chlorose, hâtons-nous de le dire, est, en général, une maladie de l'adolescence; mais elle est encore très-commune dans l'âge adulte; se montre encore chez les femmes à l'âge de retour; et enfin nous l'avons vue deux fois après cette époque de la vie chez une femme de 52 ans, chez une autre de 57; et, chez ces deux malades, la chlorose, caractérisée par les signes qui lui sont propres, fut aisément guérie par les martiaux.

De la chlorose considérée dans ses élémens. Nous venons de voir l'heureuse influence du Fer sur la chlorose lorsqu'elle se montrait avec tout le cortége des symptômes que nous avons indiqués plus haut; mais la maladie ne se montre pas toujours avec cet ensemble, et bien souvent, le plus souvent même, elle ne se révèle que par la réunion de quelques-uns de ces symptômes. La phase symptomatique est incomplète, pour nous servir de l'heureuse expression de Récamier ; mais, tout incomplète qu'elle est, il faut la comprendre, sous peine de n'attaquer jamais le fond de la maladie, et de ne batailler que contre un accident que l'on pourra conjurer un instant, mais qui se reproduira bientôt avec autant d'intensité et sous une autre forme, sinon sous la même.

La décoloration du sang et par conséquent celle de la peau et des membranes muqueuses peut exister seule sans autre accident que l'anhélation et les désordres circulatoires. Cette forme est la plus simple, on la reconnaît aisément ; elle se guérit avec une grande facilité.

Mais assez souvent, avant que la décoloration ne soit arrivée à son summum, les symptômes ordinaires de la chlorose, tels que les névralgies, les accidens nerveux, les troubles dans la digestion, etc., etc., dans le flux menstruel, apparaissent ensemble ou isolément, et alors le vulgaire des médecins, qui a besoin, pour juger, de la somme des élémens du diagnostic, méconnaît la chlorose qui, pour être moins complète, n'en est pas moins réelle.

Accidens nerveux. L'hystérie, les spasmes, attaquent souvent les femmes après de grandes pertes de sang, après les couches, après l'allaitement, et les jeunes filles qui éprouvent un commencement de chlorose. Ces troubles nerveux cèdent avec facilité aux préparations martiales. Les convulsions hystériques toutefois ne sont pas aussi heureusement combattues que les spasmes essentiels. Toutefois, lorsque cet état spasmodique a lieu chez une femme bien colorée, vigoureuse, et qui n'offre d'ailleurs aucun des attributs de la chlorose, il est plutôt augmenté que diminué par l'emploi des médicamens ferrugineux.

Névralgies. Les névralgies sont un symptôme constant de la chlorose, à ce point que, sur vingt femmes chlorotiques, dix-neuf ont des névralgies.

La névralgie ne se reconnaît pas toujours très-bien, et

il arrive que la malade et le médecin sont tous deux trompés sur la nature du mal. Les femmes se plaignent de maux de tête, d'estomac, de douleurs dans les jambes, etc., etc. Un examen superficiel ne permet de constater qu'une céphalalgie ordinaire, qu'un mal d'estomac analogue à celui qui accompagne des digestions difficiles, que des douleurs vagues que l'on attribue à la fatigue ou à une courbature; mais en y regardant de plus près on constate la nature névralgique de ces douleurs. La douleur de tête occupe le sourcil, les tempes, la région malaire, les dents, en un mot, le trajet des nerfs de la cinquième paire et de leurs rameaux; presque jamais elle n'assiége les deux côtés à la fois, mais elle passe de droite à gauche, ou reste fixée dans un point. Tout d'un coup elle se déplace et vient se fixer dans la région de l'estomac, qu'elle abandonne aussi pour occuper le trajet du nerf sciatique ou de ses rameaux, les branches diverses du plexus lombo-abdominal. Puis la céphalalgie reparaît au moment où cessent les souffrances qui occupent les autres points de l'économie.

Cette inconstance dans le siége de la douleur est fort remarquable et très-ordinaire; quelquefois pourtant la névralgie affecte une seule partie, la tête ou l'estomac. Il est rare qu'elle se fixe opiniatrement dans d'autres points de l'économie; nous l'avons pourtant vue dans les nerfs du cœur, dans le clitoris, dans le plexus cervical superficiel, dans une des branches du plexus brachial; mais ces cas sont rares.

Ces formes de névralgies, si l'on veut bien y faire attention, ne s'observent presque jamais chez les hommes, et seulement chez des femmes faibles, et qui ont évidemment des symptômes de chlorose à un faible degré.

Quand la névralgie est le phénomène prédominant de la chlorose, soit qu'elle occupe la tête, soit qu'elle ait l'estomac pour siége, elle guérit avec les martiaux moins aisément pourtant que la chlorose simple.

La névralgie temporo-faciale (si improprement appelée tic douloureux, ce nom devant être réservé à la névralgie convulsive) a été combattue avantageusement par le sous-carbonate de Fer à hautes doses, et Hutchinson, qui peut être regardé comme l'auteur de cette méthode (*Benj. Hutchinson, cases of nevralgia spasmodica,* London, 1812), dit avoir observé près de deux cents cas de guérison. Il donne depuis un demi-gros jusqu'à un gros de sous-carbonate de Fer mêlé avec du miel trois fois par jour; Wittke en a obtenu les plus heureux résultats. Il le donne à la dose d'un scrupule avec cinq grains de cannelle, trois fois par jour (*Hufeland*, *Journal*, 1828, t. 4). Les journaux anglais abondent en observations qui déposent dans le même sens. Mais d'autres médecins n'ont pas été à beaucoup près aussi heureux, et le Fer, aux yeux d'un grand nombre, est tombé dans un discrédit qui n'est pas justifié par l'éxagération de nos voisins d'outre-mer.

Comme nous avons fait un grand nombre d'expériences thérapeutiques sur le Fer et notamment sur le sous-carbonate de Fer; comme, dans la névralgie surtout, nous l'avons très fréquemment administré, il nous a été facile de reconnaître la cause des dissidences des thérapeutistes. Quand nous avons donné le Fer aux femmes chlorotiques ou à celles qui, n'ayant qu'un commencement de chlorose, étaient atteintes de névralgies violentes, nous avons presque constamment réussi; si au contraire nous le donnions à des hommes, ou à des femmes qui n'étaient nullement chlorotiques, le sous-carbonate de Fer échouait presque constamment. On peut donc, en formulant ces résultats, dire que le sel martial n'est si avantageux dans les névralgies que parce que ces maladies sont, dans les neuf dixièmes des cas, sous la dépendance de la chlorose, laquelle est guérie par le Fer.

Toutefois, dans les cas même où le Fer a guéri les névralgies, il ne l'a pas fait instantanément, et il a fallu un temps assez long, 8, 15, 30 jours, pour obtenir une guérison véritable. Aussi, dans le traitement des névralgies de la face, proscrivons-nous toujours la méthode d'Hutchinson comme moyen de calmer les accès; et avons-nous recours immédiatement aux applications topiques d'extrait de datura stramonium ou de belladone, aux vésicatoires ammoniacaux que nous saupoudrons d'hydrochlorate ou de sulfate de morphine; quand, par ce moyen, les douleurs sont calmées, c'est alors que les martiaux deviennent utiles. Ils guérissent l'état général d'où dépend la névralgie, et s'opposent ainsi efficacement aux récidives.

Gastralgies. Les gastralgies chez les femmes chlorotiques, ou qui déjà présentent quelques-uns des symptômes de la chlorose, ont des caractères spéciaux sur lesquels il est essentiel d'insister ici. Elles ne sont pas continues au début, ce n'est qu'à des intervalles de 2, 3 ou 4 jours qu'elles se renouvellent; plus tard les accès sont plus rapprochés et se reproduisent tous les jours, et même plusieurs fois dans l'espace de vingt-quatre heures; l'ingestion des alimens est la cause la plus fréquente de leur retour. Si ces alimens sont au nombre de ceux qui fatiguent le plus les malades, les souffrances pourront suivre immédiatement leur ingestion; mais dans la grande majorité des cas, le temps qui s'écoule entre le repas et le retour de la douleur est au moins de deux à trois heures. La sensation que la malade éprouve est tantôt celle d'un poids à la région épigastrique, tantôt ce sont des tiraillemens qui simulent une faim violente, tantôt des crampes, des chaleurs qu'elle rapporte à la même région; c'est dans cette partie que la douleur est le plus souvent bornée, mais elle peut s'étendre aux parties environnantes, et elle se fait sentir presque toujours derrière le sternum et dans le dos à la hauteur de l'estomac. Les douleurs s'accompagnent le plus ordinairement d'un sentiment d'oppression qui se décèle par de profondes inspirations, par des bâillemens, et par le besoin de desserrer les vêtemens qui pressent avec quelque force la région de l'estomac. Cependant, malgré cet état de souffrances si souvent renouvelées, souvent si étendues, la digestion paraît intacte, les alimens ne sont point rejetés, la nutrition des organes se fait d'une manière convenable, et les fèces, par leur consistance et leur aspect, annoncent une digestion complète de la matière alimentaire. La faim éprouve en même temps une modification plus ou moins remarquable ; l'appétit est vif ; mais à peine est-il entré quelques alimens dans l'estomac que les malades éprouvent une satiété invincible ; quelques-unes cependant mangent beaucoup et avec avidité ; mais à peine le repas est-il fini que la faim se fait sentir de nouveau, et le besoin est quelquefois chez elles si imprévu et si souvent renouvelé qu'elles placent près de leur lit des alimens pour les prendre au milieu de la nuit ; la soif, ordinairement augmentée, bien qu'il n'y ait ni fièvre ni sécrétions abondantes, participe aux dérangemens qu'éprouvent toutes les sensations qui se rapportent aux voies digestives ; en un mot, dans l'ensemble de ces symptômes, il y a trouble dans les sensations, intégrité des fonctions.

A ces caractères nous reconnaissons évidemment une affection nerveuse, et nous ne pouvons confondre les symptômes que nous avons décrits avec ceux des gastrites chroniques, toujours suivies de dégoût pour les alimens, entraînant une douleur vive aussitôt après le repas, accompagnées de digestion difficile, et promptement suivies de diarrhée et de dépérissement. Du reste on doit remarquer que jamais les gastrites chroniques ne disparaissent pour alterner avec des névralgies de la face ou de la tête, tandis que, dans les gastralgies, nous voyons des affections siégeant dans les nerfs des joues ou dans ceux du front, apparaître en même temps que se dissipent les douleurs d'estomac, et cesser ensuite avec le retour de ces dernières. Ce caractère est d'une haute importance, parce que les maladies qui se déplacent ont probablement toujours le même siége et la même nature, comme on peut le voir dans la succession des catarrhes et dans la marche des rhumatismes.

En cherchant à établir une différence entre les douleurs névralgiques de l'estomac et les affections inflammatoires de ce viscère, nous n'avons pas parlé des aigreurs et des vomissemens qu'on observe si souvent dans les gastrites chroniques; l'expérience nous ayant appris en effet que ces symptômes accompagnaient quelquefois des affections purement nerveuses, nous avons cru devoir les négliger comme signes différentiels.

La gastralgie une fois établie s'accompagne de dérangement plus ou moins notable dans les fonctions des intestins, les selles deviennent rares, les matières fécales dures, et des coliques se font assez souvent sentir.

Les gastralgies s'accompagnent toujours, ou du moins presque toujours de leucorrhée; ce signe ne préjuge rien sur l'utilité du Fer, car il s'observe de même dans les gastrites auxquelles le Fer est bien loin de convenir.

La forme de gastralgie commune aux hommes et aux femmes qui ne présentent aucun symptôme de chlorose a un caractère de fixité remarquable, bien différent en cela de celle que nous venons d'étudier et qui alterne souvent avec des douleurs névralgiques occupant différens points de l'économie. Chez les femmes, elle est compatible avec une vive coloration de la peau, avec une menstruation peu abondante, mais rutilante, avec une leucorrhée chronique; tandis que la gastralgie chlorotique s'accompagne, il est vrai, de leucorrhée; mais le sang des règles est décoloré, le teint ordinairement pâle.

Or, tandis que la gastralgie qui se lie à la chlorose et dont nous avons indiqué soigneusement les symptômes se guérit aisément avec les martiaux, l'autre est presque toujours aggravée par les mêmes moyens.

Le Fer, sous quelque forme qu'on l'administre, est utile dans la gastralgie chlorotique. La limaille d'acier, l'œthiops martial, le sous-carbonate de Fer, sont employés le plus communément, parce que ces préparations sont peu coûteuses. Nous devons toutefois prévenir que le sous-carbonate de Fer est souvent mal préparé et que par conséquent il est inégal dans son mode d'action. Au début du traitement on doit toujours proscrire les préparations solubles de Fer, parce qu'elles augmentent la douleur.

Les martiaux, dans les gastralgies, sont donnés d'abord mêlés à un extrait amer et à quelque préparation aromatique. La formule suivante nous est assez familière :

Limaille d'acier deux gros,
Poudre de cannelle un scrupule.
Extrait mou de gentiane q. s.

La malade prend d'abord une faible quantité de cette masse pilulaire, de manière à ne pas ingérer plus de deux grains de limaille à la fois, et toujours au commencement ou dans le cours du repas.

Il arrive quelquefois qu'une dose de Fer aussi minime augmente la gastralgie pendant plusieurs jours. Cet accident décourage les malades, il ne doit pas effrayer le médecin. Celui-ci continuera aux mêmes doses, jusqu'à ce que la gastralgie soit au même point qu'avant le commencement du traitement. On augmente alors la dose de Fer, et ainsi de suite jusqu'à ce que l'on prenne à chaque repas un demi-gros ou tout au moins un scrupule de limaille. On passera ensuite aux préparations solubles que l'on continuera jusqu'à la fin du traitement. Du reste nous devons recommander les mêmes précautions que dans le traitement de la chlorose, c'est-à-dire que l'usage du Fer doit être suspendu et repris plusieurs fois, lors même que la gastralgie serait entièrement guérie.

Il nous reste encore, avant de passer outre, à indiquer quelques préceptes relatifs au régime.

Les alimens que l'estomac digère sans douleur varient presque autant que les malades ; quelques personnes ne peuvent supporter que du lait, les autres sont moins fatiguées par les viandes que par les légumes ; celles-là recherchent les pâtes e les préparations du même genre.

Ces dispositions individuelles doivent être prises en considération lorsqu'il s'agira de prescrire le régime, car il ne faut point imiter ces médecins qui, considérant la digestibilité des alimens d'une manière absolue, imposént à tous leurs malades une nourriture identique : il faut considérer les susceptibilités spéciales, et, quelque bizarres qu'elles puissent paraître, suivre les indications qu'elles présentent. C'est la méthode que nous avons suivie aussi constamment qu'il nous a été possible, permettant au malade les alimens que son expérience journalière lui avait fait connaître pour les plus digestibles. Nous avons tâché, au reste, d'en modérer la quantité, au point de ne permettre que le quart ou la moitié des alimens dont fait usage un individu en santé, et lorsqu'il n'existait de répugnance pour aucun aliment, nous prescrivions les bouillons gras, les viandes blanches, rôties, etc., évitant autant que possible les légumes farineux, tels que les haricots, les lentilles, dont l'usage trop souvent répété dans les hôpitaux est sûrement l'une des causes qui y rendent les succès beaucoup plus rares qu'en ville.

Les névralgies qui occupent d'autres parties que les nerfs de la face et ceux de l'estomac se doivent traiter exactement de même que la névralgie temporo-faciale, quant aux remèdes topiques, et comme la chlorose pour les moyens généraux.

Aménorrhée, *ménorrhagie*, *hémorrhagies*. Nous voici arrivés à une question ardue dans l'histoire médicale du Fer. Le Fer, dit-on, est le plus puissant emménagogue que nous possédions, et mille observations viennent démontrer que les règles absentes depuis plusieurs années ont reparu après l'administration des martiaux, alors que la rue, la sabine, l'aloès, l'iode etc., etc., avaient échoué complètement. D'un autre côté, on dit que les préparations ferrugineuses sont le moyen le plus efficace pour tempérer les hémorrhagies de l'utérus, et à l'appui de cette opinion on cite encore des faits aussi nombreux et aussi authentiques. Pour nous qui avons expérimenté, qui avons tenu note des faits par nous observés et qui avons comparé nos résultats, nous pouvons affirmer de la manière la plus formelle que le *Fer n'est pas un emménagogue* : qu'au contraire *il arrête et modère le flux menstruel ; qu'il tempère les hémorrhagies internes, actives ou passives ; que c'est en un mot un des hémostatiques les plus puissans que nous ayons à notre disposition.*

Recherchons à quoi peut tenir l'opinion si universellement adoptée qui attribue aux martiaux les propriétés emménagogues. Comme l'aménorrhée s'observe principalement chez les jeunes filles chlorotiques, les médecins s'imaginèrent que la chlorose était la suite de l'aménorrhée, tandis qu'en étudiant la marche de la maladie il était bien facile de se convaincre que l'aménorrhée au contraire était un symptôme de la chlorose. Or, en administrant des martiaux, ils voyaient revenir les règles, et la santé était rétablie ; le Fer avait donc rappelé les menstrues, et le retour de ce flux était la cause du retour à la santé. Comment ces observateurs, si toutefois ce nom peut leur être donné, ne voyaient-ils pas, quand il était si facile de le constater, que la santé générale était déjà retablie quand les règles reparaissaient ; et comme les règles se montraient seulement quand la chlorose était guérie, il était logique de penser que les martiaux avaient tout simplement rendu la santé ; et, dès que l'harmonie avait été retablie entre tous les organes, l'utérus, qui participait au bien-être commun, avait, de son côté, repris ses fonctions.

Le Fer n'est donc pas plus emménagogue qu'il n'est anti-névralgique, anti-gastralgique. Il guérit la chlorose et les accidens dont elle est accompagnée : voilà tout.

L'idée que le Fer était un excitateur du flux utérin a jeté les médecins dans les erreurs les plus funestes. Il n'est pas rare, et nous en avons vu plusieurs exemples, il n'est pas rare, disons-nous, que la chlorose s'accompagne de ménorrhagie. Nous avons vu, dans notre clientelle, trois jeunes demoiselles dans ce cas, et à l'hôpital nous en avons également rencontré plusieurs exemples. Le fait de ce genre le plus curieux a été observé par nous en 1834. La fille d'un lieutenant-général, député du département de la Meurthe, avait commencé à être réglée à l'âge de treize ans. Peu après, ses règles avaient paru avec une grande abondance et puis s'étaient presque supprimées pendant plusieurs mois. A quatorze ans il y avait une décoloration profonde et tous les symptômes de la chlorose la plus tranchée. Cependant les règles prenaient une abondance excessive, et, après cette époque, la jeune malade tombait dans le plus profond anéantissement. Enfin, au commencement de l'année 1834, elle avait alors quinze ans et demi, les métrorrhagies prirent une telle intensité que la mort parut plusieurs fois imminente. A chaque période menstruelle, et ceci n'est pas une exagération, le sang, ou plutôt un liquide rose, s'écoulait avec une abondance effrayante. De nombreuses alèzes, deux matelas, un sommier de crin étaient traversés, et le liquide faisait une petite mare sous le lit. Mademoiselle de S... en était arrivée au point que le moindre mouvement était impossible. Les syncopes se succédaient avec rapidité, et lorsque nous fûmes appelés près de la jeune malade, nous trouvâmes une espèce de cadavre. A l'instant même nous mîmes cette jeune fille à l'usage du chocolat martial; elle en prenait 10 ou 15 pastilles par jour, et, le matin, elle en avalait une tablette préparée à l'eau; au bout de huit jours, les forces commençaient à revenir. Bientôt nous pûmes donner, concurremment avec du chocolat, une demi-bouteille d'eau gazeuse martiale, et, après deux mois de traitement, les forces, le teint, la menstruation, tout était revenu à l'état normal. Or, chez notre malade, le médecin appelé avant nous avait parfaitement reconnu la chlorose, mais il n'osait prescrire le Fer, précisément de peur d'augmenter la ménorrhagie, imbu qu'il était de cette idée que les ferrugineux sont emménagogues. Il s'était contenté de prescrire des acides, des lotions froides, des boissons glacées, de l'extrait de ratanhia, etc., etc. Ces moyens, surtout les acides et le ratanhia, suspendaient pour un instant le flux sanguin, qui peu après reparaissait avec une nouvelle force.

Ce qui s'observe chez les chlorotiques pour les hémorrhagies utérines se remarque encore chez ces mêmes malades pour les hémorrhagies nasales. Nous avons connu une jeune demoiselle chlorotique âgée de vingt-un ans ; elle avait presque tous les jours des épistaxis extrêmement abondantes. Vainement avait-on essayé les acides, les astringens à l'intérieur, et surtout en injections dans les fosses nasales ; le saignement de nez se renouvelait sans cesse. L'usage du sous-carbonate de Fer à hautes doses guérit en même temps la chlorose et les pertes de sang.

Ce serait se tromper que de croire que les hémorrhagies utérines et nasales ne se guérissent, par les martiaux, que chez les jeunes filles chlorotiques. Nous avons déjà plusieurs fois traité des femmes à l'âge de retour qui étaient épuisées par des métrorrhagies répétées. Malgré la crainte manifestée par les médecins appelés avant nous, nous insistions hardiment sur les préparations martiales, et nous parvenions aisément à modérer l'hémorrhagie. Cette pratique d'ailleurs est conforme à celle de Phil. Frid. Gmelin. (*Dissert. de probato tutoque usu interno vitrioli Ferri adversus hæmorrhagias spontaneas largiores. Tubing. Thesaur. mat. med.*, t. 2.)

Le Fer, dans ce cas, a une double action. D'abord il répare les pertes cruoriques et fibrineuses que la malade vient de faire, et ensuite, par cela qu'il augmente la plasticité du sang, qu'il le rend plus coagulable, il met ce fluide dans des conditions physiques telles qu'il transsudera moins facilement au travers des pores vasculaires, ou des trames membraneuses.

Bien différent des autres médicamens hémostatiques qui, pour un moment, donnent au sang une coagulabilité plus grande, sans le reconstituer, et par conséquent sans remédier à autre chose qu'à l'accident actuel.

Concluons donc 1° que le Fer n'est pas un emménagogue ; 2° que, chez les chlorotiques, il semble provoquer les règles parce qu'il guérit la chlorose ; 3° qu'il modère le flux utérin chez les femmes dans l'état de santé ; 4° qu'il tempère les hémorrhagies utérines, celles du moins qui ne paraissent pas liées à un état pléthorique ; 5° qu'il modère les hémorrhagies diverses qui surviennent chez les chlorotiques.

Nous ne savons si les préparations martiales remédieraient au flux immodéré des hémorrhoïdes, aux hémorrhagies qui constituent le mélœna, comme elles remédient aux flux utérins exagérés. Nous serions tentés de le croire; c'est d'ailleurs à l'expérience de prononcer sur ce point.

Dysménorrhée. Quand les règles sont difficiles et douloureuses, l'emploi du Fer pendant quinze jours ou un mois diminue évidemment les douleurs.

Stérilité. Les préparations martiales rendent les femmes fécondes; c'est encore une propriété aussi authentique que les vertus emménagogues du Fer. Ce fait s'explique aisément. Si l'on considère en effet que les femmes chlorotiques sont en général stériles, qu'il en est de même de celles qui sont trop abondamment ou très-douloureusement réglées, on concevra que les préparations martiales, qui remédient à tous ces maux, remédieront en même temps à la stérilité qui en est la conséquence.

Anémie. Entre l'anémie et la chlorose, il n'y a vraiment d'autre différence, que la première est toujours l'effet de pertes de sang abondantes, que l'autre au contraire est le plus souvent produite par des causes dont le mode d'action nous échappe entièrement. Mais il faut convenir que si, chez une jeune fille, l'anémie a été causée ou par l'imprudence des saignées conseillées par le médecin, ou par des hémorrhagies spontanées, elle ne diffère réellement pas de la chlorose.

Aussi chez l'homme et chez la femme, le traitement de l'anémie est-il le même que celui de la chlorose; à cette différence près que l'anémie cède bien plus aisément, et ne récidive pas si les causes qui lui ont donné lieu ne se renouvellent plus; ce qui n'est pas pour la chlorose, ainsi que nous l'avons dit plus haut. Et l'on comprend alors pourquoi il devient superflu, dans le traitement de l'anémie, de revenir plusieurs fois à l'emploi des martiaux comme moyen en quelque sorte pophylactique.

Cachexies. Dire, avec les auteurs des siècles derniers, que les préparations martiales remédient aux cachexies, c'est dire quelque chose de bien vague. C'est pourtant énoncer une proposition vraie en quelques points.

Si l'existence d'un cancer ou des écrouelles a fait prédominer dans le sang la partie séreuse ; si les hémorrhagies auxquelles donne lieu une tumeur carcinomateuse ulcérée jettent dans l'anémie ; si une alimentation mauvaise et insuffisante a appauvri le sang, il n'est pas douteux qu'à l'aide de ferrugineux on obtiendra non pas une guérison, mais une modification avantageuse dans l'état général, modification qui pourra quelquefois faire naître des espérances de guérison qui ne se réaliseront pas, parce que la cause, toujours présente, sera plus puissante pour détruire que le remède pour reconstituer.

Hydropisies. Engorgemens viscéraux. Il est certain que, dans un état de chlorose très-avancée, le cœur ne fait plus ses fonctions d'une manière normale. Les troubles circulatoires qui en sont la conséquence mettent l'économie dans les mêmes circonstances que s'il existait une lésion organique du cœur. De là l'engorgement des poumons, l'hypertrophie du foie, l'hydropisie, l'anasarque. Le Fer, en guérissant la chlorose, guérit tous ces accidens ; mais il n'en faut pas conclure que le Fer pourra guérir ces mêmes lésions quand elles ne reconnaîtront pas la même cause.

Fièvres intermittentes. A la même considération se rattache ce que nous avons à dire de l'influence du Fer, non pas sur la fièvre intermittente, mais sur les accidens qui peuvent en retarder la guérison ou en provoquer le retour. Bretonneau de Tours a fait voir que les miasmes producteurs de la fièvre d'accès, avant de manifester leur action par des paroxysmes bien nettement déterminés, modifiaient le sang à la manière de la chlorose ; que la fièvre intermittente se développait avec d'autant plus de facilité que le malade avait été saigné davantage, ou que son sang était plus appauvri ; que la fièvre, quand elle avait duré quelque temps, jetait les malades et surtout les femmes dans un état d'anémie très-prononcé, de sorte que l'anémie était à la fois cause prédisposante et effet. L'expérience avait déjà démontré à Sydenham, à Stoll, que le vin chalybé et en général les préparations ferrugineuses étaient un adjuvant utile du quinquina. Bretonneau, à l'exemple de ces grands maîtres, en avait introduit l'usage dans son hôpital, et il avait constaté l'extrême utilité de ce moyen pour prévenir l'invasion et le retour des fièvres d'accès et pour guérir la leucophlegmasie et les engorgemens de la rate qui succédaient aux fièvres prolongées. Il a pour pratique de donner dans ce cas les martiaux plusieurs mois de suite, et, tous les huit jours, deux gros de quinquina en poudre ou dix grains de sulfate de quinine. Quant à l'action fébrifuge immédiate attribuée au Fer par Marc (*Journ. gén. de méd.*, 1810), par Martin (*Bulletin de la société méd. d'émulation*, août 1811) et par d'Autier, Bretonneau et Barbier d'Amiens n'ont pu la constater dans des essais assez nombreux qu'ils ont tentés.

Scrophules. Cancer. Parmi les nombreux médicamens qui ont été mis en usage contre les scrophules, les martiaux occupaient le premier rang avant que l'iode n'eût été découvert. Mais cette action est fort équivoque, et si l'iodure de Fer est évidemment utile, ne doit-on pas imputer à l'iode seul l'honneur qu'on voudrait faire partager au Fer ? Quant à l'emploi du Fer dans les maladies cancéreuses, nous n'en dirons rien, sinon que tous les bons observateurs ont reconnu son inutilité, comme celle de tant d'autres agens thérapeutiques vantés avec un enthousiasme très-peu mérité.

Leucorrhée. Blennorrhagie. Dans le catarrhe utéro-vaginal simple, qui est lié à l'état de chlorose, le Fer a une évidente utilité ; mais il augmente au contraire les flueurs blanches qu'éprouvent les femmes fortement colorées. Il ne modifie que bien peu non plus la leucorrhée qui s'acompagne d'une ulcération du col de l'utérus.

Quant à la blennorrhagie, elle a pu, dans quelques cas, être guérie par les martiaux, et l'on sait que les artisans, dans la dernière période de la maladie, lorsque les symptômes inflammatoires sont passés, se guérissent souvent en buvant en grande quantité, et pendant plusieurs jours, l'eau dans laquelle les forgerons éteignent le Fer rouge, et cette eau, comme on sait, est très-ferrugineuse : mieux vaudrait sans doute, si l'on voulait essayer dans la blennorrhagie les préparations martiales, employer de hautes doses ou de tartrate ou d'hydro-chlorate de Fer.

Conservation de l'eau. Depuis quelques années, on fait usage, dans la marine, de coffres de tôle, dans lesquels on renferme l'eau pour les voyages de long cours. Le sous-carbonate de Fer qui se forme et qui se dissout dans l'eau a le double avantage d'y empêcher le développement des plantes et des animaux infusoires, et par conséquent de la préserver de la corruption, et en même temps d'agir utilement sur la santé des matelots.

Antidote de l'arsenic. Tout récemment on vient de préconiser le peroxide de Fer hydraté dans le traitement de l'empoisonnement par l'acide arsénieux. On conçoit que cette importante propriété ne sera utile que si l'on est promptement appelé à donner des secours au malade, car peu d'instans suffisent pour que l'arsenic exerce sur l'économie des ravages généraux et locaux irremédiables.

Emploi des préparations martiales dans les maladies externes. Les préparations martiales sont astringentes, elles chassent le sang des tissus avec lesquels on les met en contact, suppriment ou modifient les sécrétions, tempèrent les hémorrhagies, favorisent la résolution des engorgemens ; en un mot, remplissent les indications que l'on se propose ordinairement de remplir avec les substances astringentes. Il est bon toutefois de faire observer que les sels solubles de Fer, tels que le tartrate, le sous-carbonate, le malate, le citrate, le sulfate, l'hydrochlorate sont seuls employés dans la thérapeutique externe, tandis que les préparations insolubles sont plutôt conseillées à l'intérieur.

Préparations diverses, modes d'administration et doses.

Limaille de Fer. On doit l'avoir préparée de manière qu'elle ne contienne que du Fer.

On la donne en nature à la dose de un grain à un demi-gros au commencement de chaque repas dans les premières cuillerées de potage.

On en fait des tablettes, des pilules, des électuaires, etc., etc.

Oxide noir de Fer, safran de Mars astringent. — Æthiops martial. — Il se donne aux mêmes doses et de la même manière que la limaille.

Sous-carbonate de Fer, safran de Mars apéritif. S'emploie à doses un peu moindres, mais d'ailleurs dans les mêmes circonstances que la limaille et l'oxide. Cette préparation est souvent fort mal faite dans les pharmacies, c'est pourquoi il faut en général ne pas la prescrire, et lui préférer les deux précédentes. *L'eau ferrée*, que l'on prépare tout simplement en mettant une poignée de clous dans une carafe d'eau, tient en dissolution et en suspension du sous-carbonate de Fer.

Le *Peroxide de Fer* diffère bien peu, et pour la couleur et pour les propriétés, du sous-carbonate, il se donne aux mêmes doses, de la même manière; il entre dans la composition du fameux emplâtre de Canet, si utile dans le traitement des ulcères atoniques et des plaies suppurantes de mauvaise nature.

Protochlorure de Fer (chlorure ferreux, hydrochlorate de protoxide de Fer, muriate de Fer oxidulé). Il a les mêmes propriétés que les préparations de Fer dont nous venons de parler. Nous avons fait préparer avec ce chlorure une *eau gazeuse martiale*, en faisant dissoudre 20 grains de chlorure sec dans une demi-bouteille d'eau gazeuse de Seltz factice. Cette eau se prend aux repas, ou pure, ou mêlée au sirop de sucre, ou avec du vin blanc. Nous en faisons prendre un quart de bouteille d'abord à chaque repas, puis une demi-bouteille dès que les malades la supportent bien.

La teinture de protochlorure de Fer se prépare souvent en faisant dissoudre 1 partie de chlorure sec dans 6 parties d'alcool.

Deutochlorure de Fer (chlorure ferrique, hydrochlorate de peroxide de Fer). Mêmes usages exactement que le précédent. Il s'emploïe même plus fréquemment. C'est ce perchlorure qui, mêlé avec 7 parties de liqueur d'Hoffmann, formait la fameuse *Teinture de Besuchef*, que l'on donnait ou pure ou mêlée à l'eau, dans tous les cas où l'emploi du Fer et des autres spasmodiques est indiqué.

Iodure de Fer. S'emploie à l'intérieur à la dose de 2 à 10 grains par jour, dans les scrophules; quand la chlorose est guérie, et que les règles n'ont point encore reparu, l'iodure est particulièrement indiqué, parce qu'il jouit de propriétés emménagogues qu'il doit à l'iode.

Sulfate de Fer. (Sulfate ferreux, vitriol vert, couperose verte.) Ce sel est souvent mêlé au cuivre. Il ne doit, à cause de cela, s'employer que dans la thérapeutique externe, comme astringent résolutif. Il s'emploie en solution, à la dose de 1 gros à une demi-once dans un litre d'eau. Le *sirop chalybé de Willis* contenait 4 grains par once de sulfate de Fer.

Acétate de Fer. Mêmes usages, mêmes doses que le sulfate. Il sert de base au *vinaigre chalybé* et à la *teinture éthérée de Klaproth*, préparations inusitées aujourd'hui.

Tartrate de potasse et de Fer (*tartrate ferrico-potassique*). Se donne à l'intérieur en solution, en pilules à la dose de 4 grains à un demi-gros par jour. En en faisant dissoudre 1 scrupule dans une demi-bouteille d'eau de Seltz factice, on a *une eau gazeuse martiale* dont nous faisons un fréquent usage. — *La teinture de Mars tartarisée*, qui se donne à la dose d'un demi-gros à deux gros par jour; *les boules de Mars ou de Nancy*, que l'on prend en poudre à la dose de 10 à 30 grains à l'intérieur, et qui, en dissolution dans l'eau, jouissent de propriétés astringentes et résolutives; *le vin chalybé*, qui se donne à l'intérieur à la dose de 2 à 8 onces par jour, ont pour principe actif le tartrate de Fer et de potasse.

Citrate de Fer. Se prescrit en sirop, à la dose de 2 à 6 grains par once.

Il nous reste encore à parler des eaux minérales ferrugineuses, que l'on trouve très-abondamment dans la nature. Nous en traiterons particulièrement à la fin de cet ouvrage, quand il sera question des eaux minérales.

Ainsi que nous l'avons dit, nous avons fait préparer dans plusieurs pharmacies de Paris des *eaux gazeuses martiales*, composées de protochlorure et de deutochlorure, ou de tartrate de Fer, que nous faisons dissoudre dans de l'eau, laquelle est ensuite chargée d'acide carbonique comme l'eau de Seltz. — Chaque demi-bouteille doit contenir de 20 à 24 grains de sel ferrugineux.

Chocolat martial. Nous le faisons préparer en triturant avec la pâte de chocolat de Bayonne 1 demi-once de sous-carbonate de fer par livre. De cette manière chaque tablette d'une once contient un quart de gros de safran de Mars. Ce chocolat se réduit en tablettes ou en pastilles. Cru, il a un goût fort agréable; cuit, il prend une saveur atramentaire très-mauvaise.

Enfin le Fer peut se prêter à tous les caprices du malade et du médecin, et on peut varier à l'infini les formes sous lesquelles on l'administre.

QUINQUINA.

Le Quinquina, *Cinchona, China-China*, est une écorce de plusieurs arbres de la famille des Rubiacées (*Pentandrie monogynie* de Linné). Il existe, dit Thompson, près de soixante espèces d'écorce de Quinquina, que l'on a rangées sous quatre groupes : le Quinquina gris, le jaune, le rouge, et l'orangé.

Quinquina gris. Cette espèce qui est la plus commune, se compose d'écorces fines, roulées, grisâtres en dehors, rougeâtres en dedans, d'une saveur amère franche. Elles procèdent, dit-on, du *Cinchona condaminea*, et du *Cinchona lancifolia*.

Quinquina jaune. Les écorces de Quinquina jaune ont une teinte jaune rougeâtre, elles sont plates, et ont un grand volume et beaucoup d'épaisseur. Leur texture est fibreuse, elles sont moins amères que le Quinquina gris. On en distingue trois espèces, le *Quinquina calysaya* ou *jaune royal*, qui est fourni, dit-on, par le *Cinchona lancifolia* : le *jaune Carthagène* fourni par le *Cinchona olivafolia* : le *Quinquina royal*, écorces choisies des *Cinchonas lancifolia* et *ovalifolia.*

Quinquina rouge. Cette écorce est épaisse, large, beaucoup plus rouge que les précédentes, moins amère, plus astringente. On croit qu'elle est fournie par le *Cinchona oblongifolia.*

Quinquina orangé. Variété du précédent.

Avant la découverte de la quinine, il importait beaucoup au médecin de trouver dans les officines de bonnes écorces, mais depuis que l'usage de la quinine a presque universellement remplacé celui du Quinquina comme fébrifuge, le Quinquina en nature n'est plus guère employé que pour des cas où le choix de l'écorce est assez indifférent.

Analyses de Quinquinas. Nous n'avons pas besoin ici d'entrer dans de grands détails sur l'analyse des Quinquinas ; nous devons dire seulement, car cela importe au médecin, que, dès 1820, MM. Pelletier et Caventou, guidés par les recherches de Gomès et de Reuss, parvinrent à isoler des écorces de Quinquina la quinine et la cinchonine ; découverte qui a fait la gloire de ses auteurs, et qui a rendu d'immenses services à la thérapeutique. L'expérience démontra en effet que dans ces deux alcaloïdes, dans la quinine surtout, résidait la propriété fébrifuge du Quinquina, et que le tannin et les autres principes n'avaient aucune vertu antifébrile. Le *Quinquina rouge* contient une proportion à peu près égale de cinchonine et de quinine. Le *jaune* contient beaucoup plus de quinine qu'aucune autre espèce, et fort peu de cinchonine. Le *gris* deux fois plus de cinchonine que de quinine. Dans tous, la proportion du tannin est à peu près la même, si ce n'est peut-être que le

Quinquina rouge en contient un peu plus que les autres.

Historique. Les propriétés médicales du Quinquina furent tout à fait inconnues en Europe et en Amérique même, jusqu'en 1638. Ainsi 150 ans à peu près s'écoulèrent entre la découverte du Nouveau-Monde et celle des propriétés du Quinquina. On a dit et on a répété que long-temps avant l'expédition de Colomb, de Cortez et de Pizarre, les Péruviens connaissaient les propriétés fébrifuges du Quinquina, mais qu'ils avaient voulu les tenir cachées à leurs oppresseurs. On comprend jusqu'à un certain point que deux ou trois familles s'entendent pour ne pas révéler un secret, et que ce secret soit gardé pendant quelques mois, mais que tout un peuple sache une chose, et que tous le cachent pendant un siècle et demi, en haine d'hommes dont ils avaient embrassé la religion, dans la famille desquels ils vivaient, et auxquels ils étaient mêlés par des mariages légitimes ou illégitimes, imaginer que pas un prêtre espagnol n'eût reçu une pareille confidence par l'ascendant de la peur et du confessional; que pas un chef de famille atteint de fièvre ne fût parvenu à surprendre par les menaces, par les supplices ou par ruse, le secret de ses malades ou de ses domestiques, qui sous ses yeux se guérissaient de la fièvre intermittente; c'est là une de ces idées qui répugnent au bon sens, et on ne comprend pas comment des gens d'ailleurs graves ont pu l'admettre un instant.

Quant à cette autre idée que les Indiens ont été instruits des vertus fébrifuges du Quinquina par des lions atteints de fièvre qui sont venus instinctivement s'abreuver et se guérir dans des mares ou gisaient renversés des cinchonas, le lecteur nous permettra d'attendre, pour examiner de pareilles inepties, qu'on ait d'abord bien constaté l'existence des lions dans le Pérou, et jusqu'à quel point ces animaux ont jamais éprouvé la fièvre tierce ou quarte.

Il est beaucoup plus probable que l'écorce du Quinquina aura été essayée contre les fièvres, au même titre que les autres amers conseillés par tous les médecins dans ces maladies; que l'expérience aura démontré l'heureuse influence de ce moyen qui, d'abord connu de quelques personnes, a acquis bientôt une grande notoriété.

On dit, et cette anecdote est probablement controuvée, que l'épouse du vice-roi du Pérou, le comte d'El-Cinchon, atteinte à Lima d'une fièvre intermittente opiniâtre, fut guérie par le Quinquina. Ce remède lui avait été indiqué par le corrégidor de la ville, que la clameur publique avait instruit des propriétés de cette écorce.

La vice-reine, par reconnaissance, se fit protectrice du nouveau remède, et le distribua elle-même à tous les fébricitans. De là le nom de *Poudre de la Comtesse*, sous lequel le Quinquina fut d'abord connu : et comme les Jésuites de Lima, sans doute dans un esprit de charité, se mirent à donner le Quinquina aux pauvres malades, il fut bientôt connu plus particulièrement sous le nom de *Poudre des Jésuites*. Cependant ceux-ci en envoyèrent à Rome au général de l'ordre, qui en remit une certaine quantité au cardinal de Lugo, d'où le nom de *Poudre Cardinale* qui fut donné aussi au Quinquina.

Cependant en 1640, le comte et la comtesse d'El-Cinchon, revenus en Espagne, vantèrent et popularisèrent ce remède, et on en fit venir tout de suite une telle quantité d'Amérique que les écorces manquèrent, et que les négocians du Pérou trouvèrent plus simple d'y substituer de mauvaises écorces, ce qui, pour un instant, jeta de la défaveur sur le Quinquina.

Mais le nouveau remède trouva de nombreux détracteurs. Il fut proscrit par des facultés, et des médecins qui osèrent en expérimenter les effets furent l'objet de persécutions. C'était au point que Frassoni, médecin à Rome, qui croyait aux propriétés fébrifuges du Quinquina, n'en put trouver chez les apothicaires qui n'osaient pas en vendre et qu'il se vit forcé d'adresser ses malades à des religieuses qui leur vendaient ou qui leur donnaient du Quinquina. (*Torti. thérap. spécial.* p. 3.) Mais en 1679 un empirique anglais, Tabor, Talbor, Talboth ou Talbot (car son nom est écrit de diverses manières par les contemporains), Talbot, disons-nous, guérit Louis XIV d'une fièvre intermittente très-rebelle à l'aide d'un remède secret, qui déjà avait rappelé à la santé un grand nombre de personnes. Le roi lui acheta son secret 48,000 livres, lui fit une pension viagère de 2,000 francs, et l'éleva à la dignité de chevalier. Ce remède fut publié par ordre du roi en 1682. (Le remède anglais pour la guérison des fièvres, publié par ordre du roi, par M. de Blegny, à Paris, 1682.) Ce n'était autre chose qu'une teinture vineuse de Quinquina très-concentrée.

La puissance de Louis XIV, la haute considération dont il entoura Talbot, la munificence des largesses dont il le combla, l'exemple qu'il donna à son peuple, les ordres qu'il intima aux facultés de médecine du royaume, donnèrent en un instant une vogue inouie au Quinquina. L'Europe suivit immédiatement le ton donné par la France, et, peu d'années après la publication du secret de Talbot, l'écorce du Pérou était devenue un remède populaire. Mais les travaux de Badus, de Sydenham, de Morton, de Torti, de Lancisi, de Werlhoff, etc. etc., consacrèrent par les témoignages scientifiques les plus graves la grande puissance du Quinquina et son importance thérapeutique. Quelques voix s'élevèrent il est vrai contre ce précieux médicament, et l'on regrette de compter celles de Ramazzini et de Baglivi ; mais ces deux praticiens rougiraient peut-être aujourd'hui de ce qu'ils ont écrit sous l'influence de quelques mauvaises passions.

A la fin du siècle dernier, et au commencement de celui-ci, la doctrine de Brown donna au Quinquina, dans le traitement de presque toutes les maladies, une vogue que l'expérience a démentie.

Mais en 1820 la découverte de MM. Pelletier et Caventou rendit plus facile l'emploi du Quinquina, et la quinine sera désormais le plus indispensable des médicamens.

Action du Quinquina sur l'homme en santé. L'action du Quinquina sur l'homme en santé n'est pas toujours aussi innocente qu'il a plu à quelques thérapeutistes de le proclamer. A dose modérée, la poudre de Quinquina n'offense d'abord que le goût à cause de son amertume extrême; et son ingestion cause un sentiment de chaleur incommode et de pesanteur dans la région de l'estomac. Chez les personnes un peu irritables, il ne peut être digéré et il provoque des vomissemens; le Quinquina rouge a surtout cette fâcheuse propriété. Rarement il cause de la diarrhée. Quelques heures après qu'il a été reçu dans l'estomac, il survient quelquefois des bourdonnemens d'oreilles, des tintouins, des éblouissemens et un mal de tête avec sentiment de resserrement des tempes. A la longue, il donne lieu à des douleurs d'estomac qui prennent chez certaines personnes une intensité remarquable. Ces douleurs qui persistent pendant un temps assez long, bien qu'on ait cessé l'usage du médicament, cèdent difficilement, et doivent en général détourner les médecins de l'emploi du Quinquina dans le traitement des gastralgies qui réclament l'emploi des toniques.

Mais comme en définitive les effets fébrifuges du Quinquina ne sont dus qu'à la quinine et à la cinchonine, seuls principes véritablement actifs qu'il contienne, il importe d'étudier l'action de ces principes, et notamment ceux de la quinine, que l'on doit considérer comme type.

Ces effets sont ceux du Quinquina en poudre exagérés. Mais il faut surtout insister sur les phénomènes cérébraux qui surviennent quand on donne le sulfate de quinine à haute dose. Nous avons vu, à l'hôpital de Tours, une jeune religieuse rester folle pendant un jour pour avoir pris en une fois 24 grains de sulfate de quinine. Un jour, par notre conseil, un tailleur du 2e régiment de carabiniers prit en une fois 48 grains de sulfate de quinine pour se guérir d'un asthme qui revenait tous les jours à heure fixe. Quatre heures après l'ingestion du médicament il éprouva des bourdonnemens d'oreilles, des étourdissemens, des vertiges et d'horribles vomissemens; nous le vîmes sept heures après l'administration de la quinine : il était aveugle et sourd, délirait, et ne pouvait marcher tant étaient grands les vertiges qu'il éprouvait; à chaque instant il vomissait des flots de bile; en un mot, il était sous l'influence d'une véritable intoxication. Ces accidens, auxquels d'ailleurs nous n'opposâmes aucune médication active, cédèrent spontanément dans le courant de la nuit. Quand, au lieu de donner une dose aussi grande que celle qui avait été prise par ce malade, on en donne une moins forte, 15, 20, 25 grains dans la journée, on n'évite pas tous les accidens; celui surtout dont se plaignent la plupart des malades c'est un obscurcissement de l'ouie, il leur semble qu'ils entendent dans le lointain. Nous avons si souvent observé ces phénomènes, et, avant nous, Bretonneau de Tours les avait si bien indiqués dans ses leçons cliniques, que nous ne concevons pas comment Bally déclare n'avoir jamais trouvé le plus léger inconvénient à donner jusqu'à un gros de sulfate de quinine par jour. Il faut ou que les malades de Bally l'aient trompé, ou que lui-même n'ait pas apporté dans l'examen des faits toute l'attention désirable. L'observation de chaque jour, dit Bretonneau, prouve que le Quinquina donné à haute dose détermine, chez un grand nombre de sujets, un mouvement fébrile très-marqué. Les caractères de cette fièvre et l'époque à laquelle elle se manifeste varient selon les individus. Le plus souvent des tintemens d'oreilles, la surdité et une sorte d'ivresse précèdent l'invasion de cette fièvre; un léger frisson s'y joint: une chaleur sèche, accompagnée de céphalalgie, succède à ces premiers symptômes, s'éteint graduellement et se termine par de la moiteur. Loin de céder à de nouvelles et à de plus fortes doses de ce médicament, la fièvre causée par l'absorption du principe actif du Quinquina ne manque pas d'être exaspérée (*Journ. des conn. méd.-chir. t.* 1, *p.* 136).

Si le sulfate de quinine cause moins souvent le vomissement que le Quinquina en poudre, il provoque plus fréquemment la diarrhée. On peut même affirmer, et c'est encore un résultat expérimental indiqué et parfaitement constaté par Bretonneau de Tours, que plus des deux tiers des fébricitans sont purgés par 8 à 12 grains de sulfate de quinine pris en une seule dose.

Nous savons qu'il n'en est pas ainsi à Paris ; mais nous parlons ici de gens atteints de fièvres intermittentes légitimes et bien constatées. Cette action purgative du sulfate de quinine mérite une attention d'autant plus sérieuse que le médicament, s'il purge, n'exerce aucune action fébrifuge. D'où le précepte de l'associer toujours à de faibles doses d'opium, d'abord pour neutraliser son action purgative, en second lieu pour l'empêcher d'irriter l'estomac et de provoquer ces gastralgies qui s'observent souvent à la suite de l'ingestion du Quinquina, et plus souvent encore après celle du sulfate de quinine.

Les effets que le sulfate de quinine produit sur le système nerveux sont parfaitement indépendans de l'action irritante topique qu'il exerce sur la membrane muqueuse du tube digestif. Ce qui le prouve, c'est qu'il irrite quelquefois très-violemment le canal intestinal sans occasionner d'effets généraux, et que d'autres fois il donne lieu à des accidens nerveux assez intenses, sans que des actes de la digestion en aient été troublés.

Nous venons de parler de l'action irritante topique du sulfate de quinine : elle a été niée par quelques cliniciens ; nous n'aurons à leur opposer que les faits suivans : chez deux femmes auxquelles nous ne pouvions, sans inconvéniens, administrer du sulfate de quinine par la bouche, nous résolûmes de l'appliquer sur le derme préalablement dénudé avec les cantharides. Nous mîmes donc sur le chorion 10 grains de sulfate de quinine. Cette application produisit une très-véhémente douleur et causa une escharre de près d'une demi-ligne de profondeur. Ce n'est pas à dire que de pareils accidens se présentent toutes les fois que l'on emploie le sulfate de quinine par la méthode endermique, mais toujours au moins les malades se plaignent d'une forte douleur locale, et il se manifeste des signes peu équivoques d'inflammation.

La poudre de Quinquina est loin de donner lieu aux mêmes accidens : c'est que d'abord le principe actif est combiné à l'écorce, qui ne le cède que lentement ; et qu'ensuite il est corrigé par la grande quantité de principe astringent qui lui est associé.

C'est probablement au principe astringent qu'il contient que le Quinquina en poudre doit de préserver pendant un certain temps les tissus animaux de putréfaction, au même titre d'ailleurs que l'écorce de chêne employé dans l'art du tanneur.

Arrivons maintenant à ses applications thérapeutiques.

ACTION THÉRAPEUTIQUE DU QUINQUINA. *Fièvres intermittentes.* S'il est, dans la matière médicale, une action médicamenteuse démontrée, c'est celle du Quinquina dans les fièvres intermittentes. Aussi ne discuterons-nous pas un fait aujourd'hui irréfragable; nous étudierons seulement les divers modes d'administration du Quinquina dans les fièvres intermittentes.

Faut-il donner le Quinquina avant, pendant ou après l'accès?

A quelle dose faut-il le donner?

A quels intervalles les doses doivent-elles être répétées? 1° pour guérir? 2° pour prévenir?

Par quelles voies convient-il d'administrer le Quinquina?

Quelles modifications les règles que nous poserons doivent-elles subir suivant la nature, le caractère de la fièvre intermittente; suivant le lieu dans lequel elles sont contractées. Faut-il un traitement préalable, et quelle est l'influence de ce traitement? Quel est le traitement consécutif, pour prévenir les récidives?

A. *Faut-il donner le Quinquina avant, pendant ou après l'accès?*

La méthode romaine, la première qui fut connue en Europe, et qui avait été enseignée par les jésuites de Lima à ceux de Rome, voulait que l'on donnât le Quinquina immédiatement avant l'accès. Si la fièvre était double tierce, on administrait le médicament au début de l'accès le plus violent, afin de détruire plus sûrement le paroxysme du lendemain qui était naturellement plus faible. Cette méthode était généralement adoptée en Italie; c'était celle que Torti tenait de son maître, celle qu'il suivait dans les fièvres intermittentes ordinaires. (*Therap. specialis.* Cap. VII.)

Talbot au contraire voulait que l'on commençât à donner le Quinquina à la fin du paroxysme, et jamais au début, et toutes les quatre heures il en faisait prendre une nouvelle dose jusqu'à l'heure présumée de l'accès qui devait suivre.

Cette méthode de Talbot que Torti ne blâmait pas, bien qu'il ne voulût pas la suivre, fut hautement adoptée et proclamée par Sydenham qui se l'appropria et qui fit sentir les inconvéniens qu'il y avait à donner le Quinquina au début du paroxysme; Morton suivit en cela la pratique de Sydenham.

Cullen, dans sa matière médicale, revint à l'opinion de Torti et la soutint opiniâtrément; mais de nos jours Bretonneau de Tours expérimenta comparativement ces divers modes d'administration, et se rangea pleinement à l'opinion de Sydenham. Il vit, ce que d'ailleurs Sydenham avait parfaitement indiqué, il vit, disons-nous, qu'en donnant le Quinquina immédiatement avant le paroxysme, le médicament était souvent vomi; ce qu'avait reconnu Torti lui-même qui, pour cette raison, consentait à le donner quelquefois après l'accès: *Exhibendo videlicet drachmas duas chinæ chinæ, invadente paroxysmo, vel, si mavis, eodem declinante; siquidem in principio accessionis metus est, ne vomitu, tunc temporis facili, rejiciatur.* (Torti. *Therap. spec.* Cap. VII, p. 58). Il constata que le paroxysme était plus violent, plus douloureux pour le malade quand le Quinquina avait été administré avant l'accès: que pourtant l'accès suivant n'en était pas moins supprimé ou singulièrement atténué; qu'en outre on obtenait cet heureux résultat tout aussi sûrement lorsqu'on faisait prendre l'écorce du Pérou immédiatement après le paroxysme; que par conséquent il n'y avait que de l'inconvénient et nul avantage à suivre le mode adopté par Torti. Nous verrons plus bas comment, dans le traitement des fièvres pernicieuses, il convient de s'écarter de cette règle.

En résumé Bretonneau formule sa pratique en ces termes: *Administrez le Quinquina le plus loin possible de l'accès à venir.* (*Journ. des conn. méd. chirurg.* tom. I, p. 135.)

La raison de ce précepte est toute simple. Le Quinquina n'agit pas par un principe volatil et diffusible qui, absorbé immédiatement, soit mis rapidement en contact avec tous les tissus de l'économie; son principe actif est absorbé lentement et il lui faut un temps assez long pour modifier puissamment l'organisme. Ce temps, quand la dose de Quinquina n'excède pas les limites ordinaires, est au moins de 18 ou 24 heures. Quand la dose au contraire est plus forte, 6, 8, 12 heures suffisent. Si donc on donne le Quinquina au commencement de l'accès, quel but peut-on se proposer? De supprimer ce même accès? La chose est impossible. De supprimer le suivant? Mais pourquoi avoir laissé au malade un paroxysme de plus, lorsque, en donnant le fébrifuge au moment où finissait l'accès précédent, on avait assez de temps pour que le Quinquina fût absorbé?

B. *A quelles doses faut-il donner le Quinquina?* Dans la méthode de Talbot, l'infusion vineuse de Quinquina était donnée aux malades à doses assez fortes, il est vrai; mais pendant plusieurs jours, les doses n'étaient pas telles que le paroxysme suivant pût être aisément vaincu; aussi fallait-il insister longtemps. Sydenham et Morton administraient le Quinquina en nature ou l'incorporaient dans un opiat; mais ils le faisaient prendre comme Talbot, à doses faibles, répétées plusieurs fois par jour et continuées pendant un certain temps. Mais Torti, qui suivait la méthode romaine, voulait qu'on donnât en une fois une forte dose, estimant qu'on obtenait par ce moyen bien plus qu'en fractionnant et en divisant en plusieurs jours une quantité de Quinquina beaucoup plus considérable. *Neque enim sex scrupuli v. g. pulveris, per sex successivos dies assumpti, æquivalent activitati, licet æquivaleant ponderi duarum drachmarum uno haustu assumptarum; quod, ut maxime verum est, ita maxime notandum in praxi. Hinc est, quod unus medicus, cum drachmis sex, vel uncia una chinæ chinæ, quamlibet febrem intermittentem diuturniorem sanet, et etiam præcaveat, alter vero cum unciis tribus vel quatuor, vix ac ne vix quidem id assequatur; si videlicet primus drachmas duas prima vice porrigat, (quibus solis febrem immediate supprimit), dein, post unam vel alteram diem, drachmam unam iterum propinet, ac, sequenti die, alteram similiter drachmam, demumque, interposito octo circiter dierum spatio, semi drachmam quotidie per alios octo dies continuos exhibeat, quâ methodo omnis fere semper inhibetur recidiva: alter vero tres uncias, ad scrupulum unum quotidie, prope inutiliter, impendat.* (*Loc. cit.* p. 55.) Bretonneau a donné là sanction de sa haute expérience à ces préceptes de Torti.

« Trois gros et même quatre gros de Quinquina jaune royal suffisent ordinairement pour supprimer un accès de fièvre intermittente légitime ; *mais cette dose doit être administrée en une seule fois.* La même quantité fractionnée ne produit plus le même effet. Deux onces du même Quinquina ont été données dans l'espace de cinq à six jours, dans les intervalles apyrétiques, sans que la fièvre ait été supprimée, tandis que quatre gros administrés en une seule fois ont eu les résultats accoutumés. » (*Jour. des Conn. méd. chirurg.* tome 1, page 135). Il ne faut pas cependant entendre, suivant la lettre judaïque, ce précepte de Torti et de Bretonneau. Nous avons souvent entendu ce dernier expliquer ce qu'il entendait par *une seule dose.* Il veut que, dans un espace de temps très court, une, deux, trois heures au plus, la quantité prescrite de Quinquina soit ingérée. Car on conçoit qu'il est des malades qui ne supporteraient pas aisément d'avaler d'un coup une demi-once de poudre de Quinquina. Ceci s'applique aussi au sulfate de quinine.

En formulant nous dirons : *le Quinquina doit être administré à la dose de 2 à 4 gros en une seule fois ou à des intervalles très-rapprochés.*

La plupart des médecins, dans l'administration du Quinquina ou du sulfate de quinine, suivent encore les erremens de Talbot et de Sydenham et refusent d'adopter le mode conseillé par Torti et Bretonneau. Très certainement ils guérissent la fièvre, mais à plus de frais et moins vite que les autres.

C. *A quels intervalles les doses doivent-elles être répétées, pour guérir, pour prévenir la fièvre?*

Nous venons de voir que le Quinquina devait toujours être donné, d'abord dans un intervalle apyrétique et le plus loin possible de l'accès à venir, c'est-à-dire à la fin d'un paroxysme; nous avons vu ensuite qu'il fallait en donner une forte dose pour supprimer un accès.

Sans doute, et nous en avons vu mille exemples, quand on administre le Quinquina en temps et aux doses convenables, l'accès suivant est supprimé; mais il ne l'est pas si nettement que le malade n'en éprouve encore quelques légers souvenirs: ce sont ou une chaleur plus vive accompagnée de malaise, ou, ce qui est bien plus ordinaire, des sueurs abondantes qui se reproduisent aux jours où le paroxysme devrait avoir lieu. La fièvre alors n'est véritablement pas guérie; et si l'on cesse brusquement le médicament fébrifuge, on voit immédiatement reparaître les accès, d'abord plus faibles et moins tranchés, bientôt avec leurs caractères les plus nets et les plus positifs. D'où le précepte admirable énoncé par Torti dans le passage que nous citions tout à l'heure; précepte qu'il tenait lui-même de ses maîtres et des médecins romains qui les premiers avaient donné le Quinquina. Cette méthode avait été adoptée par Sydenham qui dans ses ouvrages l'a reproduite avec tant d'insistance, qui l'a motivée par tant de raisons pratiques, qu'elle a pris le nom de ce grand homme, et qu'elle est connue dans tous les écrivains du siècle dernier sous le nom de *Méthode de Sydenham*. Sydenham, avons-nous dit, administrait le Quinquina à doses un peu faibles, mais il le donnait plus long-temps que Torti. Il formulait un électuaire fébrifuge ainsi composé: Quinquina en poudre, une once; conserve de roses de Provins, deux onces: mêlez. Matin et soir, dans les jours apyrétiques, le malade en prendra gros comme une noix muscade, jusqu'à ce que la dose soit entièrement consommée. Torti ne diffère de Sydenham que par les doses qui sont un peu plus fortes, et nous l'approuvons en cela. Il donne, comme on l'a vu (page 222), d'abord deux gros en une fois, puis un gros le lendemain ou le surlendemain, puis un autre gros le jour suivant. Ce dernier mode est également celui de Bretonneau qui pourtant se contente le plus souvent de deux fortes doses, trois gros par exemple, donnés deux jours de suite. Ordinairement alors la fièvre est coupée suivant l'expression adoptée par des malades.

Mais la récidive est imminente, et c'est pour la prévenir que la méthode de Sydenham est réellement puissante, et qu'il faut hautement la proclamer parce qu'elle est presque inconnue de la plupart des praticiens.

Sydenham avait observé que lorsqu'il avait supprimé une fièvre tierce en administrant le Quinquina, comme il a été dit plus haut, la maladie se remontrait après 7, 8, 10 jours d'intervalle; que s'il avait eu affaire à une fièvre quarte, les paroxysmes se renouvelaient après deux septenaires. En même temps il constatait que, par les méthodes analogues à celles de Talbot, les récidives ne se montraient ni aussi tôt, ni aussi fréquemment. Or la méthode de Talbot était la suivante : il donnait, entre les paroxysmes, cinq ou six onces de teinture vineuse de Quinquina, en répétant cette dose toutes les quatre heures jusqu'au commencement de l'accès suivant; il continuait ainsi plusieurs jours, puis il ne donnait plus son infusion que le matin et le soir, puis une fois seulement chaque jour, et ainsi de suite pendant plusieurs semaines, bien que la fièvre fût coupée.

Sydenham, qui avait tenu compte des inconvéniens réels qui résultaient de l'administration trop long-temps continuée de l'écorce du Pérou, voulut donner aussi peu que possible de Quinquina, et cependant prévenir le retour des accès. Il pensa donc que si la fièvre tierce reparaissait au bout de sept jours et la quarte au bout de quatorze, il empêcherait qu'elles ne reparussent en recommençant à administrer le médicament fébrifuge cinq jours après la cessation de la fièvre, dans la tierce, et dix ou douze jours, dans la quarte.

En effet, l'expérience lui démontra promptement l'efficacité de cette méthode. Lors donc qu'il avait administré l'électuaire dont nous avons donné plus haut la formule suivant le mode indiqué, et que la fièvre était coupée, il attendait cinq ou dix jours, suivant le type, et redonnait le même électuaire aux mêmes doses et de la même manière; puis, laissant alors un intervalle un peu plus long, il revenait encore une fois au même moyen.

La méthode adoptée par Torti, comme on peut le voir (pag. 222), diffère à peine de celle de Sydenham. Stoll, Van Swieten avaient reconnu l'utilité pratique des conseils de l'Hippocrate anglais, et, de nos jours, Bretonneau a constaté, par de nouvelles expériences, l'excellence de cette méthode.

Ainsi donc, dans les fièvres intermittentes simples, donner trois jours de suite de fortes doses de Quinquina; laisser cinq ou six jours d'intervalle; reprendre de nouvelles doses de Quinquina, et recommencer encore.

Il ne faut pas croire qu'en suivant exactement cette méthode, si excellente qu'elle soit, on prévienne très-sûrement les récidives : on les prévient tant qu'on laisse le malade sous l'influence du médicament; mais si l'on cesse, et que cependant il reste exposé aux causes productrices de la fièvre intermittente, ou qu'il ait demeuré long-temps au milieu des marais, et que sa constitution soit profondément détériorée, si, depuis plusieurs mois, depuis plusieurs années, il est presque sans cesse atteint de fièvres d'accès, dans ce cas la méthode de Sydenham n'aura qu'une utilité temporaire, et au lieu d'être suivie pendant 15 ou 20 jours, elle devra l'être pendant 2, 3, et même 6 mois; mais alors les doses de Quinquina n'auront pas besoin d'être aussi fortes.

Les avantages que présente la méthode de Sydenham sont d'abord d'être certainement plus curative que les autres; mais elle est exempte encore de quelques graves inconvéniens sur lesquels nous devons appeler l'attention de nos lecteurs.

Lorsque, par d'autres méthodes, on donne tous les jours une dose faible de Quinquina, la fièvre est modifiée et guérie quelquefois, mais plus difficilement et moins sûrement; il survient bientôt de vives douleurs d'estomac, et le fébrifuge finit par ne pouvoir être supporté, sous quelque forme qu'on l'administre.

Si donc la fièvre reparaît, on ne peut plus la guérir. Mais si de fortes doses sont renouvelées chaque jour et continuées pendant long-temps, outre les douleurs d'estomac dont nous venons de parler, il se manisfeste une espèce de fièvre parfaitement indiquée par Bretonneau, et qui affecte un type intermittent quand le Quinquina est donné d'une manière intermittente. Cette fièvre est une espèce de cercle vicieux dans lequel tournent très-souvent des médecins inexpérimentés; ignorans de l'action excitante du Quinquina, ils redoublent les doses du médicament et jettent le malade dans un état qui peut être fort grave.

Un autre inconvénient, c'est celui qui résulte de l'accoutumance, s'il nous est permis de nous servir de cette vieille expression. Les malades, à force de prendre du Quinquina, finissent par être insensibles à son action, et la fièvre se renouvelle malgré les doses que l'on donne chaque jour. On comprend que, dans la méthode de Sydenham, ces inconvéniens sont évités.

Parmi les accidens attribués au Quinquina, il en est qui certainement ne lui sont pas imputables; nous voulons parler de l'engorgement de la rate. Dès les premiers temps de la découverte de l'écorce du Pérou, ce grief fut un des plus graves qu'on lui reprochât, et de nos jours encore il se trouve des médecins qui renouvellent cette vieille querelle. La question est assez complexe, et voici pourquoi : quand la fièvre intermittente dure depuis long-temps, il est ordinaire que les malades aient pris du Quinquina; la rate, dans ce cas, est toujours engorgée : faut-il attribuer cet engorgement à la maladie ou au médicament? Au lieu d'accuser le Quinquina, comme le faisaient et comme le font encore les détracteurs de cette précieuse substance, il faut rechercher avec soin, dans les pays où règne endémiquement la fièvre intermittente, des individus qui n'aient jamais pris de Quinquina, et qui souffrent de la fièvre depuis cinq ou six mois; chez eux on trouvera invariablement la rate hypertrophiée; et cet engorgement de la rate peut même être constaté par la percussion, après cinq ou six accès, comme Piorry l'a fait en maintes circonstances; et Bailly de Blois l'a souvent reconnu à l'autopsie, dans les fièvres intermittentes pernicieuses, chez des malades qui n'avaient pas pris de Quinquina. D'un autre côté, il est facile de s'assurer que la rate conserve son volume normal chez les personnes qui, pour une affection névralgique ou autre, ont eu souvent recours au Quinquina.

Nous avons vu comment le Quinquina devait être administré dans les fièvres intermittentes simples, et nous avons longuement insisté sur les avantages de la méthode de Sydenham; mais cette méthode, préférable à tous égards dans les cas simples, doit être modifiée dans le traitement des fièvres pernicieuses.

Mercatus, de l'aveu de Torti lui-même, est le premier qui ait bien décrit la fièvre pernicieuse; mais il ne l'a pas traitée avec bonheur. Sydenham en avait entrevu quelques cas et avait indiqué les avantages que l'on pourrait retirer de l'administration du Quinquina; mais Morton formula plus explicitement l'heureuse influence du Quinquina dans ces fièvres, sans pourtant indiquer une méthode à l'aide de laquelle on pût en triompher presque toujours. C'est à Torti vraiment que l'on doit d'avoir fixé le traitement de ces fièvres redoutables. Le premier, il fit comprendre que la méthode de Morton, qui consiste à donner toutes les trois ou quatre heures 1 gros de Quinquina, est vicieuse en tous points, à moins qu'on ait à traiter une quarte pernicieuse qui laisse une longue apyrexie; mais quand la fièvre est subintrante, ou seulement rémittente, comme il arrive souvent, il est évident qu'une méthode aussi molle ne peut convenir.

Torti le premier comprit qu'il fallait gagner de vitesse l'accès qui allait venir, et, pour cela, donner une dose triple ou quadruple de celle qu'il administrait dans les fièvres intermittentes simples. Il faisait donc prendre au malade d'un seul coup quatre ou six gros de Quinquina. Mais il faut, dit ce praticien, que le médicament soit administré au moins douze heures avant le prochain accès, et le plus loin possible de ce paroxysme. « *Siquidem necesse est, bonam quantitatem intra breve tempus hausisse, et hausisse longe ante horam, quantum fieri potest, futuri paroxysmi.* » (Torti. Ther, spec. lib. III. c. 3, p. 146.) Il donnait le Quinquina, non pas au moment de l'intermission, car l'intermission souvent n'a pas lieu dans les fièvres pernicieuses; mais à l'époque où les accidens du paroxysme précédent commençaient à diminuer un peu, et, en un mot, au début de la période de rémission.

Cette méthode infiniment supérieure à celle de Morton n'est pourtant pas elle-même exempte de reproches. On ne peut se dissimuler que, dans les fièvres tierces pernicieuses subintrantes, l'intervalle entre la rémission de l'accès qui précède le début de celui qui suit ne soit souvent trop court, pour permettre au Quinquina d'être absorbé et d'agir utilement.

Bretonneau, pénétré de la gravité de cette objection, modifia la méthode de Torti en ce sens qu'il commence l'administration du Quinquina au milieu du paroxysme et dès qu'il en a constaté les caractères pernicieux. De cette manière, il se ménage au moins 24 ou 36 heures avant le début de l'accès suivant, et il arrive toujours à temps pour le prévenir. Il n'est pas effrayé par l'idée d'augmenter l'intensité de l'accès pendant lequel il donne le Quinquina, car l'expérience lui a appris que le médicament n'agit que plusieurs heures après avoir été administré, et par conséquent à l'heure où la rémission va commencer. Comme il a devant lui un espace de temps fort long, il n'est pas forcé de donner du premier coup une dose aussi forte que celle de Torti; ainsi il conseille pour la première dose 3 gros, et il fait répéter cette quantité toutes les trois heures, jusqu'à ce que le malade ait ingéré neuf gros de poudre de Quinquina.

La méthode de Bretonneau est certes la plus pratique et la plus efficace, et nous n'hésitons pas à la placer au-dessus de celle de Torti dont elle n'est d'ailleurs qu'une modification.

Du moment que l'accès pernicieux a été supprimé ou beaucoup atténué, il n'est plus nécessaire de continuer le Quinquina à des doses aussi élevées que celles qui ont été indiquées tout à l'heure. Il conviendra cependant de donner, quelques jours de suite, 2 à 3 gros de Quinquina, pour reprendre ensuite la méthode de Sydenham telle que nous l'avons fait connaître plus haut.

Voies d'introduction du Quinquina. Le Quinquina peut être administré par la bouche, par le rectum, ou bien enfin on peut l'appliquer sur la peau qui devra absorber les principes fébrifuges de l'écorce.

La voie d'introduction la plus ordinaire est celle de la bouche ; mais il est des cas où il faut l'abandonner. Certains malades ne peuvent avaler le Quinquina, d'autres le vomissent dès qu'ils l'ont ingéré. Les enfans en bas-âge ne consentent à aucun prix à prendre une substance aussi amère. Enfin, dans certaines fièvres pernicieuses, la cardialgique, la cholérique, les vomissemens qui caractérisent la maladie ne permettent quelquefois pas que l'on administre la moindre dose de Quinquina.

Il est encore des cas où il faut renoncer à le donner par la bouche; c'est lorsque, administré depuis long-temps de cette manière, il a causé une gastrite ou une gastralgie violente.

Il faut bien alors se décider à le donner par une autre voie, et c'est par le rectum qu'on l'introduit avec le plus de facilité. Les doses de Quinquina que l'on donne en lavement doivent être un peu moindres que celles que l'on prescrit en potion, et cela, parce que l'absorption se fait plus vite et mieux dans le gros intestin que dans l'estomac. Mais si le rectum retient mal le Quinquina, il faut alors en renouveler les doses de manière à en faire absorber autant qu'il est nécessaire.

Les cataplasmes vineux de poudre de Quinquina sont encore employés avec beaucoup d'avantage chez les malades qui ne peuvent supporter le médicament ni en lavement, ni en potion. Ces cataplasmes doivent être fort larges, et sont maintenus pendant 8 ou 10 heures. On les applique sur le ventre que l'on a eu l'attention de faire savonner avec soin auparavant.

Mais l'absorption cutanée n'est pas toujours assez active quand le chorion est revêtu de l'épiderme. M. Lembert a indiqué aux thérapeutistes une nouvelle voie d'introduction des médicamens, celle de la peau dépouillée de son épiderme. Le Quinquina en substance ne peut guère être administré par cette voie, mais il n'en est pas de même du sulfate de quinine qui, appliqué sur le derme dénudé, avec les précautions que nous indiquerons plus bas, guérit la fièvre intermittente avec non moins de certitude que lorsqu'il est donné par la bouche ou par le rectum. Enfin il est une voie indirecte que Rosenstein a indiquée ; lorsqu'un enfant à la mamelle est atteint de fièvre intermittente, ce praticien conseille de donner le Quinquina à la nourrice. On trouve, dans le *Journal de médecine* de Vandermonde (tom. XXXV, p. 415), un exemple remarquable de ce mode d'administration.

C'est ici le lieu de parler de l'importante découverte de Pelletier et Caventou, et de ses applications dans la thérapeutique des fièvres intermittentes. La découverte de la quinine et du sulfate de quinine a fait époque dans la science, et il est rare qu'aujourd'hui on administre l'écorce de Quinquina.

Le sulfate de quinine remplit-il toutes les indications du Quinquina ? Comme fébrifuge, oui: comme tonique, non. Nous verrons ailleurs pourquoi.

On ne peut contester les propriétés fébrifuges du sulfate de quinine, elles sont aussi évidentes que celles du Quinquina lui-même ; mais ce sel est beaucoup plus irritant que le Quinquina, d'abord à cause de sa plus grande solubilité, et ensuite parce qu'il n'a pas le correctif qui se trouve dans l'écorce du Pérou, savoir le tannin. Aussi provoque-t-il des gastrites chroniques et de la diarrhée beaucoup plus souvent que le Quinquina. Mais on pare à ces accidens en associant au médicament certaines substances dont nous parlerons plus bas. Et l'on conçoit que, dans les fièvres intermittentes simples, mais surtout dans les pernicieuses, la facilité de l'administration du sulfate de quinine, et en même temps son extrême activité, lui donnent sur le Quinquina une prééminence incontestable.

L'analyse chimique permet de retirer du Quinquina jaune 4 grains et demi de quinine par gros. D'où il résulte que, pour donner une dose de sulfate de quinine équivalente à la quantité de Quinquina nécessaire pour guérir une fièvre intermittente simple, il faudra donner autant de fois 5 grains que l'on donnait jadis de gros. Soit donc de 10 à 15 grains de sulfate de quinine au lieu de 2 à 3 gros de Quinquina jaune; 30 à 40 grains au lieu de 6 gros ou une once d'écorce pour les fièvres pernicieuses.

Dès l'abord, Pelletier et Caventou préconisèrent le sulfate de quinine à l'exclusion de toute autre préparation, et ce sel est resté seul en possession de remplacer le Quinquina dans le traitement des fièvres intermittentes; mais, de toute évidence, il est bien inférieur à la quinine brute; et nous allons indiquer les motifs de cette préférence.

La quinine brute, comme on le sait, ne diffère de la quinine pure précipitée du sulfate de quinine, que parce qu'elle contient encore quelques principes colorans extractifs. Mais elle est aussi activement fébrifuge que celle-ci et que le sulfate; et les expériences que nous avons faites sur ce point de thérapeutique ne laissent aucun doute à cet égard. Or la quinine brute l'emporte sur le sulfate de quinine 1° parce qu'elle est parfaitement insipide, tandis que le sulfate de quinine est d'une exquise amertume. Cette insipidité est d'un grand prix dans la thérapeutique des enfans, car on peut leur administrer ce médicament avec la plus grande facilité et sans qu'ils s'en aperçoivent. 2° *La quinine brute* a une consistance résineuse, et elle se ramollit à la chaleur des doigts, de manière qu'on peut la réduire en petites pilules d'une ténuité extrême que l'on mêle au potage des enfans, et qu'ils avalent sans difficulté.

Il ne faut pas croire que l'insipidité de la quinine brute, et par conséquent son insolubilité dans la salive, soient un obstacle à l'absorption stomacale. La quinine trouve dans l'estomac des acides qui la dissolvent immédiatement, et partant elle est absorbée plus aisément encore qu'à l'état de sulfate.

Si maintenant on croit devoir la dissoudre dans une potion ou dans un lavement, il suffira d'ajouter au véhicule quelques gouttes d'acide acétique ou d'acide sulfurique.

Quant à la quinine pure, comme on l'obtient en la précipitant du sulfate de quinine par l'ammoniaque, elle est beaucoup plus chère que celui-ci et d'ailleurs tout aussi amère, et ne présente aucun des avantages que nous avons attribués à la quinine brute. Elle se donne d'ailleurs à doses un peu moindres que le sulfate de quinine et que la quinine brute.

Outre la quinine, avons-nous dit au commencement de cet article, on a encore extrait du Quinquina de la *cinchonine* que l'on a obtenue pure, ou que l'on a convertie en sulfate. Cette substance, d'après les expériences les plus récentes, jouit comme la quinine de propriétés fébrifuges évidentes. On la donne à doses deux fois plus considérables que la quinine. Ses effets sont d'ailleurs les mêmes. Mais comme la cinchonine est plus chère et moins efficace que la quinine, elle est déjà complètement oubliée et personne ne songe plus à l'employer dans le traitement des fièvres intermittentes.

Le Quinquina, la quinine brute et le sulfate de quinine, non seulement peuvent guérir la fièvre intermittente, mais encore la préviennent avec facilité. Nous avons vu des individus, décolorés, avec un gonflement considérable de la rate, et qui, pendant plusieurs années, avaient eu déjà des fièvres intermittentes, nous les avons vus, disons-nous, rester impunément au milieu des émanations marécageuses, en ayant la précaution de prendre tous les huit ou dix jours huit grains de sulfate de quinine en une seule dose.

Avant de cesser de parler de la fièvre intermittente dans ses rapports avec l'emploi du Quinquina, il est bon de nous arrêter encore quelques instans sur une question qui a beaucoup occupé nos devanciers et qui mérite de nous occuper encore. Cette question est la suivante : Combien de temps après le début de la fièvre faut-il administrer le Quinquina?

Hippocrate a dit : *Tertiana exquisita quinque aut septem periodis ad summum judicatur.* (Aph. 4, sect. 9.) *Judicatur ad summum nono.* (Coac. 148.) Cette sentence d'Hippocrate, qui est loin d'être vraie, a dominé pourtant la thérapeutique des écoles, et, dans l'espoir de voir se juger spontanément la maladie, on attendait jusqu'après le septième accès, dans la crainte de troubler les efforts salutaires de la nature. Souvent sans doute, pour les fièvres intermittentes vernales, les prévisions du père de la médecine se réalisaient; mais dans les fièvres tierces d'automne on attendait vainement le jugement annoncé par Hippocrate.

Le divin vieillard ne respectait pourtant pas lui-même ce travail de la nature jusque-là qu'il s'interdit absolument toute intervention médicale avant le septième accès; bien loin de là, nous le voyons conseiller des purgatifs après le troisième accès : *Cum tertiana febris detinuerit, siquidem impurgatus æger tibi videatur, quarto die medicamentum purgans exhibeto.* (*Lib. de affect.*)

Boerhaave insiste également sur la nécessité de n'administrer le Quinquina que lorsque la fièvre a déjà duré un certain temps; *morbus jam aliquo tempore duravit.* (Aphor. 767, t. II, p. 508.) Et Van Swiéten, son commentateur, renchérit encore sur le dire du maître. *Maximi momenti hæc regula est, quâ neglectâ, mors quandoque, sæpius autem dira et anomala penitus symptomata secuta fuerunt, ipsa certe febre longe pejora.* (Ibid., p. 511.) Sydenham n'était pas moins explicite. *Curandum est ante omnia, ne premature nimis hic cortex ingeratur, ante scilicet quam morbus, suo se marte aliquantisper protriverit.* (*Op. omn.*, sect. 1, cap. V, p. 112.) Il est peu de praticiens qui n'approuvent la justesse du précepte de Boerhaave et de son commentateur; mais il est essentiel d'en comprendre et d'en étudier les motifs.

Beaucoup de fièvres continues débutent par des accès qui simulent une fièvre double tierce légitime, rarement une tierce, jamais une quarte. Cela peut s'observer dans tous les climats, dans toutes les saisons; mais c'est un fait très-ordinaire dans les pays où la fièvre intermittente règne endémiquement, et surtout à l'automne. Si donc une pleurésie latente, une phlegmasie profonde et obscure, une dothinentérie, prennent, à leur début, le type intermittent tierce ou double tierce, il est bien évident que les accidens seront aggravés par le Quinquina, et alors on accuse le médicament quand il faudrait accuser le médecin qui a commis une erreur de diagnostic, en prenant une phlegmasie avec symptômes intermittens pour une fièvre intermittente légitime. C'était ce qu'avait parfaitement compris Boeerhaave, qui complète de la manière suivante l'aphorisme que nous citions tout à l'heure : *Si autem febris autumnalis vehemens...... morbus jam aliquo tempore duravit, neque signa adsint internæ inflammationis, neque collecti alicubi puris, neque obstructi admodum hujus illiusve visceris, cortice peruviano abigetur, etc.* Le médecin devra donc, au début d'une fièvre intermittente, s'attacher à constater si la fièvre est symptomatique d'une lésion viscérale quelconque; et si, après un examen attentif, si, d'après les antécédens du malade, il acquiert la certitude que la fièvre est légitimement intermittente, il peut, sans attendre les sept accès d'Hippocrate, l'attaquer sans crainte, et ce sera toujours avec avantage. Mais comme l'erreur est à toute force possible, même pour le médecin le plus attentif, il y aura prudence à attendre, si toutefois il ne survient aucun symptôme pernicieux.

Il est d'ailleurs un signe assez précieux à l'aide duquel, au début des fièvres, on peut distinguer si la fièvre est symptomatique ou essentielle. Ce signe se tire de l'examen comparatif des paroxysmes. Quand une fièvre intermittente légitime débute, il arrive le plus souvent que l'apyrexie ne soit pas parfaitement tranchée pendant les six à sept premiers jours, et que la fièvre, plutôt rémittente qu'intermittente, semble symptomatique d'une phlegmasie viscérale; mais on remarque que la rémission devient de plus en plus tranchée, que le début de chaque paroxysme se dessine par un frisson de plus en plus fort, de sorte que le doute déjà ne subsiste plus au quatrième ou au cinquième accès. Et au contraire, dans la fièvre symptomatique, il n'est pas rare de voir, au début, une intermittence complète; mais, à mesure que la maladie fait des progrès, l'intermittence se change en rémission ; les frissons deviennent de plus en plus courts et finissent par disparaître complètement avant la fin du premier septenaire. De sorte qu'on peut résumer ainsi ce que nous venons de dire : Ce qui distingue dans leur début la fièvre intermittente simple de la symptomatique, c'est que la première, à mesure qu'elle avance, prend plus nettement le caractère intermittent, et que la seconde au contraire le perd en avançant.

Nous avons pratiqué quelque temps dans des pays marécageux, où, par conséquent, la fièvre intermittente était endémique, et là nous avons pu nous convaincre d'un fait capital dans l'histoire médicale du Quinquina ; savoir que pendant un temps quelquefois fort long, un, deux et même trois mois, un malade peut éprouver une affection presque continue et qui ne présente autre chose à noter que des exacerbations à peu près régulières ; et cette maladie cède parfaitement au Quinquina. Et, dans les mêmes pays, on rencontre des individus atteints de pleurésie chronique, par exemple, chez lesquels la fièvre affecte le type tierce ou double tierce le mieux tranché ; et le sulfate de quinine, loin de guérir un pareil état, l'aggrave ordinairement.

Il ne faut donc pas dire que le Quinquina est un anti-périodique, mais seulement qu'il est le médicament le plus propre à guérir cet état de l'économie dans lequel sont jetés ceux qui ont été exposés aux émanations marécageuses. Or, comme cet état s'accompagne presque toujours d'accidens périodiques, le Quinquina détruit la cause de la périodicité, et partant la périodicité elle-même; mais si la périodicité ne se rattache pas à cette cause, le Quinquina échoue complètement. Ainsi s'expliquent les nombreux insuccès que l'on éprouve chaque jour dans le traitement d'une multitude d'affections qui, bien que périodiques, ne peuvent évidemment se rattacher aux causes qui donnent ordinairement lieu à la fièvre intermittente.

Fièvres larvées. Névralgies. Si le miasme producteur de la fièvre donne lieu à une affection fébrile dans laquelle aucun organe, à l'exception de la rate, ne paraisse lésé, la fièvre est dite *simple*. S'il se manifeste par une lésion locale qui débute, se développe et se termine avec le paroxysme, la fièvre est dite *larvée*, parce qu'elle a pris le masque, revêtu la forme d'une autre maladie; que s'il s'attaque à un organe essentiel à la vie, tels que les centres nerveux, le cœur, le poumon, ou qu'il donne lieu à des désordres dont la gravité peut devenir cause de mort, la fièvre est dite *pernicieuse*. Que la fièvre soit simple larvée ou pernicieuse, elle se guérit toujours par le même médicament, le Quinquina. Ce n'est donc plus ici qu'une question de diagnostic.

La fièvre larvée affecte le plus ordinairement le caractère névralgique, et dans ce cas elle se guérit aisément par le sulfate de quinine; mais toutes les névralgies ne sont pas des fièvres larvées.

Déjà, en traitant de l'emploi thérapeutique du fer, nous avons (page 195 et suiv.) indiqué les névralgies comme un des accidens les plus communs de la chlorose; et nous avons vu que les préparations martiales, en guérissant la chlorose, guérissaient la névralgie plus efficacement qu'aucun autre moyen, parce qu'elles en prévenaient le retour. Nous avons, en passant, fait comprendre que, pour combattre les paroxysmes douloureux, il fallait le plus souvent recourir à des moyens qui eussent un résultat immédiat, parce que, en définitive, on eût laissé souffrir les malades pendant plusieurs mois, si plusieurs mois étaient nécessaires à la curation de l'affection principale. De même aussi le miasme producteur de la fièvre cause des névralgies qui ne diffèrent presque pas de celles qu'il faut rapporter à la chlorose.

Enfin le rhumatisme peut affecter les rameaux nerveux comme les muscles et les articulations, et, dans ce cas encore, la maladie diffère seulement, par quelques caractères, de la fièvre intermittente larvée névralgique et de la névralgie chlorotique.

Quant aux autres formes de la névralgie, ce n'est pas le lieu de nous en óccuper.

A quelque cause que soit due la névralgie, lorsqu'elle est franchement intermittente, et que l'intermittence d'abord équivoque est devenue de plus en plus tranchée, il faut l'attaquer par le Quinquina ; mais les doses ne doivent pas être les mêmes que dans une fièvre simple, il faut les doubler, les tripler même, et les répéter plus souvent si l'on veut obtenir la guérison. Ainsi il ne faudra pas moins de 5 à 6 gros de Quinquina, de 20 ou 30 grains de quinine pris plusieurs jours de suite, pour juger l'influence du fébrifuge sur les névralgies.

D'un autre côté, il est des névralgies, et nous en avons souvent rencontré de ce genre, qui, irrégulières dans leur type, presque continues, et se montrant quatre, cinq fois par jour par des paroxysmes inégaux et inattendus, se modifiaient sous l'influence de la quinine plus aisément que celles dont le type était le plus régulier.

L'expérience démontre en outre que, de toutes les névralgies, celles qui siégent à la face et au cou se guérissent plus aisément par le Quinquina que celles qui occupent les membres, la sciatique, par exemple : et pourtant la sciatique elle-même est quelquefois avantageusement modifiée par l'écorce du Pérou, lors même qu'elle n'affecte pas le type intermittent.

D'où le précepte thérapeutique que nous avons souvent exprimé dans nos leçons cliniques, que l'on doit tenter par le Quinquina la guérison des névralgies, quelque siége qu'elles occupent, quelque type qu'elles affectent. Cette médication ne peut avoir aucun inconvénient, et il suffit qu'elle soit souvent utile pour que ce soit un devoir de l'essayer.

Fièvre intermittente symptomatique. Nous avons déjà dit que souvent les phlegmasies aiguës au début, et que les phlegmasies chroniques, s'accompagnaient de syptômes fébriles intermittens. Le Quinquina échoue sans doute dans cette circonstance, à moins que le malade n'ait eu déjà souvent des fièvres d'accès où qu'il y ait vraiment complication, ce qui n'est pas rare dans les pays ou la fièvre règne endémiquement. Nous avons tenté en 1834, à l'Hôtel-Dieu, une série d'expériences pour constater l'influence du sulfate de quinine sur la fièvre hectique. Dans les deux tiers des cas, à peu près, nous pûmes faire disparaître le frisson, et l'accès fut évidemment moins long; mais au bout de peu de jours, le fébrifuge restait parfaitement inefficace et provoquait même bientôt de légers accidens qui nous mettaient dans la nécessité de ne plus l'administrer.

De l'emploi du Quinquina dans les fièvres continues. Le Quinquina, généralement condamné dans le traitement des fièvres continues par les premiers praticiens qui ont écrit sur ce médicament, a joui, à la fin du siècle dernier et au commencement de celui-ci, d'une faveur extraordinaire. C'était surtout dans les fièvres ataxiques, nerveuses, putrides, adynamiques, c'est à dire dans les états de l'organisme où le système nerveux faiblit, où les fonctions se dissocient et s'allanguissent.

L'état inflammatoire qui précède ordinairement les symptômes d'ataxie, d'adynamie et de putridité, les phlegmasies locales qui s'y joignent toujours, ont certainement contribué à faire rejeter aujourd'hui le Quinquina et les toniques en général, dans le traitement de toutes les fièvres continues, sans que les résultats d'une sage et prudente expérimentation aient servi de règle aux médecins.

Ce n'est point ici le cas de discuter les conditions dans lesquelles le Quinquina et les toniques en général doivent être administrés dans les maladies aiguës; ce point important de thérapeutique sera examiné à fond dans le chapitre général qui termine ce tome et qui traitera de la médication tonique.

Dans le même chapitre, on étudiera l'action du Quinquina en

tant qu'amer, comme moyen de hâter les convalescences, de ranimer les fonctions digestives, et de rendre aux fonctions nerveuses de la vie organique le ressort qu'elles avaient perdu.

Usage externe. Les propriétés antiseptiques du Quinquina indiquées par Sloane, en 1709 (*Transact. philosoph. traduct. franç.* 1732. *pag.* 265), hautement proclamées peu de temps après par Rushworth (*Proposal for the improvement of surgery.* 1731), furent depuis mille fois expérimentées et mille fois constatées par les chirurgiens et par les médecins, soit que la gangrène procédât de cause interne, comme cela est si commun dans certaines fièvres typhoïdes, soit qu'elle procédât de cause externe, comme il est si commun d'en rencontrer des exemples en chirurgie. Quand la gangrène procédait d'une cause interne, le Quinquina était en même temps donné à l'intérieur et appliqué sur la partie mortifiée; quand, au contraire, on ne devait l'imputer qu'à la lésion locale, c'était sur le lieu malade qu'on appliquait, soit des décoctions vineuses de Quinquina, soit de la poudre de Quinquina, soit des pommades dans lesquelles entrait l'écorce du Pérou. Sous l'influence de ce moyen, les tissus qui commencent à s'œdématier se raffermissent, les parties mortifiées se durcissent et se momifient en quelque sorte, et la démarcation entre le mort et le vif ne tarde pas à s'effectuer.

Mais, pour obtenir ce résultat, il faut ne pas craindre d'élever les doses de Quinquina, et on doit porter le médicament fort au-delà des parties mortifiées ou menacées de mortification.

La quinine et la cinchonine, si puissantes comme fébrifuges, ne sont d'aucun secours dans le cas dont nous venons de parler; il est très-probable que le principe fébrifuge n'est pour rien dans l'action antiseptique du Quinquina, et que celle-ci réside entièrement dans le tannin dont abonde l'écorce du Pérou. Ce qui le ferait croire, c'est que les écorces et les extraits qui contiennent beaucoup de tannin sont aussi et plus efficaces que le Quinquina dans le traitement externe de la gangrène.

Préparations, modes d'administration et doses. Le Quinquina a été tourmenté de mille manières par les médecins et par les pharmaciens, et le nombre des préparations de Quinquina est vraiment immense. Nous nous bornerons à indiquer les principales.

Poudre. C'est la préparation la plus simple. On donne la poudre de Quinquina, comme tonique, à la dose de 5 à 10 grains deux ou trois fois par jour; comme fébrifuge, à la dose de 2 à 8 gros, suivant la nature de la fièvre, suivant la méthode que l'on a adoptée. La poudre se prend sous forme sèche, enveloppée dans du pain azyme; mêlée à de l'eau, et mieux à du vin sous forme de bols ou d'électuaire, en l'incorporant à du miel, à du sirop, à divers extraits, etc., etc.

Infusion et décoction. L'infusion de Quinquina se prépare en jetant une livre ou deux d'eau bouillante sur un gros ou deux gros d'écorce de Quinquina concassée. Cette infusion s'emploie comme tonique, jamais comme fébrifuge, à la dose d'une ou deux livres par jour. La décoction se prépare en faisant bouillir l'écorce concassée dans la proportion d'une demi-once à une once pour une livre d'eau; à cette dose, et préparée de cette manière, cette décoction se donne comme fébrifuge. La vertu fébrifuge est augmentée si on a soin de mêler à l'eau, avant la décoction, deux ou trois onces de fort vinaigre, sans doute parce que l'acide acétique s'empare de la quinine et de la cinchonine.

Sirop de Quinquina. On le prépare à l'eau et au vin. Le sirop vineux est le plus usité; il ne contient qu'une petite proportion de principe actif du Quinquina, et son amertume est fort tolérable: on le donne à la dose d'une à deux onces par jour, dans les convalescences, dans les débilités d'estomac. Il agit alors comme tonique.

Vin de Quinquina. Ce n'est en définitive autre chose qu'une dissolution de quinine et de cinchonine dans de l'alcool étendu. Aussi aujourd'hui le formule-t-on magistralement en ordonnant au pharmacien de dissoudre 1, 2, 3 ou 4 grains de sulfate de quinine ou de quinine brute dans une once de vin ordinaire, ou mieux de vin d'Espagne ou de Lunel. Si on l'administre comme fébrifuge, on donnera au malade 3 ou 4 onces de vin dans lequel on aura fait dissoudre la quantité de quinine que l'on veut donner; si, au contraire, on le prescrit comme tonique, on se contentera de mettre 1|2 grain ou un grain de quinine par once, et on en fera prendre au malade deux ou trois cuillerées par jour.

Teinture de Quinquina. On l'emploie étendue d'eau pour faire des potions toniques; jamais on ne doit la donner comme fébrifuge. La dose est de 1 à 4 gros par jour.

Extrait de Quinquina. Les extraits de Quinquina sont au nombre de deux: l'extrait mou et l'extrait sec, encore appelé *sel essentiel de Lagaraye*. Ces extraits, surtout le dernier, jadis employés comme fébrifuges, sont aujourd'hui abandonnés dans le traitement des fièvres intermittentes, et avec juste raison, parce qu'ils ne contiennent en effet que peu de quinine, et de cinchonine; mais ils sont très précieux comme toniques, et à ce titre ils méritent d'être conservés et ils ne peuvent être remplacés par les alcaloïdes.

Quinine brute. Médicament insipide, parfaitement soluble dans l'alcool et dans certains acides; la plus utile des préparations de Quinquina. Comme fébrifuge, elle se donne à la dose de 12 à 30 grains comme le sulfate de quinine, ou en potions, ou en pilules. Quand on la met en potion, il faut avoir soin de la faire d'abord dissoudre dans un peu d'eau aiguisée d'acides sulfurique, hydrochlorique ou acétique.

Quinine pure. Aussi amère que le sulfate de quinine, n'ayant par conséquent aucun avantage sur ce dernier. Elle se donne à une dose un peu moins forte que la quinine brute et que le sulfate de quinine.

Sulfate de Quinine. C'est aujourd'hui la préparation de Quinquina la plus employée, et c'est à tort, suivant nous, la quinine brute devant lui être préférée. Il se donne aux mêmes doses que cette dernière.

Cinchonine et Sels de Cinchonine. Enfin la cinchonine et les sels de cinchonine qui jouissent, à n'en pas douter, de propriétés fébrifuges et un peu toniques, se donnent à doses deux fois plus considérables que les préparations de quinine.

SAULE.

Le Saule, *Salix*, est une plante de la famille des amentacées. On en distingue plusieurs espèces; une seule est employée en médecine, le Saule blanc, *Salix alba*.

Les feuilles, les tiges, l'écorce de ce Saule sont amères et aromatiques. C'est de l'écorce qu'on se sert en général; et des travaux chimiques récens ont donné à cette écorce une importance assez grande.

On peut lire dans Murray ce que nos devanciers avaient dit des propriétés thérapeutiques de l'écorce de Saule. Ils lui attribuaient des propriétés antiputrides aussi puissantes que celles du quinquina; et quelques-uns le croyaient aussi éminemment fébrifuge que l'écorce de Pérou.

Stone (*Philos. transact.* vol. 53. p. 195) cite cinquante cas de guérisons de fièvre intermittente légitime, obtenues à l'aide de l'écorce de Saule donnée à la dose de un ou deux scrupules toutes les heures, pendant l'apyrexie. Clossius (*Nov. variol. med. meth.* p. 128) vante le même remède dans le traitement de la fièvre quotidienne et de la fièvre tierce. Dans l'ouvrage de Pierre Koning (*de cortice salicis albæ, ejusque in medicina usu* 1778) on peut lire des faits très-nombreux qui témoignent de l'efficacité de ce moyen, non seulement dans des fièvres intermittentes récentes, mais encore dans celles qui duraient déjà depuis fort long-temps. Coste et Willemet, (*Essais sur quelques plantes indigènes*, p. 57) témoignent dans le même sens. Enfin plus récemment Gilibert (1797), Monnier, médecin à Apt (1805); Bertrand (1808); Vanters (1810); Dureau de la Malle (1818), appelèrent de nouveau l'attention sur les propriétés fébrifuges de l'écorce de Saule blanc (*Mérat et De Lens*, *Dict. de mat. méd.* tome 6, p. 180).

Mais la découverte du principe actif du Saule blanc, *la Salicine*, faite en 1825 par Fontana, pharmacien à Lariza près Véronne, et surtout les travaux mieux connus de notre compatriote Leroux qui obtint cette substance parfaitement pure, appelèrent de nouveau l'attention sur les vertus fébrifuges du Saule.

D'assez nombreuses expériences ont été tentées depuis quelques années, et il est à regretter qu'elles soient aussi contradictoires.

Il est bien probable que le Saule, pas plus que toutes les prétendues succédanées du quinquina, ne jouit d'aucune vertu fébrifuge, et que les cas de guérison que l'on cite n'ont pas été observés avec cette philosophie d'expérimentation qu'il faut apporter quand on agite une question thérapeutique aussi grave que celle qui consiste à enlever au quinquina une suprématie si justement acquise. Voyez les expériences de Chomel, page 255.

Quant aux propriétés toniques de l'écorce de Saule, elles sont à peu près les mêmes que celles du quinquina. A l'intérieur, la poudre, l'infusion, la décoction, ont été avantageusement employées dans le traitement de certaines diarrhées, des débilités de l'estomac.

Extérieurement et sous les mêmes formes que l'écorce du Pérou, le Saule s'emploie dans le traitement des gangrènes, des ulcères de mauvaise nature, etc., etc.

Enfin ses propriétés anthelmintiques ont été constatées par Hartmann et Lüders. (*Dissert. de virtute Salicis anthelmentica. Traject. ad Viadr.* 1781.) Ils donnaient à prendre une décoction d'écorce de Saule, une once pour une livre d'eau. Ce n'était pas le Saule blanc, mais l'osier rouge ou *salix pentàndra* qu'ils employaient dans cette circonstance.

COLOMBO.

Le Colombo est le nom pharmaceutique donné à la racine du *cocculus palmatus*, plante de la famille des ménispermes, qui a pris le nom de Colombo parce qu'elle est cultivée plus particulièrement près de Colombo, capitale de l'île de Ceylan.

Employé, dit-on, depuis long-temps par les Indiens dans le traitement des maladies de l'estomac et des intestins, la racine de Colombo n'a été connue en Europe que vers 1770. C'est aux travaux de Percival (*Essays medical and experimental*) et de Cartheuser (*Dissertatio de radice colombâ*, 1773) que l'on doit la popularisation de ce médicament. On peut voir dans Murray (*Apparat. med. tom.* 6. p. 154 *et suiv.*) quels sont les auteurs qui se sont particulièrement occupés de l'application thérapeutique du Colombo.

Au moment où cette substance fut introduite dans la matière médicale, elle prit une importance peut-être exagérée; mais depuis elle est tombée, du moins en France, dans une défaveur telle que dans Paris certains pharmaciens n'en vendent pas une seule fois dans le cours d'une année.

Nous avons assez souvent administré ce médicament. Nous dirons dans quelles circonstances il nous a réussi. Dans les maladies aiguës de l'estomac accompagnées d'une légère phlegmasie de la membrane muqueuse, d'amertume de la bouche, d'un sentiment de chaleur et de douleur à la région épigastrique, de nausées et d'un peu de diarrhée, et en même temps de phénomènes généraux spasmodiques, nous donnons avec avantage, trois ou quatre fois par jour, une tasse d'infusion de 12 grains de racine de Colombo pour six onces d'eau. Cette infusion est continuée pendant quelques jours, jusqu'à ce que les fonctions de l'estomac soient bien rétablies.

La même médication réussit encore très-bien dans les diarrhées aiguës apyrétiques, qui s'accompagnent d'anorexie, d'amertume de la bouche.

Quand il y a dyspepsie, vomissemens habituels, diarrhée chronique alternant avec de la constipation, gastralgie, enfin tous les signes qui indiquent un état habituel de trouble du côté des organes digestifs, l'usage long-temps continué de l'infusion ou de la poudre de Colombo, ou de vin dans lequel on a fait macérer cette substance, remettent les fonctions digestives dans leur état normal.

Pringle, Cartheuser, Bertrand de la Grésie, employaient le Colombo, même dans la période aiguë de la dysenterie; mais Percival fait observer que ce remède convient mieux sur le déclin de la maladie.

On l'a également conseillé dans le traitement des scrophules.

Mode d'administration, préparations et doses.

La racine de Colombo se donne en poudre à la dose de six grains à un scrupule, 3 ou 4 fois par jour;

En infusion ou en décoction, à la dose d'un demi-gros à un gros pour une demi-livre d'eau;

En teinture vineuse préparée en faisant macérer pendant huit ou dix jours deux onces de racines de Colombo, dans une bouteille de vin de Madère; cette teinture se donne à la dose de une ou deux onces par jour.

QUASSIA AMARA. QUASSIA SIMARUBA.

Quassia. Genre de la tribu des simaroubées et de la famille des rutacées. Deux espèces sont employées en médecine, le *Quassia amara* et le *Quassia simaruba.*

Quassia amara. Arbrisseau originaire de la Guyane, employé en médecine seulement depuis 1756. Quoique toutes les parties de la plante jouissent de propriétés semblables, le bois seul est employé.

Le Quassia est d'une extrême amertume. Il ne contient ni tannin ni acide gallique, ce qui le range parmi les amers purs. A très-haute dose, il cause des vertiges et des vomissemens, ce qui tient à un principe resté jusqu'ici inconnu, mais qui existe évidemment comme le démontrent les expériences de Buchner (*Journ. analyt.* t. I, p. 535).

Le Quassia amara ne se donne qu'en infusion aqueuse, ou bien encore en teinture vineuse.

Il a été conseillé dans les dyspepsies, lorsque cette maladie survient à la suite de convalescences pénibles, et que rien ne peut faire supposer l'existence d'une inflammation de la membrane muqueuse de l'estomac. Il convient aussi dans les diarrhées chroniques parfaitement apyrétiques, et dans lesquelles la supersécrétion intestinale n'est pas entretenue par la présence d'ulcérations intestinales.

Il a été vanté également dans le traitement des scrophules.

La dose du Quassia amara en infusion est d'un demi-gros à un gros pour six ou huit onces d'eau bouillante. La teinture vineuse se donne à la dose de trois ou quatre onces par jour.

Quassia simaruba. C'est un arbre très-élevé. On n'emploie en médecine que l'écorce de ses racines.

Cette écorce, dont l'amertume rappelle si bien celle du Quassia amara, contient pourtant une très-forte proportion d'acide gallique et de tannin.

Elle a joui d'une célébrité beaucoup plus grande que le Quassia amara. Employée, dit-on, de temps immémorial en Amérique dans le traitement de la dysenterie, elle fut importée en Europe au commencement du dix-huitième siècle, et singulièrement préconisée dans les flux de sang dysentériques. Barrère, Jussieu, Degner, Pringle, Tissot, Zimmermann, lui ont reconnu des propriétés anti dysentériques et antiscrophuleuses évidentes (*Anc. Journ. de méd.*, tom. 57, pag. 513.)

Négligé de nos jours dans le traitement de la dysenterie, le Simarouba n'est plus guère employé que dans les mêmes circonstances que le Quassia amara.

Toutefois il est bon de remarquer que la poudre de Simarouba jouit de propriétés émétiques évidentes, comme l'ont démontré les expériences de Desbois de Rochefort et de Bichat qui la rangent parmi les émétiques.

La *poudre* de Simarouba se donne comme antidysentérique à la dose de six grains cinq ou six fois par jour. L'infusion et la décoction se font avec deux gros d'écorce pour deux livres d'eau

ANGUSTURE.

L'*Angusture*, *Angustura*, est une écorce provenant du *galipea officinalis*, plante de la famille des rutacées.

Cette écorce ressemble beaucoup à celle du quinquina jaune. Elle est amère et sans odeur sensible.

Suivant Mérat et De Lens, les naturels du pays où l'on récolte l'Angusture la regardent comme supérieure au quinquina dans le traitement des fièvres intermittentes ; ils l'emploient aussi comme le simarouba et le colombo dans la dysenterie.

Chez nous, il a été fait quelques expériences pour constater les propriétés fébrifuges et antidysentériques de l'Angusture. Reydellet et Niel de Marseille ont administré la poudre d'Angusture à cinq malades affectés de fièvre intermittente vernale qui tous ont guéri. Fodéré n'a réussi que trois fois dans huit cas où il a tenté le même moyen. Il n'y a rien d'extraordinaire de voir le médicament le plus insignifiant guérir la fièvre intermittente, mais surtout celle qui se développe au printemps (voy. p. 255) ; cette maladie, ainsi que nous l'avons dit déjà bien souvent, cède spontanément, et l'expérience n'a de valeur que si on la fait sur des malades atteints de fièvre intermittente tierce ou quarte qui dure depuis au moins quinze jours, avec un type parfaitement régulier. C'est dans ces conditions que Bretonneau de Tours a expérimenté les propriétés fébrifuges de l'écorce d'Angusture, et il a trouvé ce médicament parfaitement inefficace.

Quant à ses propriétés antidysentériques, elles ne sont pas mieux démontrées que sa vertu fébrifuge.

L'Angusture n'est donc d'aucune utilité médicale ; car le peu de bien qu'elle peut faire comme amer, nous l'obtenons par tous les amers indigènes.

Fausse Angusture ; Pseudo-Angustura. Angustura virosa. Cette écorce, confondue avec celles de l'Angusture vraie, vient très-probablement d'un strychnos, car l'analyse chimique y démontre de la brucine, et l'empoisonnement par la fausse Angusture a les mêmes symptômes que ceux qui sont produits par la noix vomique et la fève de Saint-Ignace.

Comme elle arrive mêlée aux écorces d'Angusture vraie, elle a pu causer de terribles accidens, et Bretonneau de Tours, qui faisait des expériences dans son hôpital sur les propriétés fébrifuges de l'Angusture, vit mourir dans d'horribles convulsions un malade, victime de la méprise du pharmacien.

Aussi est-ce une raison de plus de proscrire l'Angusture vraie, qui, sans utilité spéciale, peut être l'occasion d'erreurs aussi déplorables.

Il est probable d'ailleurs que la fausse Angusture partage les propriétés thérapeutiques des strychnos dont nous avons étudié l'action dans notre premier volume, au chapitre des médicamens excitateurs.

MARRONNIER D'INDE.

L'*Æsculus hippocastanum*, ou *Marronnier d'Inde*, a été nouvellement introduit dans la thérapeutique. On se sert de son écorce et de ses fruits.

En 1720 le président Bon lut à l'Académie royale des Sciences une note sur les propriétés fébrifuges de l'écorce de Marronnier d'Inde. Cette note passa inaperçue. Pontedera de Padoue (*Dissertationes botanicæ. Padoue*, 1720 et 1731) et Zanichelli de Venise (*Intorno alla facultà dell' Hippocastano. Venise*, 1733) insistent plus particulièrement sur ces propriétés. Cette écorce, tombée dans un juste oubli, fut remise en honneur en 1752 par Leidenfrost (*De succis herbarum recentium recenter expressis, eorumque usu ad morbos. Duisbourg*, 1752. *Thèse de Meister*), et un peu plus tard par Turra de Venise (*Osservaz. di botanic. Ven.* 1765); par Eberhard de Halle (*De nucis vomicæ et corticis Hippocastani virtute medicâ.* 1770), et par Buchloz qui traduisit en allemand le dernier mémoire de Turra (1783), et constata, comme les auteurs que nous venons de citer, les vertus antipyrétiques de l'écorce du Marronnier d'Inde.

Malgré ces témoignages, l'écorce de Marronnier était de nouveau tombée dans un grand discrédit, quand la guerre continentale de Napoléon rendit plus actives les recherches sur les succédanées de quinquina. Le gouvernement français donna lui-même l'impulsion en 1807, et sollicita les travaux des médecins. Ranque d'Orléans publia en 1808, dans le Bulletin de la Société médicale d'émulation, le résultat de ses recherches. Il assura avoir guéri 43 malades atteints de fièvre intermittente, en leur faisant prendre 3 ou 4 gros par jour d'écorce de Marronnier. Lacroix, médecin à Laferté-Bernard (*Annal. de méd. prat. de Montp.* 1804), se vanta d'avoir obtenu des succès encore plus éclatans. Mais Gasc, Bourges, Bourdier, Zulatti (*voy.* Mérat et De Lens, t. I, p. 88, *Dict. de mat. méd.*) ne confirmèrent pas par leur propre expérience les résultats heureux obtenus par Ranque, Lacroix, et ceux qui les avaient précédés. En 1816, Bretonneau, qui expérimentait en grand, à l'hôpital de Tours, les prétendues succédanées du quinquina, n'eut pas plus à se louer de l'écorce de l'Æsculus que de toutes les autres substances qu'il essaya.

Le Marron d'Inde, fruit de l'*Æsculus hippocastanum*, peut servir à la nourriture de quelques animaux. Il répugne pourtant en général à nos animaux domestiques à cause de son amertume. Il contient beaucoup de fécule.

L'écorce de Marronnier se donne aux mêmes doses et de la même manière que l'écorce de quinquina. On l'administre en poudre, en extrait, en infusion, en décoction.

FUMETERRE. — TRÈFLE D'EAU. — HOUBLON.

La *Fumeterre*, *Fumaria*; le *Trèfle d'eau*, *Trifolium fibrinum*; le *Houblon*, *Humulus lupulus*, sont employés dans les mêmes circonstances. On les conseille surtout dans les maladies cutanées chroniques et dans les scrophules. Ils jouissent de propriétés dépuratives évidentes; mais il faut les donner à des doses beaucoup plus élevées que celles qu'on emploie ordinairement.

Les doses doivent être de 2, 4, 8 gros, et même de 2 et 4 onces pour un litre d'eau bouillante. L'extrait se donne également à doses fort élevées, 1 à 2 gros par jour. On les a encore conseillés dans les affections chroniques du foie ; mais leur efficacité, dans ces circonstances, est au moins fort contestable. Ils jouissent en outre des propriétés stomachiques des amers.

GENTIANE.

La *Gentiane*, *Grande Gentiane*, *Gentiane jaune*, *Gentiana lutea*, est une plante de la famille des Gentianées. Ses racines sont seules employées en médecine.

La racine de Gentiane est douée d'une amertume extrême qu'elle doit à un principe particulier désigné par Henri et Caventou, sous le nom de *Gentianin*. Elle ne contient ni acide gallique, ni tannin; aussi ne jouit-elle d'aucune propriété astringente.

L'usage médical de la Gentiane est fort ancien. Murray le fait remonter à un demi-siècle avant l'ère chrétienne.

On est assez d'accord sur les propriétés toniques de la Gentiane. Elle est utile dans la paresse digestive qui succède aux fièvres intermittentes et qui accompagne les maladies nerveuses; on la prescrit avec succès dans les convalescences difficiles, chez les gens débilités par de grandes pertes de sang, par un traitement mercuriel. L'expérience a prouvé que, mêlée à une substance aromatique et alcoolique, la Gentiane remplissait mieux encore les indications dont nous venons de parler, comme par exemple dans la mixture stomachique de Rosenstein où elle était unie à de l'écorce d'orange dans du vin de Porto, et la fameuse teinture stomachique de Whitt, dans laquelle on mettait une once ou deux d'esprit de lavande par livre de teinture alcoolique ordinaire de Gentiane.

Boerhaave, le premier, vanta la Gentiane dans le traitement de la goutte; et cette plante entrait dans la fameuse poudre antiarthritique du duc de Portland. Ce n'est pas que la Gentiane puisse rien contre la goutte elle-même, mais elle est singulièrement propre à ranimer les fonctions digestives ordinairement si profondément lésées pendant les convalescences des accès de goutte inflammatoire, et presque constamment chez ceux qui sont tourmentés par la goutte atonique.

Quant à ses propriétés fébrifuges, elles sont nulles très-certainement, quoi qu'en aient pu dire les nombreux auteurs qui ont expérimenté sur des fièvres intermittentes vernales, ou sur des fièvres rémittentes qui ordinairement cèdent sans le secours de la médecine.

Plenck l'a conseillée dans le traitement de la scrophule. Il donnait l'extrait à assez hautes doses. De nos jours, dans la même maladie, on precrit encore l'extrait et plus souvent le vin de Gentiane. Elle entrait dans la composition de l'élixir amer de Peyrilhe.

La Gentiane entre dans une multitude de préparations magistrales qui jadis ont joui d'une grande célébrité et qui aujourd'hui sont oubliées.

En poudre, elle se donne à la dose de 24 à 72 grains; l'extrait, à la dose d'un à deux scrupules; le vin, à la dose de 4 à 6 onces; la teinture, à la dose d'un gros à deux gros. En infusion ou en décoction, la Gentiane se prenait à la dose d'un à deux gros pour une livre d'eau.

PETITE CENTAURÉE.

La petite Centaurée, *Chironia Centaurium*, appartient à la famille des gentianées. Ses sommités fleuries, qui sont seules employées en médecine, sont amères. Elles sont utiles dans les cas où les amers sont indiqués. Quant à ses propriétés fébrifuges qui ont été si généralement admises, elles sont au moins fort contestables. L'infusion et la décoction de Centaurée données dans ces fièvres rémittentes vernales qui cèdent spontanément au bout de 7 à 8 jours, valent mieux que les tisanes féculentes; c'est là, certes, le seul avantage bien réel qu'elles présentent.

CENTAURÉE.—CHARDON BÉNIT, etc.

Le genre *Centaurea*, de la famille des carduacées, renferme trois espèces employées en médecine. Le *Chardon bénit*, la *Chausse-trappe et* le *Bleuet.*

Le *Charbon bénit*, *Centaurea benedicta*, a joui jadis d'une grande réputation dans le traitement des empoisonnemens par les venins animaux et dans celui de la peste. Aujourd'hui il n'est recherché qu'à cause de son amertume, et à ce titre on l'a regardé seulement comme stomachique.

On donne les sommités fleuries de cette plante, à la dose d'une demi-once à une once en infusion.

La Chausse-trappe ou *Chardon étoilé*, *Centaurea calcitrappa.* Cette plante a été, dans les dernières années du dernier siècle, vantée comme un fébrifuge indigène aussi puissant que le quinquina. Clouet, en 1787, publia dans le Journal de médecine militaire, tome 6, le résultat de plus de 2,000 expériences tentées sur les soldats de la garnison de Verdun, expériences qui prouvent l'efficacité de la Chausse-trappe dans le traitement des fièvres intermittentes. L'exagération dans les chiffres de Clouet devait mal faire présumer de l'efficacité de son remède, et les expériences tentées par les médecins de nos jours ont été loin de sanctionner les résultats de notre compatriote, bien que Valentin, Lando et Buchner aient également regardé ce médicament comme capable de guérir la fièvre intermittente.

Aujourd'hui il est employé seulement comme stomachique, au même titre que les amers les moins héroïques.

On emploie toutes les parties de la plante, fleurs, tiges et racines. En poudre, le Chardon bénit se donne à la dose de 2 à 4 gros. Pour une infusion, on prescrit une quantité beaucoup plus considérable, deux ou trois onces, par exemple.

Centaurea cyanus, *Bleuet*, *Casse-Lunette.* Cette plante a encore des propriétés moins importantes que les deux dont nous venons de parler. On fait des collyres avec l'infusion de ses fleurs.

CHICORÉE SAUVAGE.

La *Chicorée sauvage*, *Cichorium intybus*, de la famille des chicoracées, a des feuilles d'une amertume assez agréable. On les mange en salade, et à ce titre elles conviennent assez bien aux personnes dont le ventre est resserré, à cause de leurs propriétés un peu laxatives. En décoction, elles servent à composer une tisane fort bonne dans le cours des fièvres intermittentes vernales et automnales, et qui rétablit assez bien les fonctions digestives. Elle entre dans la composition des sucs d'herbes dépuratifs.

HOUX.

Le Houx, *Ilex aquifolium*, *Aquifolium officinale*, est une plante de la famille des rhamnées.

Les feuilles de Houx, conseillées vaguement comme sudorifiques et comme antiarthritiques, sans doute à cause de leur amertume, n'ont acquis que vers la fin du siècle dernier une importance thérapeutique que nous croyons usurpée.

Durande (*Histoire de la Société royale de méd.* tome 1, page 342), ayant connu une personne étrangère à la médecine qui prétendait guérir la fièvre intermittente avec de la poudre de feuilles de Houx, voulut soumettre lui-même ce médicament à l'expérimentation. D'après les faits qu'il a recueillis, il déclare qu'en donnant avant l'accès un gros de feuilles de Houx desséchées et pulvérisées, il supprimait plus sûrement les fièvres intermittentes qu'avec le quinquina.

Malgré ces grands résultats, le Houx était tombé dans l'oubli, quand tout récemment Rousseau, médecin à Paris, essaya de lui rendre sa réputation perdue (*Nouv. journ. de méd.* tome XIV, 1822). Les expériences de Rousseau répétées par Saint-Amand de Meaux, et reprises en 1829 par Rousseau lui-même, mais sur une plus grande échelle, amenèrent ces médecins à conclure que les feuilles de Houx étaient aussi efficaces que le quinquina dans le traitement des fièvres intermittentes. Chomel, en 1830, voulut savoir lui-même à quoi s'en tenir sur ces vertus fébrifuges; et il choisit, comme sujets d'expérience, vingt-deux malades atteints de fièvre intermittente. Avant de donner la poudre de Houx, il voulut voir quelle serait l'influence de la simple expectation chez ces vingt-deux fébricitans. Dix-neuf guérirent spontanément à l'aide d'un régime émollient ou légèrement antiphlogistique. Les trois autres avaient, l'un une fièvre quarte, deux une fièvre quotidienne. Le Houx leur fut inutilement administré à la dose d'une once et même de trois onces; ils guérirent au contraire fort aisément avec la quinine. Si donc, imitant tous les expérimentateurs que nous avons tant de fois cités à propos des prétendues succédanées du quinquina, Chomel eût donné d'emblée la poudre de Houx à ses vingt-deux malades, on aurait pu conclure à dix-neuf succès quand tout l'honneur revenait à la nature. Quoi qu'il en soit, quelques autres médecins ont voulu conserver au Houx la réputation usurpée que Durande et Rousseau lui avaient acquise; mais jusqu'au jour, où, procédant avec la prudence philosophique de Chomel, ils auront obtenu des résultats heureux de l'emploi des feuilles de Houx dans le traitement des fièvres intermittentes, nous persisterons à regarder ce médicament comme une des nombreuses inutilités de la matière médicale.

ARTICHAUT, LILAS.

On a encore conseillé comme succédanées du quinquina les feuilles et les tiges de l'Artichaut, *Cynara scolymus*, et les capsules du Lilas, *Syringa vulgaris*. Dans certaines contrées du Berri, la poudre de feuilles d'Artichaut est employée par les paysans dans le traitement des fièvres intermittentes: nous avons vu des gens qui nous disaient s'être guéris et en avoir guéri d'autres par ce moyen; mais nous voudrions, avant d'y croire, avoir vu nous-mêmes ces résultats.

Dans le *Journal des Connaissances médico-chirurgicales*, on lit deux mémoires qui préconisent l'emploi du suc d'Artichaut dans le traitement du rhumatisme chronique ou aigu. Les faits ne nous semblent nullement probans, et il est bien probable que l'Artichaut n'est guère plus utile dans le rhumatisme que dans la fièvre intermittente.

Toutefois il est assez probable que les élémens astringens contenus dans l'Artichaut rendraient son extrait ou son infusion utile dans le traitement de quelques diarrhées apyrétiques, ou dans les maladies de l'estomac qui s'accompagnent d'une supersécrétion morbide.

Quant au Lilas, il n'était pas connu dans la matière médicale, quand, en 1822, Cruveilhier, qui exerçait alors à Limoges, publia, dans un opuscule intitulé : *Médecine éclairée par l'anatomie*, une note sur l'emploi de l'extrait des capsules de Lilas dans le traitement des fièvres intermittentes. Il donna cet extrait à six malades qui guérirent tous, même une femme âgée de 70 ans qui avait la fièvre quarte depuis vingt-trois ans. Cependant quelques médecins de Bordeaux s'empressèrent de répéter ces essais, et ils n'obtinrent pas les succès annoncés par Cruveilhier. (*Notice des travaux de la Soc. de méd. de Bordeaux*, 1822, p. 9.) Depuis cette époque, il n'a été rien publié sur ce médicament qui probablement n'aurait jamais dû sortir de l'obscurité dans lequel il était resté.

BENOITE.

La Benoîte, *Geum urbanum*, est une espèce du genre *Geum*, de la famille des rosacées. Son nom pharmaceutique est *caryophyllata, caryophyllée*. Quoique quelques unes des propriétés de la Benoîte eussent été indiquées par Linné, par Ovelgun, par Haller, par Cranz, par Werlhoff (voyez Murray, *app. med.*, tom. III, pag. 124), cependant elle a dû une célébrité assez grande à Buchhave de Copenhague (*Observat. circa radicis Gei urbani, seu caryophyllatæ virt*, 1781.) (*Acta regiæ Societatis medicæ hafniensis*, tom. I, 1783), qui vante la racine de cette plante comme un puissant fébrifuge. Il la regardait en outre comme antispasmodique et antiseptique. Il donnait la racine a faible dose de un à deux gros, en poudre, en opiat, en décoction, en extrait. Weber et Koch, son élève, l'employèrent sur près de 200 malades atteints de fièvres intermittentes avec engorgement du foie. Ils se louent beaucoup de ce médicament (*De nonnullorum febrifugorum virtute, et speciatim Gei urbani radicis efficacia kiliæ*, 1782). Ils guérirent de même des fièvres simples et des fièvres larvées. A côté de ces témoignages nous devons rapporter ceux de Lund (Murray, *app. med.* t. III, p. 129), qui ne put, par ce remède, guérir les malades atteints de fièvre intermittente. Enfin des expériences plus récentes de Bretonneau ont confirmé le témoignage de Lund, et mis la Benoîte à côté du houx, du lilas, etc., etc.

La racine de Benoîte est amère et astringente; à ce titre elle peut, comme le colombo, être utile dans le traitement des affections chroniques du tube digestif. Nous renverrons donc à ce que nous avons dit du colombo, du quassia amara et du simarouba.

BILE DE BOEUF.

La Bile de bœuf, *Fel bovinum*, a joui, le siècle dernier, d'une certaine réputation dans le traitement des maladies chroniques de l'estomac et du foie. Aujourd'hui ce médicament est entièrement abandonné, et c'est à tort, suivant nous.

Cette substance visqueuse, très-amère, dont la couleur varie du jaune verdâtre au vert foncé, contient divers sels, un peu d'oxide de fer, et surtout du pichromel, une matière résineuse et une matière jaune. Sa composition est à peu près identique à celle de la Bile de l'homme.

Ce que l'on appelait l'extrait de fiel n'était autre chose que la même substance en partie évaporée au bain-marie.

Nous l'avons donnée dans quelques circonstances, et elle nous a paru évidemment utile : 1° chez les hommes habituellement constipés, sujets à des flatulences, à des éructations acides, à des douleurs d'estomac pendant l'acte de la digestion ;

2° chez ceux dont l'estomac faisait mal ses fonctions à la suite de l'ingestion long-temps continuée de boissons alcooliques. Sans doute chez ces malades l'extrait de fiel agit en rendant à la digestion des sucs biliaires qui ne sont pas sécrétés en assez grande abondance, ou qui le sont d'une manière vicieuse.

De toutes façons, ce médicament nous semble mériter de nouvelles expériences.

HUILE DE MORUE.

L'Huile de Morue (*Oleum jecoris aselli*) est extraite du foie de la Morue, *Gadus morrhua*, *asellus major*.

Ce médicament n'a, du moins nous le croyons, été employé en France que par Bretonneau de Tours; aussi nous est-il impossible de donner ici le résultat de notre propre expérience, mais, en 1830, il parut dans le tome deuxième de la seconde série du *Journal des Progrès*, etc. une monographie de Reister qui résume les expériences qui ont été tentées sur la matière, et qui nous a fourni d'utiles renseignemens.

Préparation de l'Huile de Morue. Quand les Morues sont pêchées, on les ouvre et on enlève le foie que l'on jette dans de grandes cuves exposées à l'ardeur du soleil. Il s'écoule alors une huile limpide, peu odorante, très-recherchée dans le commerce, et qui n'a aucune vertu médicale. Bientôt un commencement de putréfaction s'empare de ces foies, et il se sépare une nouvelle quantité d'huile, brune et transparente, qui a une saveur de poisson et détermine une sensation âpre dans le fond de la gorge quand on l'avale. C'est là la deuxième qualité du commerce, qui, en médecine, est plus active que la première.

Enfin, pour compléter l'extraction de l'huile, on jette dans des marmites de fonte les foies déjà putréfiés, et par l'ébullition on en sépare une troisième qualité d'huile qui est brune, peu transparente, a une odeur de poisson désagréable et empyreumatique; la saveur en est fort âcre. C'est cette huile que l'on doit employer en médecine à l'exclusion des deux autres qualités, et surtout à l'exclusion de la première.

Historique. L'Huile de Morue était employée de temps immémorial parmi le peuple, en Angleterre, en Hollande, en Westphalie, et sur tout le littoral du nord de l'Allemagne, dans le traitement du rhumatisme et du rachitis, mais les gens de l'art ne l'avaient jamais mise en usage. Percival (*Essays medical, philosophical and experimental.* Warrington. 1790, t. 2) et Darbey (*London medical journal*, t. 3, p. 392) furent les premiers qui firent connaître au monde médical les résultats d'expériences qu'ils avaient tentées dans les hôpitaux. Cependant les médecins n'avaient tenu aucun compte de ces travaux, quand Schenck de Siegen publia en 1822, dans le journal de Hufeland, une série d'observations sur l'efficacité de l'Huile de Morue contre les rhumatismes chroniques et particulièrement contre la sciatique et le lumbago. Dès lors les expériences se sont multipliées, et on peut voir dans le Journal de Hufeland, dans le Magasin de Rust, et dans d'autres journaux allemands, un grand nombre de mémoires ou d'observations relatifs à cet important médicament. Elberling de Berlin publia sur ce sujet sa dissertation inaugurale (1826), Reder de Rostoch (1826) et Bettinger de Vürzburg (1827) firent également une monographie sur l'usage médical de l'Huile de Morue.

Action thérapeutique de l'Huile de Morue.

L'action de ce remède dans le traitement du rachitis est tellement évidente que l'Huile de Morue mérite de prendre dans la thérapeutique un rang important parmi les médicamens toniques.

Les quatre faits rapportés par Schenck sont pleins d'intérêt. Un enfant de deux ans, rachitique, qui ne pouvait se soutenir, prit matin et soir une demi-cuillerée à bouche d'Huile de Morue, et fut parfaitement guéri lorsqu'il en eut pris 8 onces. Un autre, également âgé de deux ans, avait pu marcher à l'âge de douze mois, mais, peu après, il était devenu rachitique, et ses membres atrophiés ne pouvaient supporter son corps. Il prit par jour trois cuillerées à café d'Huile de Morue, et fut guéri après en avoir pris douze onces. Un troisième enfant qui avait été très-bien portant la première année de sa vie fut affecté, dans le cours de la seconde, de tous les symptômes du rachitisme; cet enfant, qui marchait très-bien auparavant, ne put bientôt plus se tenir sur ses jambes. Il fut guéri après avoir pris douze onces d'Huile. On en donnait une cuillerée à café trois fois par jour. Le quatrième fait est encore plus probant. Un petit garçon, âgé de trois ans, avait marché seul à la fin de la première année; bientôt les genoux se gonflèrent, le rachis se dévia, et le pauvre petit se trouva dans l'impossibilité de marcher. Tous les remèdes avaient été déjà inutilement employés quand Schenck eut recours à l'Huile de Morue, il en donna, matin et soir, une demi-cuillerée à bouche. L'enfant fut parfaitement guéri, à cela près d'une légère déviation de la colonne vertébrale, après avoir pris vingt onces d'Huile.

Le témoignage du docteur Fehr sur cette propriété tonique de l'Huile de Morue dans le traitement du rachitis mérite d'être cité. « Ce n'est pas seulement, dit-il (*Hecker's Annalen.* Juillet 1829. p. 346), après un changement de régime, ou à l'entrée de la belle saison, ou au commencement d'une période de croissance, mais bien souvent au bout d'une ou deux semaines que se manifeste l'efficacité frappante de ce médicament. Les dents souvent noires, branlantes, de ces enfans se nettoient et deviennent solides. Des enfans qui ne pouvaient étendre les jambes et qui jetaient les hauts cris quand on essayait de les mettre debout commencent à se tenir sur leurs jambes et même à marcher lorsqu'ils sont en âge de le faire, ou qu'ils avaient déjà marché auparavant. Leur digestion s'améliore, le ventre redevient plus souple, surtout dans la région hépatique ; la faim canine ou l'inappétence cessent en même temps que les aigreurs d'estomac; les côtes, en quelque sorte distordues, reprennent leur forme naturelle ; la respiration devient libre et facile, la rectitude des jambes se rétablit, et souvent les dents poussent promptement, etc., etc. »

Bretonneau, qui ignorait les travaux scientifiques entrepris en Allemagne sur l'Huile de Morue, fut conduit de la manière suivante à essayer ce moyen dans le rachitis. Un négociant hollandais était venu s'établir à Tours, et il avait pris Bretonneau pour médecin. Un de ses enfans devint rachitique au plus haut degré, et lorsque le savant praticien qui dirigeait la santé de l'enfant eut vainement essayé les moyens ordinairement conseillés dans le traitement du rachitis, le père lui dit que l'aîné de ses enfans, atteint de la même maladie, avait été guéri en Hollande par un remède populaire, l'Huile de poisson. Bretonneau essaya le même moyen sur son jeune malade, et le succès fut si incroyablement rapide qu'il en fut frappé. Il recommença l'expérience sur d'autres rachitiques, et ce fut alors que, faisant des recherches sur l'Huile de Morue, il vit avec plaisir que les succès qu'il avait obtenus étaient confirmés par ceux des écrivains allemands que nous venons de citer.

Si tous ceux qui ont expérimenté l'action thérapeutique de l'Huile de Morue sont d'accord sur ce point que ce médicament est incontestablement utile dans le traitement du rachitis, ils ne s'accordent pas aussi bien sur son utilité contre le rhumatisme chronique. Cependant les faits rapportés par Schenck (*loc. cit.*) offrent un grand intérêt. Dans ces observations que Schenck qualifie du nom de rhumatismes, il s'agit bien plutôt de maladies de la moelle et de la colonne vertébrale que de véritables rhumatismes. Toutefois des paraplégies douloureuses qui duraient depuis longues années; des sciatiques doubles ou simples qui probablement étaient dues à une affection de l'extrémité de la moelle épinière, cédèrent rapidement sous l'influence de l'Huile de Morue, alors que les médications les plus énergiques étaient restées inefficaces. Wesener (*Hufeland's Journal*, 1824, mai), Volkmann (*ibid.*, novembre 1824), Schütte (*Arch. fur Medizin*, 1824), Reder (*loc cit.*), rapportent de nombreuses observations qui témoignent de l'utilité de ce médicament dans les maladies chroniques ou scrophuleuses du système osseux.

Résumé. En comparant entre elles 71 observations dans lesquelles il a été tenu compte des effets particuliers produits sur l'organisme par l'usage de l'Huile de foie de Morue, Reister arrive aux résultats suivans.

Estomac. Des nausées ont été observées dans trois cas, des vomissemens dans trois cas; dans un cas, perte de l'appétit et sentiment d'ardeur dans l'estomac; la diminution de l'appétit a surtout été remarquée chez les enfans rachitiques, qui ont ordinairement l'appétit si vorace.

Canal intestinal. Augmentation plus ou moins forte des évacuations observée dans dix-sept cas.

Appareil urinaire. Accélération de la sécrétion urinaire avec sédiment briqueté dans huit cas.

Appareil générateur. Augmentation du flux menstruel, tellement forte que l'usage de l'huile a dû être suspendu; le même phénomène fut observé à plusieurs reprises; une fois, rétablissement de règles.

Appareil cutané. La diaphorèse fut augmentée dans douze cas : dans l'un de ces cas, la sueur se manifesta seulement aux membres inférieurs; dans deux cas, elle avait l'odeur de l'huile; trois fois, elle fut précédée d'une chaleur répandue sur tout le corps; une fois, démangeaison brûlante à la peau; deux autres fois, éruption de petites taches rouges avec prurit.

Dans un très-grand nombre de cas, les douleurs rhumatismales ont été augmentées par les premières doses de ce médicament.

En somme, l'Huile de Morue guérit dans un très-grand nombre de cas les douleurs et affections chroniques soit internes, soit externes, qui sont de nature arthritique ou rhumatismale. Le rachitis a été traité avec plus de succès encore. Des caries osseuses ont encore été guéries par le même moyen,

Mode d'administration, doses et précautions. L'Huile de foie de Morue doit être prescrite, pour les adultes, à la dose de deux, trois ou quatre cuillerées à bouche par jour; aux enfans, on donne le même nombre de cuillerées à café. Afin d'en rendre l'ingestion plus facile, le malade peut se boucher le nez pendant qu'il l'avale. Pour éviter les éructations désagréables, on fait prendre aux enfans une demi-cuillerée à café de liqueur telle que de l'anisette, et aux adultes un petit verre de rhum, d'eau-de-vie ou de toute autre liqueur. On peut encore, pour éviter le goût de l'Huile, se gargariser, avant de l'avaler, avec une cuillerée d'eau-de-vie. Le docteur Fehr administre l'Huile de Morue soit seule, soit sous la forme suivante pour laquelle les enfans montrent peu de répugnance.

R. Huile de Morue, une once ; sous-carbonate de potasse tombé en déliquium, deux gros ; huile de calamus aromaticus, trois gouttes; sirop d'écorces d'oranges, une once; une ou deux cuillerées à café matin et soir.

On peut encore émulsionner l'Huile avec du looch blanc et la donner sous cette forme.

La quantité d'Huile nécessaire pour opérer une guérison varie depuis six onces jusqu'à dix et vingt livres.

L'Huile de Morue doit être pure, être préparée par coction suivant le mode indiqué au commencement de cet article, et ne pas contenir d'autres huiles de poisson ou de cétacés.

TONIQUES ASTRINGENS.

TANNIN.

Le Tannin est un principe immédiat des végétaux contenu dans toutes les matières organiques tannantes et dans presque toutes celles qui sont astringentes. Il abonde dans l'écorce des grands végétaux ; dans celles du chêne et du quinquina en particulier ; dans la noix de galle, dans le cachou, le sang-dragon, la gomme kino, la ratanhia, la tormentille, les queues et les pépins de raisin, etc. etc.

Ce principe essentiellement astringent donne aux substances que nous venons d'énumérer toutes leurs propriétés astrictives, et nous verrons en effet que tous les médicamens dans lesquels l'analyse chimique a démontré beaucoup de Tannin se rangent l'un à côté de l'autre dans le cadre thérapeutique et ne diffèrent entre eux guère plus que les écorces diverses de quinquina ne diffèrent entre elles.

Le Tannin est donc aux astringens non acides ce qu'est la quinine aux cinchonas, la morphine aux papavéracées. Il est fâcheux que son histoire médicale soit si peu avancée, tandis que l'on possède tant de travaux sur les substances qui en contiennent une très-grande proportion. Cela tient à ce que d'une part le Tannin vient à peine d'être découvert, et d'autre part à ce que la ratanhia, la noix de galle, etc., etc., le peuvent remplacer parfaitement.

Nous allons donc indiquer très-sommairement ce que nous savons de l'emploi thérapeutique du Tannin pur, nous réservant d'insister davantage sur les médicamens qui en contiennent une grande quantité et qui ont été employés dans mille circonstances par tous les médecins.

La solubilité du Tannin, la facilité de son administration, l'ont fait employer dans tous les cas où l'on conseillait les astringens.

A l'intérieur, dans les diarrhées chroniques, à la dose de 1 à 4 grains, chez les enfans; 10 à 30 grains, chez les adultes. Dans les hémorrhagies graves, la dose de 2 grains, toutes les deux heures, jusqu'à concurrence de 72 à 80 grains. Dans les blennorrhagies chroniques, dans les catarrhes pulmonaires et utérins, à la dose de 20 ou 25 grains par jour, pendant un et même deux mois.

A l'extérieur. En gargarisme, à la dose de 1 gros pour 1/2 livre d'eau, dans les phlegmasies chroniques de la membrane muqueuse, buccale et pharyngienne.

En poudre, en guise de tabac, dans les épistaxis rebelles et les coryzas aigus ou chroniques. En injection, dans le traitement des blennorrhagies vaginales et urétrales, à la dose de 2 à 10 grains, par once de véhicule. En lavement, dans la proctorrhée, dans la diarrhée chronique, dans la dysenterie chronique, à la dose de 20 à 30 grains pour une livre d'eau. En collyre, dans l'ophthalmie catarrhale, à la dose de 2 grains à 4 grains par once d'eau.

En épithème sur la peau, quand on veut resserrer les tissus, résoudre les *nævi materni*, etc., etc.

RATANHIA.

Ratanhia. Nom péruvien, de la racine du *krameria triandra*, de la famille de polygalées.

C'est à Ruiz, savant botaniste espagnol, que l'on doit la connaissance de la Ratanhia. Il en découvrit les propriétés astringentes dès 1784; mais il ne publia le résultat de ses expériences qu'en 1796, et son travail, inséré dans les mémoires de l'Académie royale de Madrid, fut traduit en français par Bourdois de la Motte, en 1808, peu après que Pagez avait publié dans le Journal général de médecine (tome XXX, 1807) son mémoire sur les propriétés médicales de cette substance.

Depuis cette époque et surtout depuis la fin des guerres de Napoléon (1815), la racine de Ratanhia est devenue un remède vulgaire, et il est peu de médecins qui ne l'aient souvent employée. Quant à nous, nous avons fait sur ce médicament d'assez nombreuses recherches, dont nous consignerons ici les résultats. Ce n'est pas que ces résultats soient spéciaux à la Ratanhia, car ils sont propres au tannin et à toutes les substances qui contiennent beaucoup de ce principe immédiat; mais comme nous avons particulièrement étudié l'action de cette racine, nous la considérerons comme type dans l'ordre des astringens à base de tannin.

L'analyse chimique de la racine de Ratanhia a fourni à Pescier de Genève 1° un acide particulier qu'il appelle *acide kramérique*, et auquel il attribue, à tort suivant nous, les propriétés astringentes de la racine; on y trouve, en outre, du tannin, presque la moitié de son poids, une petite quantité d'acide gallique, etc., etc.

La Ratanhia ne se prescrit guère qu'en extrait, qui retient tous les principes astringens, et qui par conséquent jouit de propriétés beaucoup plus actives que la racine elle-même.

Pris à doses même modérées, 10, 15, 20 grains, l'extrait de Ratanhia produit dans la région de l'estomac un sentiment de pesanteur très-pénible, et souvent des pincemens douloureux; les digestions sont plus difficiles, la constipation se montre toujours presque immédiatement.

Mais, peu d'heures après l'emploi du remède, le malade éprouve des malaises généraux, peu prononcés quand la Ratanhia a été donnée à un homme en santé, très-prononcés au contraire quand on l'a administrée pour arrêter une hémorrhagie et que le but thérapeutique a été rempli. Ces malaises se traduisent surtout par des bâillemens, par de grands efforts de respiration, et par une espèce de serrement de poitrine fort pénible. Ces effets sont propres au tannin, au sang-dragon, à la gomme kino, au cachou, en un mot à toutes les substances qui contiennent une grande quantité de tannin.

L'extrait de Ratanhia a surtout été conseillé dans le traitement des hémorrhagies graves, et c'est avec raison; il est en effet un des plus puissans hémostatiques que nous possédions. Ce n'est pas à dire pour cela qu'il faille le préférer aux autres hémostatiques qui ne sont pas de l'ordre des astringens. Dans le chapitre général qui traitera de la médication tonique et astringente, nous essaierons d'indiquer les graves inconvéniens des toniques astringens, et nous ferons comprendre à nos lecteurs qu'ils ne doivent en général être employés qu'avec mesure et lorsque les autres moyens sont impuissans. Ils agissent avec rapidité, sans doute par la modification rapide qu'ils exercent sur la crâse du sang; mais cette rapidité même et cette modification du sang ne sont pas toujours à désirer.

La Ratanhia s'emploie d'ailleurs dans les mêmes circonstances que le tannin : diarrhées chroniques, catarrhes chroniques pulmonaires, utérins, vaginaux, urétraux, etc., etc.; topiquement, dans les ulcères atoniques, sur les parties relâchées, telles que l'anneau inguinal dans la hernie, dans les *nœvi materni*, dans les œdèmes chroniques.

L'extrait de Ratanhia se donne pur à la dose de 10 à 60 grains par jour, en pilules, en dissolution dans l'eau ou dans l'alcool. Quand on prescrit la racine en nature, on la donne à une dose double de celle de l'extrait.

CACHOU.

Le *Cachou* est une substance sèche, d'un rouge noirâtre, sans odeur, d'une saveur astringente et un peu amère, qui est fournie par le *Mimosa catechu*, du genre *acacia*, de la famille des légumineuses. On exprime les gousses et l'on fait une décoction du bois de cet arbre, puis on évapore au soleil à consistance d'extrait sec. Cet extrait prend le nom de Cachou. De tous les médicamens connus, c'est celui dans lequel le tannin entre dans la plus grande proportion, puisque le Cachou du Bengale renferme 54 centièmes de tannin et celui de Bombay 48 centièmes; proportion dix fois plus considérable que dans l'écorce de chêne.

Le Cachou se place immédiatement à côté du tannin et de la Ratanhia, dont il partage d'ailleurs toutes les propriétés.

Il se donne aux mêmes doses que la Ratanhia et à dose moitié moindre que le tannin.

NOIX DE GALLE.

On appelle *Noix de Galle*, *Galla turcica*, *Galla tinctoria*, une excroissance végétale que l'on récolte sur les jeunes rameaux du *Quercus infectoria*. Ces excroissances sont produites par la piqûre d'un insecte, le *Diplolepis gallæ tinctoriæ*. La femelle pique les bourgeons et les jeunes branches de l'année et y dépose ses œufs. Autour du point blessé se développe une fluxion séreuse tout-à-fait analogue au phénomène de l'inflammation chez les animaux, et peu à peu se forme une végétation qui enveloppe l'œuf de l'insecte. La larve éclot, se nourrit aux dépens de la galle, puis, quand elle est devenue insecte parfait, elle fore l'enveloppe qui l'avait jusqu'ici tenue renfermée;

c'est à ce travail de l'insecte qu'est dû le petit trou que l'on remarque sur toutes les galles bien développées.

L'analyse des Noix de Galle a donné à Davy, sur 500 parties, 185 de matière soluble dans l'eau, composée de tannin, 130; d'acide gallique, 31, etc., etc. Cette substance contient donc une énorme proportion de principes astringens, et l'on comprend tout de suite qu'elle n'a d'action thérapeutique que par le tannin qu'elle renferme en si grande quantité et par l'acide gallique. Nous renvoyons donc pour ses propriétés thérapeutiques à ce que nous avons dit du tannin. Il est toutefois une préparation que nous recommandons particulièrement, surtout aux femmes nerveuses et chlorotiques, atteintes de diarrhée chronique, aussi bien qu'aux hommes auxquels il reste une profonde débilité et du dévoiement à la suite des maladies du canal alimentaire. C'est un sirop que nous avons appelé *sirop martial astringent*; nous le composons de la manière suivante :

> Noix de Galle concassées, demi-once.
> Faites bouillir pendant une heure dans
> Eau commune, douze onces.

Passez.

Ajoutez

> Sulfate de fer pur et préalablement dissous, un gros.
> Sirop d'écorces d'oranges, quatre onces.
> Alcool de mélisse, demi-once.

Nous en faisons prendre chaque jour aux malades de 1 à 6 cuillerées à bouche.

TAN.

On appelle *Tan* l'écorce pulvérisée du chêne commun, *Quercus robur*. Cette substance est employée au tannage des cuirs. Tamisée, elle reçoit le nom de *fleurs de Tan*, et c'est sous cette forme qu'on la trouve dans nos officines. C'est du Tan qu'on extrait ordinairement le tannin, comme l'indique son nom.

L'écorce de chêne n'a de propriétés que celles qu'elle doit au tannin et à l'acide gallique. Aussi est-il superflu d'entrer dans d'autres détails thérapeutiques que ceux que nous avons donnés plus haut.

Un fait très-remarquable et sur lequel nous devons appeler l'attention est celui qui a été observé à l'école vétérinaire de Lyon : on fit prendre de grandes doses d'écorce de chêne à des chevaux et à des chèvres. Un cheval qui en avait pris 20 livres en un mois avait, à l'autopsie, le sang plus rouge, plus visqueux, plus consistant. Il est resté mort deux mois sans donner des signes de putréfaction; or, on sait que, même pendant l'hiver, pourvu toutefois qu'il ne gèle pas, les chevaux se putréfient en moins de vingt-quatre heures. (Compte-rendu des travaux de l'école vétérinaire de Lyon, 1811.) De là le précepte de donner de fortes doses de Tan à l'intérieur à ceux dont la gangrène menace d'envahir un membre à la suite de graves blessures; ce précepte, bien entendu, ne s'applique pas à la gangrène sèche. On doit aussi recouvrir de poudre de Tan les parties mortifiées, pour arrêter les progrès de la putréfaction. Jusqu'à quel point maintenant conviendrait-il de donner le Tan dans les affections typhoïdes quelles qu'elles fussent; c'est à l'expérience de prononcer sur ce point.

Porta (*Revue méd.*, t. 3, p. 493) a donné l'écorce de chêne à l'intérieur dans les hémorrhagies actives et passives. Il le prescrit à la dose de 48 grains par jour. Topiquement la décoction de Tan a été également employée contre les hémorrhagies, dans la leucorrhée, la blennorrhagie, et, en un mot, dans tous les cas où nous avons vu conseiller le tannin et la ratanhia.

Quant aux propriétés fébrifuges du Tan, elles nous paraissent fort équivoques, quoi qu'en ait pu dire Cullen dans sa *Matière médicale* (tome II, p. 47). Quant au fait rapporté par Barbier d'Amiens (*Mat. méd.*, tome I, p. 328), savoir qu'il existe dans un faubourg d'Amiens un moulin à Tan dont les ouvriers n'ont jamais la fièvre intermittente, tandis que ceux qui sont occupés dans le voisinage à d'autres ouvrages en sont fréquemment atteints, nous ne le révoquons pas en doute, puisque Barbier l'affirme; mais comme dans d'autres pays les ouvriers occupés à la mouture de l'écorce de chêne prennent la fièvre d'accès comme les autres, nous croyons que l'immunité dont parle Barbier tient à quelques circonstances qui probablement lui auront échappé.

GLANDS DE CHÊNE.

Les Glands du Chêne vert, *Quercus ilex*, sont comestibles; ceux du *Quercus robur* ne se donnent guère qu'aux bestiaux. Toutefois, les uns et les autres, qui contiennent à peu près un dixième de tannin, s'emploient en médecine après avoir été préalablement torréfiés comme le café.

Après qu'on les à torréfiés convenablement, on les moud finement, et cette poudre sert à préparer une infusion qui se fait comme le café ordinaire et qui a exactement la couleur de ce dernier. Le goût en est assez agréable, surtout quand on la mêle avec du lait.

Cette infusion caféiforme est fort utile aux enfans après le sevrage, lorsqu'ils prennent ces diarrhées apyrétiques si difficiles à arrêter. On la donne encore avec avantage aux personnes dont les digestions sont laborieuses, et qui éprouvent souvent du dévoiement. En un mot elle doit être conseillée en guise de café aux malades irritables chez lesquels les fonctions digestives sont entravées par une phlegmasie chronique.

GOMME KINO. SANG-DRAGON.

On donne le nom de *Gomme Kino* à un suc concret, rouge, cassant, astringent, qui est produit par plusieurs arbres du genre *pterocarpus*, de la famille des *légumineuses*. Ce suc est confondu avec celui de l'*eucalyptus resinifera*, arbre de la Nouvelle-Hollande; enfin, suivant Duncan et M. Guibourt, tout le Kino du commerce est fourni aujourd'hui par le *cocco-*

loba uvifera, qui croît dans les Antilles et dans l'Amérique du sud.

Le Kino, comme on le voit, fort variable dans son origine et par conséquent dans sa composition, contient, entre autres principes, une grande quantité de tannin, sans acide gallique. C'est au tannin qu'il doit toutes ses propriétés.

Fothergill, qui l'a introduit dans la matière médicale au milieu du siècle dernier, l'a conseillé dans la diarrhée et la dysenterie chronique, dans les flux menstruels immodérés, dans les pertes séminales involontaires, dans le diabète et en général dans les flux chroniques.

Il s'emploie en un mot dans les cas où le tan, le tannin, la ratanhia, etc., sont indiqués; mais il est beaucoup moins actif que ces diverses substances.

A côté de la Gomme Kino, il faut placer le Sang-Dragon, *sanguis draconis*, qui, comme celle-ci, est un suc astringent, friable, fourni également par un *pterocarpus*, le *pterocarpus draco*, arbre de la famille des légumineuses qui croît dans les Indes Orientales.

Le Sang-Dragon contient beaucoup moins de principes astringens que la Gomme Kino, il a d'ailleurs les mêmes usages que cette dernière.

A l'intérieur, la Gomme Kino se donne à la dose de 24 grains à un gros; le Sang-Dragon à une dose double.

On ne les emploie que rarement pour l'usage externe.

TORMENTILLE.

La Tormentille, *Tormentilla erecta*, *Potentilla erecta*, est une plante de la famille des rosacées, du genre *potentilla*. Sa racine seule est employée en médecine.

Cette racine, qui contient près d'un cinquième de son poids de tannin, et trois dixièmes à peu près de gomme, est affectée au tannage des cuirs, dans les climats les plus septentrionaux de l'Europe.

C'est un astringent fort énergique, qui entre dans la composition de la thériaque et du diascordium. On emploie à l'intérieur sa poudre, son infusion et ses décoctions, dans les hémorrhagies, dans les flux divers ; à l'extérieur, elle a les mêmes usages que la ratanhia, la noix de galle, etc., etc.

Doses. La poudre se donne à la dose de 1 scrupule à 1 gros, l'infusion et la décoction à la dose de 2 à 4 gros par litre d'eau.

BISTORTE.

La racine de la Bistorte (*Polygonum bistorta*) de la famille des polygonées, est à tort rangée à côté de celle de la tormentille. Celle-ci est douée de propriétés astringentes extrêmement énergiques ; la Bistorte au contraire, qui contient cinq ou six fois moins de tannin, ne se place dans l'ordre d'activité qu'à côté de l'écorce de chêne. Elle entre, comme la tormentille, dans la préparation du diascordium.

Ses propriétés thérapeutiques qu'elle doit au tannin sont celles des substances nombreuses que nous venons de passer rapidement en revue.

BROU DE NOIX.

On donne le nom de *Brou de Noix* à l'enveloppe extérieure et charnue du fruit du noyer, *Juglans regia*. Analysé par Braconnot, il a présenté, entre autres principes, du tannin, de l'acide citrique, de l'acide malique, etc., etc., et en outre une matière âcre et fort amère.

Aux trois premiers de ces principes il doit ses propriétés astringentes qui le recommandent au même titre que l'écorce de chêne, la gomme kino, etc. ; mais le principe amer lui fait encore partager les propriétés des amers astringens, dont nous avons déjà traité au commencement de ce chapitre.

On prépare avec le Brou de Noix une liqueur agréable, qui est utile aux personnes dont l'estomac est paresseux, sans que cette paresse puisse être attribuée à une inflammation chronique.

Hippocrate et Dioscoride conseillaient le Brou de Noix comme anthelmintique; il convient de le donner, dans ce cas, sous forme d'extrait à la dose de 10 à 12 grains. Cette propriété est fort contestée; et c'est tout au plus si l'on accorde aujourd'hui à l'extrait, à l'infusion et à la décoction de Brou de Noix les propriétés thérapeutiques que nous avons vues appartenir à la gentiane et à la petite centaurée.

BUSSEROLE, CONSOUDE, ROSE DE PROVINS, RONCE.

La Busserole, raisin d'ours (*arbustus uva ursi*), plante de la famille des bruyères, a joui, dans le siècle dernier, d'une réputation à laquelle n'a pas peu contribué Murray, l'illustre auteur de l'*Apparatus medicaminum*. On peut voir dans cet ouvrage tout ce qu'on a écrit de ses propriétés presque miraculeuses, dans le traitement des maladies des reins et des voies urinaires. De tout cela, il ne reste rien aujourd'hui.

Cependant on ne peut refuser à la Busserole des propriétés astringentes qu'elle doit au tannin et à l'acide gallique qu'elle contient en assez grande quantité pour que, dans quelques pays septentrionaux, on l'emploie au tannage des cuirs et à la fabrication de l'encre. On prescrit donc la décoction des feuilles du raisin d'ours à l'intérieur et à l'extérieur, dans le cas où l'on veut obtenir un effet astrictif.

Quant à la grande Consoude, *Consolida major*, *symphytum officinale*, de la famille des boraginées, elle ne diffère réellement de la bourrache, dont elle partage d'ailleurs les propriétés émollientes, que par une très petite proportion de tannin qu'elle contient; on la conseille en décoction, comme tisane, dans les diarrhées chroniques, dans les hémorrhagies; mais il y aurait grande imprudence à compter sur des effets énergiques.

On comprend difficilement comment cette plante a pu jouir

de propriétés si merveilleuses que Paracelse ne craignit pas d'affirmer qu'elle pouvait guérir les fractures sans appareil. (Sprengel, *Hist ire de la méd.* t. III, pag 329.)

La Rose de Provins, *Rosa gallica*, de la famille des rosacées, a, comme la busserole, des propriétés légèrement astringentes, qu'elle doit au tannin et à l'acide gallique que contiennent ses pétales. On l'emploie à l'intérieur, en décoction, pour des collyres, des injections astringentes, des gargarismes. Elle sert à composer le miel rosat qui jouit aussi de propriétés légèrement astringentes.

Les feuilles de Ronce, *Rubus fruticosus*, de la famille des rosacées, sont employées dans les mêmes circonstances que les pétales des roses de Provins, et, comme ceux-ci, ils contiennent une petite quantité de tannin. Leur décoction est principalement conseillée dans les angines.

SUBSTANCES ASTRINGENTES DIVERSES.

Il est encore un grand nombre de Substances astringentes que l'on peut employer comme succédanées de celles que nous avons indiquées tout à l'heure. La plupart des écorces des grands végétaux, les queues et surtout les pépins de raisins pulvérisés, l'enveloppe du fruit de la grenade, etc., etc., contiennent une portion assez considérable de tannin et doivent être employés dans les circonstances où ce dernier a été conseillé : mais il est superflu de charger la mémoire de noms inutiles et de grossir le catalogue déjà trop considérable de la matière médicale.

Toutefois avant de passer aux astringens que la thérapeuti que emprunte au règne minéral, nous dirons quelques mots d'une substance qui naguères a joui d'une célébrité peut-être usurpée ; nous voulons parler de la créosote ; nous passerons plus rapidement encore sur le pyrothonide, médicament dont la renommée a dépassé à peine l'enceinte d'Orléans habité par Ranque, son inventeur.

CRÉOSOTE.

La Créosote (de Κρεας chair, et σωζω je conserve) est une sorte d'huile essentielle que l'on retire du goudron. Elle a une odeur détestable et extrêmement pénétrante qui rappelle celle de la suie et de la fumée de bois vert. Incolore quand elle est pure, elle prend, en vieillissant, une teinte de bistre rougeâtre très-caractéristique. Sa saveur est âcre, astringente, caustique. Elle est soluble dans l'eau, dans la proportion de 1/80 de son poids; très-facilement soluble dans l'alcool, dans l'éther et surtout dans l'acide acétique. Elle se mêle facilement à l'ammoniaque et à l'axonge. Elle coagule l'albumine, décompose les résines et la plupart des matières colorantes.

Action de la Créosote sur l'homme en santé. Mise en contact avec la peau, la Créosote, quand elle est pure, produit une violente cuisson et une brûlure légère; les membranes muqueuses en sont beaucoup plus vivement affectées, elles blanchissent, comme par le contact du nitrate d'argent, et l'épiderme se détache et laisse au dessous le chorion enflammé. L'eau créosotée dans une forte proportion agit évidemment comme irritant, à la manière des acides faibles, mais à faible dose elle ne détermine qu'une astriction assez analogue à celle du vinaigre et des autres acides peu concentrés. A l'effet astrictif succède une véritable réaction irritative et une fluxion légèrement inflammatoire.

Donnée à l'intérieur, la Créosote cause, dans le gosier, une sensation extrêmement désagréable qui n'est ni de la chaleur, ni de la cuisson, mais quelque chose qui rappelle l'insupportable odeur de cette substance. Quand la dose est trop forte, il peut y avoir des effets semblables à ceux qui seraient produits par des poisons irritans, en outre des effets stupéfians sur le système nerveux.

Historique et usages thérapeutiques. La Créosote est un médicament tout nouveau. Elle a été découverte par Richenbach, chimiste de Blausko, en Moravie. Ce savant s'occupait depuis long-temps de recherches sur le goudron ; et, s'apercevant que l'épiderme de ses mains se desséchait et s'enlevait en lambeaux, il en trouva la cause dans une substance particulière qu'il appela Créosote.

Dès que ce médicament fut introduit dans la thérapeutique, il excita une grande émulation entre les thérapeutistes, et ce fut à qui trouverait des vertus nouvelles au nouveau remède. Le cancer, les dartres, les hémorrhagies, la carie des os, la scrophule, la phthisie, guérissaient par la Créosote. C'est avec cette escorte que vers 1829 la Créosote s'introduisit en France. Ce fut un triste et déplorable engouement pendant quelques mois ; l'Institut, l'Académie de Médecine, furent assaillis de mémoires pendant ce laps de temps. Les principaux travaux qui furent adressés à l'Académie de Médecine étaient de Coster, d'Yvan, de Berthelot et de d'Huc. Ces travaux furent l'objet d'un rapport fort impartial de Martin Solon (*Mémoires de l'Académie royale de Médecine*, t. v, pag. 129) qui, lui-même, fit à son hôpital de nombreuses expériences.

C'est d'après ce rapport principalement que nous essaierons d'indiquer les propriétés thérapeutiques, d'ailleurs fort restreintes, de la Créosote.

Maladies de la peau. Brûlures. Les brulûres au premier, au deuxième et au troisième degré ont été traitées par l'eau créosotée au quatre-vingtième ; la commission n'a obtenu aucun effet notable. Les mêmes lotions ont complètement échoué dans le pemphygus, dans la lèpre léontine. De la pommade créosotée composée de six à vingt gouttes de Créosote par once d'axonge, employée en onction pour des dartres de diverse nature, a donné quelques résultats avantageux dans les dartres furfuracées légères, mais a paru inefficace dans les formes plus graves.

Ulcères. Dans le traitement des ulcères atoniques et sordides, à bords calleux et comme lardacés, Berthelot a obtenu des effets avantageux ; mais il faut tenir compte ici des soins dans le pansement, soins que ne prenaient pas auparavant les malades, et d'ailleurs la Créosote ici n'a pas eu d'avantage sur les bandelettes de diachylon, sur les feuilles de plomb et sur tant d'autres moyens fort simples, fort faciles et connus de tous, et qui d'ailleurs n'ont pas le très grave inconvénient d'empuantir l'atmosphère autour du malade, à tel point qu'il est obligé de se tenir confiné chez lui, et même, avec cette précaution, il infecte toute la maison qu'il habite.

Phlegmasies des membranes muqueuses. L'eau créosotée employée en injection a réussi à Berthelot dans l'otorrhée chronique, dans la leucorrhée, dans la blennorrhagie.

Hémorrhagies. L'action astringente de l'eau créosotée a été utilisée dans les hémorrhagies nasales. La Créosote pure a même été conseillée pour les grandes hémorrhagies dépendantes de plaies artérielles, mais les expériences de Miguet (*Recherches chimiques et médicales sur la Créosote*, 1834) ont démontré que les hémorrhagies des petites artères n'étaient pas même arrêtées par la Créosote.

Carie des dents. Pendant quelque temps on a fait de nombreuses expériences sur l'emploi de la Créosote dans le traitement de la carie des dents. Evidemment cette subtance, comme toutes celles qui sont un peu cathérétiques, calme en général les douleurs de dents et retarde la carie, au même titre que le nitrate d'argent, le sulfate de cuivre, etc., etc.; mais elle n'a pas de propriétés spéciales, comme on a pu s'en convaincre aisément, et aujourd'hui la Créosote est à peine employée par quelques dentistes.

Phthisie. Enfin, il n'est pas jusqu'à la phthisie pulmonaire que l'on n'ait voulu et prétendu guérir par des fumigations de vapeur d'eau créosotée. Il est inutile de dire que, par ce moyen, quelquefois des catarrhes ont été modifiés, mais que la phthisie a suivi sa marche fatale.

Enfin la Créosote et l'eau créosotée ont été employées à la conservation des pièces anatomiques.

SUIE.

Blaud de Baucaire, pensant que la Suie de bois contenait de la créosote et de l'acide pyroligneux, en essaya la décoction dans diverses affections, et fit usage aussi d'une pommade composée d'axonge et de Suie. Cette décoction et ce mélange ont paru à Blaud héroïques contre les dartres invétérées, les diverses espèces de teignes et surtout la teigne faveuse, les ulcères de mauvais caractère, etc., etc.

Les formules mises en usage par ce médecin sont les suivantes.

Eau pure — une livre.
Suie — deux poignées.

Faites bouillir pendant une demi-heure, passez ensuite avec expression et employez en lotion, trois à quatre fois par jour, contre les dartres et les teignes, après avoir fait tomber les croûtes au moyen de cataplasmes; en fomentations continues, au moyen de gâteaux de charpie, contre les ulcérations; en injections, contre les fistules invétérées ou entretenues par la carie des os.

Pour la pommade.

℞ Axonge — deux onces.
℞ Suie — Q. S.

Mêlez exactement par petites parties, jusqu'à ce que l'axonge soit colorée en brun foncé. Cette pommade s'emploie soit seule, soit concurremment avec les lotions et la décoction. (*Journal des connaissances médico-chirurgicales*, tome 2, page 281.)

Blaud a été plus loin, il a prétendu avoir guéri par des injections d'eau chargée de Suie des ulcères carcinomateux de la matrice; nous avons répété ces expériences concurremment avec notre ami Al. Lebreton, et nous avons en effet obtenu de grands succès dans des ulcères de l'utérus qui, il est vrai, n'avaient rien de carcinomateux.

Parmi les propriétés de la Suie, il en est une sur laquelle

nous croyons devoir appeler l'attention, c'est sa propriété anthelmintique. La décoction de Suie a été en effet employée de temps immémorial par les gens du peuple comme vermifuge, soit en lavement, soit en potion; en lavement, pour les ascarides qui occupent le gros intestin; en potion, pour les entozoaires qui habitent l'estomac et l'intestin grêle. Quand nous la faisons prendre en potion, c'est ordinairement sous la forme suivante :

℞.	Suie.	Deux gros.
	Café en poudre.	Un gros.

Faites bouillir pendant une demi-heure, passez et sucrez.

Les enfans prennent cette espèce de café avec plaisir.

Ce vermifuge, très commode et très économique, mérite d'être connu, et évidemment il a une grande efficacité.

PYROTHONIDE.

Ranque, médecin à Orléans, a donné ce nom à une huile pyrogénée déjà décrite par Lemery (*chimie*) sous le nom d'huile de papier. Cette huile s'obtient en brûlant à l'air libre du papier, du linge, du chanvre, du coton, et en recevant et condensant l'huile empyreumatique qui s'en dégage sur le fond d'une assiette ou d'un vase quelconque. Ce liquide, d'un bistre foncé, est étendu de trois ou quatre fois son poids d'eau.

Ce médicament, assez insignifiant, est utile pourtant en collyre, dans les ophthalmies catarrhales légères; en injections, dans les blennorrhées peu graves; en gargarismes, dans des angines catarrhales superficielles. Ranque, un peu enthousiaste par caractère, accordait à son Pyrothonide de merveilleuses propriétés et il le préconisait même comme un spécifique dans l'angine diphthéritique, la plus redoutable des maladies de la gorge. L'expérience n'a pas confirmé les promesses et les assertions du praticien d'Orléans.

PLOMB.

Les effets nuisibles des préparations de Plomb employées dans les arts depuis des siècles n'ont pas empêché les médecins d'utiliser cette substance, et le Plomb occupe dans la thérapeutique une place très importante.

Comme ses effets toxiques sont parfaitement indépendans de ses propriétés astringentes et que surtout ils ne s'observent jamais ou presque jamais quand on administre les préparations de Plomb dans un but curatif, nous croyons devoir ne pas nous y arrêter ici et passer immédiatement aux usages thérapeutiques du Plomb.

Les préparations de Plomb employées en médecine sont : le Plomb métallique, la litharge, le minium, l'iodure de Plomb, le sous-carbonate et surtout les acétates, sur lesquels nous insisterons plus particulièrement.

Plomb métallique. Le Plomb métallique a été employé seulement pour l'usage externe en lames minces pour recouvrir et comprimer les vieux ulcères des extrémités inférieures. Cette médication, évidemment utile, est trop rarement employée de nos jours, et quoiqu'elle ne vaille pas en général les bandelettes circulaires de diachylon, elle est pourtant préférable quand il s'agit de soutenir une cicatrice revêtue seulement d'une pellicule mince que le diachylon iraiterait ou ramollirait.

Litharge. La litharge, ou protoxide de plomb demi-vitreux, ne s'emploie jamais pure, mais seulement incorporée aux graisses, aux huiles fixes, avec lesquelles elle forme des emplâtres, des onguens, des sparadraps, certains cérats qui sont d'un usage extrêmement commun en chirurgie : les plus employés sont l'emplâtre diachylon, diapalme, de Canet, de Vigo, diabotanum, etc., etc. Ces emplâtres divers sont tous astringens et conviennent à merveille dans le traitement des vieux ulcères et des plaies suppurantes. On sait ce que Philippe Boyer a obtenu des bandelettes de diachylon dans le traitement des ulcères des extrémités inférieures : il a constaté qu'en entourant toute la partie malade de bandelettes qui fissent une fois et demie le tour du membre malade, et en renouvelant l'appareil seulement une ou deux fois par semaine, les malades pouvaient vaquer à leurs occupations, et que la cicatrice se faisait plus solidement et plus rapidement que par toute autre méthode.

Minium. Le *Minium*, deutoxide ou oxide rouge de Plomb, a des propriétés analogues à celles de la litharge et il ne s'emploie non plus que pour l'usage externe, et sert à composer des onguens et des emplâtres. Ces emplâtres sont astringens, styptiques, et sont en général employés dans les mêmes circonstances que ceux dans la composition desquels entre la litharge.

Pur, le minium a des propriétés irritantes assez énergiques; on le réduit en trochisques que l'on emploie non comme escharrotiques, mais bien seulement comme cathérétiques pour réprimer les chairs baveuses, pour modifier les fistules, aviver leur fond et agrandir leurs ouvertures.

L'Iodure de Plomb a tout récemment été introduit dans la matière médicale par Cottereau et Verdé Delisle; Guersant, de l'Hôpital des Enfans, l'a également essayé d'après ce qu'en avaient dit ces derniers. (*Jour. hebd. an.* 1831. — *Rev. méd.* 1831, p. 292.) Cet iodure, donné à l'intérieur à la dose d'un dixième de grain à la fois ou incorporé avec de l'axonge dans la proportion d'un septième, a été tenté contre certains engorgemens scrophuleux; l'expérience a démontré qu'il agissait comme les autres préparations iodées et qu'il ne remplissait aucune indication spéciale.

Le *sous-carbonate de Plomb*, ou blanc de céruse, n'est jamais employé à l'intérieur; on le prescrit incorporé à l'axonge, aux graisses, au cérat, comme astringent et répercussif dans les brûlures, les ulcères de mauvais caractère. Tout récemment on a appliqué avec succès une espèce de pâte faite avec de l'eau et du blanc de céruse, sur le trajet des nerfs, dans la névralgie faciale.

Acétates de Plomb. Mais les acétates de Plomb sont d'un usage tellement commun dans la chirurgie et même en médecine, et leur efficacité est si bien constatée, que nous nous arrêterons d'une manière plus spéciale sur ces préparations saturnines.

On n'emploie en thérapeutique que deux acétates : l'*acétate acide* et le *sous-acétate;* l'acétate neutre est inusité.

Acétate acide de Plomb. Cet acétate est connu plus particulièrement sous les noms de *sel de Saturne*, *sucre de Saturne*, *acétate de Plomb cristallisé*. Il est parfaitement soluble dans l'eau distillée. Il ne s'emploie guère qu'à l'intérieur, le sous-acétate étant presque exclusivement réservé à l'usage chirurgical. Toutefois on doit dire que le sel de Saturne a exactement les mêmes propriétés que le sous-acétate et qu'il peut être utilisé comme ce dernier dans le traitement des maladies externes, et réciproquement. Quoiqu'on prescrive ordinairement l'acétate acide à l'intérieur, on n'obtiendrait pas des effets moins certains et moins prompts de l'extrait de Saturne.

L'acétate acide se donne à l'intérieur dans le traitement de la diarrhée chronique, soit que cette supersécrétion soit due à l'inflammation catarrhale de la membrane muqueuse de l'intestin, soit qu'il existe des ulcérations nombreuses. Toutefois on doit faire observer que le sel de Saturne ne devra être donné par la bouche que dans le cas où l'on aura lieu de supposer que le siége du mal est entre le colon transverse et l'estomac; car s'il occupe la dernière portion du gros intestin, les lavemens seront, dans ce cas, de beaucoup préférables. Il a encore été conseillé dans le melœna, dans la gastrite chronique, dans les vomissemens muqueux.

Ici il n'agit que topiquement; mais porté dans le torrent circulatoire, il modifie probablement la crâse du sang, et s'oppose aux sécrétions morbides qu'il affaiblit un peu. Ainsi les hémorrhagies nasales, utérines, intestinales, ont été avantageusement traitées par l'emploi simultané de l'acétate de Plomb à l'intérieur et à l'extérieur, et même par l'usage exclusivement interne de ce sel. Toutefois nous confessons franchement que cet agent thérapeutique ne nous a paru doué d'aucune propriété astringente active, à moins qu'il ne fût employé topiquement. Il en est de même pour la leucorrhée, la blennorrhagie, qui ont pu quelquefois être un peu modifiées par de hautes doses de sucre de Saturne prises à l'intérieur, mais qui ne sont ordinairement bien guéries par ce sel que s'il est appliqué localement.

Il y a peu d'années, Fouquier reprenant les expériences tentées par Ettmuller, Pringle, Amelung, etc., etc., conseilla l'acétate acide de Plomb à l'intérieur aux phthisiques, dans le but de faire cesser les sueurs et la diarrhée colliquative. Il parvenait sans doute à suspendre la diarrhée ; mais malgré ce qu'il a dit de l'efficacité de ce moyen pour arrêter les sueurs, nous n'avons presque jamais pu la constater dans de nombreux essais que nous avons tentés. La dose dans ce cas est de 1 à 12 grains dans les 24 heures. Quant à son utilité dans le traitement de la phthisie pulmonaire tuberculeuse, il nous est impossible de l'admettre, quoi qu'en aient pu dire les nombreux auteurs cités par Gmelin dans l'*Apparatus medicaminum*. Il ressort de ces nombreux témoignages qu'il n'est pourtant pas permis d'annihiler que l'acétate de Plomb a pu être utile dans des catarrhes et dans des bronchorrhées chroniques ; mais il y a loin de là à une phthisie tuberculeuse.

Affections nerveuses. On a encore vanté ce moyen dans l'épilepsie, dans les névralgies, dans la nymphomanie, etc., etc. ; mais les faits sont si peu nombreux, et la plupart des observations sont si incomplètes, qu'on ne peut y ajouter foi pas plus qu'à tant d'autres remèdes préconisés dans les mêmes affections. Levrat-Perroton rapporte quatorze exemples de succès de l'acétate acide de Plomb (par pilules d'un demi-grain) et du sous-acétate (12 gouttes dans une potion) associés, il est vrai, à divers antispasmodiques dans les névroses du cœur ainsi que dans l'hystérie ; mais tous ces faits manquent de critique et surtout de diagnostic rigoureux.

Beaucoup de médecins préoccupés de la gravité des accidens que cause le Plomb chez les peintres, les potiers, les fabricans de céruse, de minium, etc., etc., qui n'avalent jamais ce métal et qui ne le mettent qu'en contact avec la peau des mains dont les propriétés absorbantes sont très-peu énergiques, crurent être en droit de redouter des accidens plus graves encore s'ils donnaient à hautes doses une préparation saturnine à l'intérieur. Gmelin, dans le fatras indigeste qu'il a publié sur le Plomb (*Apparatus med.*), cite des noms d'auteurs qui ont constaté ces accidens; mais Fouquier qui souvent a donné le sel de Saturne à l'intérieur, et nous-mêmes qui l'employons très-souvent dans les diarrhées chroniques, nous n'avons jamais observé de coliques ni de paralysies saturnines alors que nous avions donné le Plomb plusieurs mois de suite. Cependant tout récemment Tanquerel a rapporté l'observation suivante (*Bulletin de thér.* 15 novemb. 1836). Un peintre en bâtimens qui n'avait jamais eu d'affection saturnine entra à l'hôpital de la Charité pour se faire traiter d'une hypertrophie du cœur. Il prit en 14 jours 130 grains d'acétate acide de Plomb, et alors se déclara une colique saturnine qui fut guérie par le traitement de la Charité. Un mois plus tard on revint à la même médication. En 16 jours le malade prit de nouveau 149 grains de sucre de Saturne. Une nouvelle attaque de colique se manifesta, et le malade mourut peu après.

L'observation que nous venons de rapporter serait concluante si le patient n'eût pas été un peintre en bâtimens, un homme par conséquent exposé à contracter la colique saturnine indépendamment de l'administration intérieure du Plomb.

Sous-acétate de Plomb. Ce sel connu sous le nom d'*extrait de Saturne*, *acétate de Plomb liquide*, *vinaigre de Saturne*, *extrait de Saturne de Goulard*, se présente sous la forme d'un liquide épais, visqueux et jaunâtre. Il est décomposé par l'eau en acétate neutre soluble, et en sous-acétate au maximum d'oxide, qui se précipite de la liqueur, devenue ainsi laiteuse, et connue dans cet état sous les noms d'*eau végéto-minérale*, *eau de Saturne*, *eau de Goulard*, *eau blanche*, formée de : eau commune, deux livres; extrait de Saturne, demi-once; et eau-de-vie, deux onces.

C'est sous cette dernière forme que le sous-acétate de Plomb est ordinairement employé; pur, il est inusité.

C'est un des astringens les plus connus. Mise en contact avec la peau, avec une plaie, l'eau de Goulard en chasse le sang, l'affaisse, la raccornit, la ride et, en un mot, repousse les liquides des tissus. Cette action astringente si puissante n'est pas accompagnée de douleurs, et même les douleurs, s'il en existait, sont ordinairement calmées.

Ainsi que nous l'avons dit plus haut, l'eau blanche est particulièrement employée à l'intérieur.

Maladies de la peau. Dans les *brûlures* au premier degré, et dans celles qui sont passées à suppuration, l'eau de Goulard est appliquée d'une manière continue sur les parties malades à l'aide de compresses que l'on a soin de tenir constamment imbibées. Le même moyen est employé dans les *dartres*, celles seulement qui ont le caractère aigu, telles que l'eczema simplex, et certains herpès; dans les affections cutanées chroniques prurigineuses, telles que l'eczema rubrum; dans les ulcères des membres inférieurs, lors surtout qu'ils ont une disposition à saigner, que les bords s'œdématient et se déchirent.

Maladies des membranes muqueuses. En collyre, l'eau de Goulard est employée dans les ophthalmies catarrhales, scrophuleuses; en injection, dans les fosses nasales pour le coryza chronique, l'ozène; dans le conduit auditif, pour l'otorrhée; dans le vagin, dans l'urètre, pour la leucorrhée, la blennorrhagie; dans le rectum, pour le protorrhée, le flux purulent hémorrhoïdal, la diarrhée chronique qui suit les dysenteries et qui est due à des ulcérations des dernières parties du gros intestin; en gargarismes, dans l'angine catarrhale, dans l'œdème de la luette, dans la stomatite aphtheuse.

Toutefois il est des circonstances où il faut augmenter considérablement la dose de sous-acétate de Plomb si l'on veut atteindre le but curatif que l'on se propose. Ainsi, Sommé, d'Anvers, a démontré que la solution de sous-acétate de Plomb était un des meilleurs moyens à employer dans le traitement du ptyalisme mercuriel, à la condition de mettre une dose suffisante de sel en dissolution dans l'eau; ainsi il faisait des gargarismes et des collutoires dans lesquels l'extrait de Saturne entrait dans la proportion énorme d'un huitième et même d'un sixième, et Ricord a dernièrement fait voir que les blennorrhagies et les ulcérations blennorrhagiques du col de l'utérus chez les femmes ne cédaient rapidement et efficacement qu'en enfonçant dans le vagin et en mettant en contact avec le museau de tanche un tampon imbibé d'une solution analogue à celle que Sommé préconise dans le traitement de la salivation hydrargyrique.

Les gargarismes d'acétate de Plomb ont un inconvénient contre lequel se révoltent ordinairement les malades; les dents prennent une teinte noire horrible qui disparaît, il est vrai, après le traitement, mais qui donne à la bouche un aspect repoussant.

Hémorrhagies. L'eau blanche et l'extrait de Saturne employé pur ne pourraient probablement pas conjurer une hémorrhagie dépendant de l'ouverture d'un gros vaisseau artériel ou veineux; mais ce moyen thérapeutique est un des plus efficaces que l'on puisse employer dans les hémorrhagies baveuses et capillaires qui suivent les grandes opérations, dans celles qui se font à la surface des plaies cancéreuses, des ulcères fongueux, dans celles qui s'exhalent des membranes muqueuses, telles que celles du nez, de l'utérus, etc., etc.

Il nous reste à parler de l'application que l'on a faite du sous-acétate de Plomb à la confection des moxas. Cette idée est de Marmorat. (*Journ. des Connais. méd. ch.* tom. 2, p. 172.) Ce médecin avait sans doute été conduit à cette découverte par Cadet et Rathelot, qui avaient conseillé pour faire des mèches d'artillerie et d'artifices de les tremper dans une solution concentrée d'acétate acide de Plomb. (*Bull. de phar.* t. 4, p. 419.) « Les moxas, dont la préparation est la plus simple, l'emploi le plus commode, l'action la plus régulière et la plus facile à régler, sont, dit Marmorat, ceux que l'on confectionne avec du papier préalablement trempé dans l'extrait de Saturne et séché. C'est lui que j'appelle *papier-moxa*; il doit être sans colle ou légèrement collé; alors il prend feu au briquet et brûle comme de l'amadou. On le conserve dans un portefeuille, et quelques instans suffisent à la confection d'un moxa; on en coupe une bande de quelques lignes de hauteur que l'on roule sur elle-même de manière à avoir un cylindre du diamètre désiré. La combustion est trop rapide ou trop lente, selon qu'il est trop peu ou trop serré. »

Doses. L'acétate acide de Plomb se donne à la dose de 1 à 12 grains par vingt-quatre heures pour l'usage interne. La dose est illimitée pour l'usage externe.

Nous avons déjà dit comment se préparait l'eau végéto-minérale et quelles modifications on pouvait faire subir aux doses du sous-acétate de Plomb.

ALUN.

Les plus anciens auteurs ont fait usage de l'Alun, et l'on peut dire même que ce médicament a long-temps été la base de presque toutes les préparations externes. Les découvertes de l'alchimie ont singulièrement étendu le domaine de la matière médicale, et peu à peu de nouvelles substances ont dépossédé l'Alun de la prééminence qu'il avait acquise dans les premiers âges de la médecine. Quoique la plupart des effets thérapeutiques de l'Alun puissent être obtenus par d'autres agens, nous croyons néanmoins devoir insister sur les propriétés d'une substance qui se trouve partout à vil prix, et qui entre encore aujourd'hui dans un grand nombre de recettes populaires, que les habitans des campagnes emploient dans le traitement de leurs maladies ou de celles des animaux domestiques.

Emploi de l'Alun comme topique. Lorsqu'on met l'Alun en contact avec un tissu qui contient beaucoup de vaisseaux sanguins, on voit bientôt le sang se retirer, la turgescence et en même temps la coloration diminuent rapidement, et le tissu paraît comme flétri. Mais si l'Alun a été mis en plus grande quantité sur la partie, ou si son emploi a été fréquemment réitéré, cette astriction, cette flétrissure dont nous venons de parler, n'est pas de longue durée, et bientôt succèdent les phénomènes qui caractérisent une véritable inflammation.

L'effet primitif de l'Alun, que l'expérience put constater un grand nombre de fois, mit les médecins sur la voie des usages auxquels ils pouvaient employer ce médicament ; et comme dans l'hémorrhagie, dans l'inflammation et dans les flux divers, la présence du sang dans le tissu était le phénomène le plus saillant, on dut d'abord essayer l'Alun contre les maladies que l'on rangeait dans les trois grandes catégories que nous venons de désigner, et on multiplia promptement les expériences qui démontraient en effet son utilité.

Hémorrhagies. Chez les jeunes gens au moment de la puberté, chez les enfans, pendant la coqueluche, ou lorsqu'ils ont fait de trop grandes pertes de sang, il survient des saignemens de nez qui sont souvent suivis d'accidens immédiats fort graves, ou qui sont la cause de maladies difficiles à combattre, telles que l'aménorrhée, les pâles couleurs et diverses névroses. Lorsque le sang tarde à s'arrêter, l'inspiration par le nez d'eau alumineuse réussit à suspendre et à prévenir les épistaxis; lorsque la solution d'Alun ne suffit pas, nous faisons prendre plusieurs fois par jour cinq ou six grains d'Alun finement pulvérisé en guise de tabac : ce moyen dispense ordinairement d'avoir recours au tamponnement avec lequel il peut d'ailleurs être combiné. C'est surtout pour arrêter les hémorrhagies utérines à la suite de l'accouchement que l'Alun a été conseillé. Rivière l'injectait dans l'utérus et le vagin, dissous dans une décoction astringente (*oper. omn.*). Leak le dissolvait dans l'eau et l'employait de la même manière (*practical observations*, etc.). Smellie imbibait une éponge avec une forte dissolution d'Alun, et l'enfonçait dans le vagin (*Collect. of præternatural cases*). Fabrice de Hilden saupoudrait d'Alun un tampon qu'il introduisait aussi profondément qu'il le pouvait (*Epistolarum centuriæ*). De pareils moyens, efficaces le plus souvent quand la métrorrhagie succède à l'accouchement, ou lorsqu'elle survient pendant le cours de l'allaitement, au moment du sevrage ou vers l'âge critique, ne procureraient qu'un soulagement momentané dans le cas où elle reconnaîtrait pour cause l'implantation du placenta sur le col, l'existence d'un polype dans la cavité utérine, ou bien encore le ramollissement d'une tumeur cancéreuse.

Les flux hémorrhoïdaux immodérés devront être combattus d'une manière analogue, aussi bien que les hémorrhagies qui suivent souvent l'excision des tumeurs hémorrhoïdales. Ainsi on pourra, à l'exemple de Paul d'Egine, administrer plusieurs lavemens alumineux, ou bien encore imiter Helvétius, qui composait avec de l'Alun un suppositoire qu'il introduisait dans le rectum. Quant à l'hématurie, on ne parvient pas souvent à l'arrêter par des injections alumineuses, car elle tient rarement à une exhalation, à la surface de la membrane muqueuse vésicale; et le plus ordinairement au contraire elle reconnaît pour cause ou de graves lésions des reins, ou le passage d'un calcul dans les bassinets et les uretères, ou bien encore l'existence d'un cancer de la vessie.

L'Alun réussit encore fort bien à suspendre les hémorrhagies traumatiques; mais seulement quand de petits vaisseaux sont ouverts. Ainsi lorsqu'à la suite d'une amputation ou d'une autre opération grave le sang continue d'imbiber les pièces de l'appareil, et que l'hémorrhagie menace les jours du malade, on a conseillé de saupoudrer d'Alun et d'imbiber de solution alumineuse la charpie qui recouvre immédiatement la plaie. Quelquefois, chez les enfans cachectiques, chez ceux auxquels on a déjà fait perdre du sang, il arrive qu'une piqûre de sangsue continue de couler, et une blessure aussi légère suffit pour causer la mort, comme on en a des exemples malheureusement trop fréquens. Avant d'avoir recours à la suture, à la cautérisation ou à une compression, qui d'ailleurs est souvent impraticable, on devra recouvrir d'Alun pulvérisé la petite plaie et les parties environnantes, ou bien encore faire avec de l'Alun, comme l'ont conseillé, dans des cas analogues, Borelli et Diemerbroeck, de petits clous ou des cônes dont la pointe sera introduite dans la solution de continuité et maintenue soit avec un bandage, soit avec le doigt. Ce dernier moyen, tout simple qu'il est, réussira parfaitement encore lorsqu'on voudra arrêter les hémorrhagies graves qui suivent si souvent l'avulsion d'une dent.

Les hémorrhagies des gencives et du pharynx sont tous les jours combattues avec avantage par des gargarismes alumineux.

On a conseillé encore cette médication topique dans l'hématémèse et dans le mélœna. Nous avouons que nous en concevons l'utilité quand le sang s'exhale à la surface de la membrane muqueuse, ou du fond d'une ulcération superficielle de l'estomac ou des intestins; mais quand l'hémorrhagie, comme il arrive le plus souvent, tient à une profonde dégénérescence de tissu, il est bien certain que les préparations alumineuses, à quelque dose et sous quelque forme qu'elles soient administrées, ne feront tout au plus que retarder l'inévitable terminaison de toutes les maladies de ce genre, et ne parviendront d'ailleurs que rarement à réprimer l'hémorrhagie.

Emploi de l'Alun comme topique dans les inflammations. Toutes les fois qu'une inflammation est bornée à une partie du corps très-limitée, et qu'elle se lie à un petit nombre de désordres généraux, on peut sans inconvénient la traiter par des répercussifs, c'est-à-dire par des médicamens qui chassent le sang des vaisseaux d'une manière presque mécanique. Aussi s'est-on toujours loué de l'emploi de l'Alun dans les ophthalmies légères et dans les phlegmasies superficielles de la membrane buccale. Saint-Ives faisait fréquemment usage de l'Alun dans le traitement du ptérygion et dans celui des taies qui succèdent à la variole ou qui persistent après la cicatrisation des ulcères de la cornée. (*Nouveau traité des maladies des yeux*, p. 150.) Il mêlait de l'Alun calciné avec du sucre et du phosphate de chaux, et insufflait cette poudre dans les yeux. Lindt employait le même remède pour guérir le chémosis. Richter le conseille pour combattre le staphylôme (*Obs. chirurg.*, fasc. 2, p. 104) : une simple solution d'Alun remplit parfaitement le même but. Rivière préconise les gargarismes alumineux et les insufflations d'Alun, pour réprimer l'allongement de la luette et la tuméfaction chronique des amygdales (*Op. omn. med. prax.*, liv, vi, p. 92). Le même auteur, après Dioscoride et Paul d'Égine, regarde ce traitement comme très efficace encore pour combattre les maladies des gencives qui s'accompagnent d'ulcération et de gonflement.

Arétée, Celse, Paul d'Égine et tous les auteurs qui leur ont succédé se sont accordés sur les avantages que l'on retire de l'emploi de l'Alun dans l'angine catarrhale et même dans l'angine tonsillaire sans tendance à la suppuration. Nous avouons que nous avons eu souvent à nous applaudir d'avoir fait usage de cette médication. Presque tous les aueturs que nous venons de citer regardent encore le même moyen comme très-efficace dans le traitement des aphthes, de l'angine aphtheuse et de l'angine maligne ou gangréneuse.

Avant les travaux de Bretonneau sur les inflammations spéciales du tissu muqueux (Paris, 1826), la plus grande obscurité régnait sur la nature de la maladie que les écrivains désignaient sous le nom d'angine maligne ou gangréneuse. Mais depuis la publication de l'ouvrage de ce praticien on put aisément apprécier et en quelque sorte classer les méthodes thérapeutiques employées contre l'angine gangréneuse, et faire tourner à notre profit l'expérience de nos devanciers.

Bretonneau apprit d'Arétée que dans la diphthérite pharyngienne les gargarismes alumineux et les insufflations d'Alun suffisaient pour arrêter le développement et l'extension des fausses membranes dans les voies aériennes, et par conséquent pour prévenir le croup. Il employa cette médication avec un succès qui dépassa son attente; et nous-mêmes, en 1828, ayant reçu une mission médicale dans plusieurs départemens où la diphthérite régnait épidémiquement, nous avons pu nous convaincre de l'extrême efficacité de l'Alun. Quand la diphthérite est bornée aux gencives, et qu'elle constitue une maladie connue dans les campagnes sous le nom de *chancre*, un gargarisme fait avec une solution d'Alun dans de l'eau vinaigrée et miellée suffit pour arrêter le mal qui avait résisté quelquefois des mois entiers aux médications les plus diverses et les plus énergiques. Lorsqu'elle se développe sur les amygdales, on peut également se borner à de simples gargarismes si le malade est adulte et si l'on peut compter sur son exactitude ; mais pour les enfans et lorsque la fausse membrane s'étend au-delà du pharynx, il faut insuffler l'Alun pulvérisé. Dans les campagnes nous nous servions ordinairement d'un fuseau de rouet, d'un morceau de sureau dont la moelle avait été enlevée, ou bien d'une tige de roseau, et nous instruisions les parens à faire eux-mêmes cette insufflation dont ils s'acquittaient toujours avec la plus grande facilité. Nous chargions une des extrémités du tube d'un gros d'Alun pulvérisé : appliquant alors la langue sur cette extrémité, nous accumulions de l'air dans la bouche, et soufflant brusquement en même temps que nous éloignions la langue, nous envoyions dans toute l'arrière-bouche une grande quantité d'Alun qui se trouvait aussi en contact avec l'entrée du larynx, de l'œsophage et des fosses nasales. Les cris du malade, son agitation, nous servaient parfaitement, et pour faire l'insufflation nous profitions autant que possible du moment où il faisait une grande inspiration. Cette opération, que nous faisions répéter cinq, six et huit fois par jour, est toujours suivie d'efforts de vomissemens et d'une salivation abondante ; mais, après un quart d'heure, tout ce désordre est calmé, et il est rare que la diphthérite la plus grave, lorsqu'elle n'a point encore envahi l'intérieur du larynx, ne cède en deux ou trois jours à cette médication. Lorsque la diphthérite s'étend à la peau, au mamelon ou à la membrane muqueuse des organes de la génération, ce qui est fort commun lorsque la maladie règne épidémiquement (*voy.* notre *Mémoire sur la diphthérite cutanée.* Arch. gén. de méd. t. XXIII, p. 383), des lotions alumineuses fréquemment répétées guérissent sans difficulté cette phlegmasie souvent si redoutable.

Le même remède est encore conseillé dans le traitement des aphthes qui occupent la bouche et le pharynx, ainsi que dans l'angine et dans la stomatite pultacées. Nous l'avons souvent employé avec grand avantage dans des cas de ce genre ; mais nous n'avons pas eu le même succès dans le traitement de l'angine scarlatineuse, à moins que celle-ci ne persistât lorsque déjà l'exanthème cutané avait entièrement disparu.

L'Alun s'emploie encore avec avantage pour guérir chez les femmes, et surtout chez les très-jeunes filles, des phlegmasies aiguës de la vulve, qui règnent quelquefois épidémiquement et qui s'accompagnent d'une exsudation membraniforme. Les solutions alumineuses trouvent aussi leur application pour guérir les insupportables démangeaisons que les femmes éprouvent souvent dans les organes extérieurs de la génération. Toutefois, dans ce dernier cas, nous préférons à l'Alun le carbonate de potasse ou de soude, et le sublimé.

Bennati (*Bulletin général de thérapeutique*, t. I, p. 265) a publié un travail intéressant dans lequel il démontre l'utilité des gargarismes alumineux dans quelques cas d'aphonie, et dans de graves altérations du timbre de la voix. Mais il fait faire en même temps à son malade certains exercices vocaux auxquels il attache une grande importance.

Les chirurgiens font encore un usage assez fréquent de l'Alun pour réprimer les bourgeons charnus, les fongosités qui se développent à la surface des plaies ; il suffit alors de l'employer en solution : mais si l'on veut produire une forte astriction et combattre des excroissances de nature syphilitique ou autre qui ont une certaine dureté, on préfère l'Alun en poudre, et surtout l'Alun calciné.

Associé au blanc d'œuf et à l'eau-de-vie camphrée, l'Alun forme un liniment propre à fortifier la peau contre les engelures et contre les effets d'un décubitus prolongé (Mérat et Delens, *Dict. univ. de mat. méd.*, t. I, p. 209).

On a encore vanté l'action topique de ce médicament pour guérir certains flux : ainsi des collutoires alumineux réussissent très-bien dans la salivation mercurielle, et lorsque cette supersécrétion reconnaît pour cause une inflammation de la membrane muqueuse de la bouche ; mais ce n'est pas sans un grand péril, comme le fait fort bien observer Gmelin (*Apparatus med.*, t. I, p. 121), que l'on supprime par ce moyen ou le flux de quelques vieux ulcères, ou des sueurs partielles qui incommodent par leur abondance ou par leur fétidité. La même réflexion s'applique au traitement topique de la leucorrhée.

On n'a pas les mêmes dangers à redouter lorsque l'on emploie l'Alun comme topique pour combattre les diarrhées rebelles, les vomissemens glaireux, et quelques autres accidens qui sont sous la dépendance d'une phlegmasie chronique de la membrane muqueuse du canal digestif. Dans ce cas, pour suivre le précepte de Paul d'Egine, de Zacutus, de Bisset, on fait précéder l'usage de l'Alun par l'administration de quelques évacuans. Nous avons vu Récamier, négligeant ce conseil, réussir néanmoins à calmer des vomissemens et une diarrhée fort rebelles, en associant à l'Alun de faibles proportions d'opium.

De l'emploi de l'Alun comme médicament non topique. Jusqu'ici nous avons étudié l'action que l'Alun pouvait exercer sur les parties avec lesquelles il était en contact direct : nous indiquerons maintenant ses effets sur les organes éloignés, lorsqu'il a été absorbé dans les premières voies et est mis secondairement en contact immédiat avec les tissus divers. C'est surtout dans le traitement des hémorrhagies que l'Alun a été employé à haute dose suivant cette méthode, et presque tous les auteurs que nous avons déjà cités dans le cours de cet article ont rapporté des faits nombreux pour démontrer l'utilité de cette médication. Hertz l'a conseillé dans l'affaiblissement de la contractilité du col de la vessie et dans l'incontinence d'urine qui en est la conséquence; Mead et Vogel, dans le diabète (Mead, *Oper. omnia*, liv. II, p. 48); (Vogel, *de cognoscendis et curandis morbis*, p. 281); Thompson, dans le traitement des flueurs blanches opiniâtres, et pour remédier à ce qu'il a appelé le relâchement des vésicules séminales, et aux pollutions et à la spermatorrhée qui, selon cet auteur, peuvent être la suite de ce relâchement. Quelques-uns ont constaté son utilité, dans le cas où des sueurs trop abondantes jettent le malade dans un extrême affaiblissement.

Quelques praticiens, séduits par les avantages qu'ils avaient retirés des injections alumineuses dans le traitement de quelques leucorrhées graves qu'ils croyaient symptomatiques d'un carcinôme de l'utérus, ont voulu que l'Alun fût un spécifique contre le cancer, et ils ont prodigué ce médicament tant à l'intérieur qu'à l'extérieur, avec des succès variés. Récamier, à qui la science doit de si utiles travaux sur le cancer, a suivi avec une persévérance qu'on ne saurait trop louer une série d'expériences nombreuses sur cette médication, et jamais il n'a guéri un carcinôme dont il avait pu constater l'existence par le spéculum et par le toucher.

Nous avouons que nous ne croyons pas davantage à la vertu fébrifuge de l'Alun, malgré l'imposant témoignage de Boerhaave, de Lind, de Monro, et nous ne croyons pas surtout, quoi qu'en puissent dire Muller et Furstenau (Muller, *Diss. de aluminis solutione vitriolatâ*, (Fr. Furstenau, *de alumine dissertatio*), que ce médicament doive être mis sur le même rang que le quinquina dans le traitement des fièvres intermittentes.

Mais aujourd'hui la plupart de praticiens sont d'accord sur ce point que dans la colique de plomb les préparations alumineuses guérissent tout aussi sûrement et avec presque autant de rapidité que le fameux traitement de la Charité. Grashius, l'auteur de cette méthode, administrait 10 à 20 grains d'Alun plusieurs fois par jour (*Diss. de colicâ pictonum*, Amstelod., 1752). Thomas Percival (*Medical and experimental essays*, t. II, p. 194), Quarin (*Animadversiones practicæ in diversos morbos*), l'administraient, dans ce cas, mêlé à du sucre, à du blanc de baleine, à de la gomme arabique, et l'associaient à l'opium. Kapeler, médecin de l'hôpital Saint-Antoine, a en quelque sorte importé chez nous cette médication, et il donne pendant six, huit, dix jours de suite un demi-gros à trois gros d'Alun dans un julep gommeux (*Arch. gén. de méd.*, t. XVIII, p. 370, *Mémoire de M. Montanceix*). Un grand nombre de médecins des hôpitaux de Paris, et, entre autres, Gendrin, ont sanctionné par leur propre expérience, la méthode de Grashius. Mais ce dernier a pensé que l'Alun n'agissait que par l'acide sulfurique en excès qu'il contenait; et, d'après cette idée, il a administré plusieurs jours de suite aux malades atteints de la colique de plomb un ou deux gros d'acide étendu dans une suffisante quantité de tisane. Il est incontestable que ce praticien a obtenu des succès; mais nous devons dire que nous n'avons pas été heureux en répétant ses essais, tandis qu'il est bien facile de se convaincre de l'utilité de l'Alun dans le traitement de la colique des peintres.

A l'intérieur, il est rare qu'on puisse porter la dose de l'Alun à plus de deux gros à la fois sans provoquer des vomissemens, des coliques et des purgations. On en donne ordinairement 6 ou 8 grains plusieurs fois par jour: mais pour combattre la colique de plomb la quantité en est portée beaucoup plus haut. Du reste, on peut élever la dose jusque là qu'elle ne cause pas d'accidens du côté des organes digestifs; et la susceptibilité individuelle des malades doit seule nous servir de guide.

Pour l'usage externe, on se sert le plus ordinairement d'une solution saturée à froid. Toutefois, dans les collyres, il convient de commencer par de moindres doses, et de les élever en raison des douleurs que provoquera le médicament et des changemens qu'il apportera dans la maladie.

On n'emploie plus guère aujourd'hui l'Alun calciné, qui n'est qu'en partie soluble, et à des degrés divers, suivant qu'il a été plus ou moins calciné, et qui par conséquent a une activité fort variable: l'Alun non calciné remplit beaucoup mieux toutes les vues du thérapeutiste, à moins, comme nous l'avons dit plus haut, que l'on veuille produire une astriction très forte, et réprimer ou des fongosités considérables ou des tubercules inflammatoires.

ACIDES.

Déjà, dans notre premier volume, au chapitre des irritans locaux, nous avons traité des Acides concentrés et nous avons dit quels services ils rendaient dans la thérapeutique chirurgicale; nous avons en même temps fait entrevoir qu'ils étaient d'un grand secours aux médecins en qualité de tempérans, lorsqu'ils sont pris à l'intérieur et à très faible dose, et nous aurons plus tard à nous en occuper en traitant des médicamens tempérans.

Cette influence que les acides, pris à faible dose, exercent sur les pyrexies, est due probablement aux modifications que ces agens exercent sur l'état et la composition du sang. L'anatomie pathologique démontre en effet que, tandis qu'on trouve le sang dissous chez les animaux que l'on a soumis pendant longtemps à l'usage des hautes doses d'alcalins, on le voit au contraire plus coagulé, plus plastique chez ceux qui ont pris des Acides pendant long-temps; ce dernier état du sang est tout-à-fait analogue à celui que Gohier, de Lyon, a constaté chez les chevaux auxquels il avait fait prendre de grandes quantités de tan. (*Voyez page 269 de ce volume.*) On comprend alors comment, en augmentant la dose de l'Acide jusque-là pourtant qu'il ne s'ensuive pas une irritation locale trop vive, on obtiendra des modifications de sang encore plus manifestes.

Les solutions fortement acides sont donc conseillées dans les mêmes cas que les toniques astringens; mais c'est surtout dans les hémorrhagies et dans les flux chroniques qu'il est convenable de les employer.

Les principaux Acides employés à l'intérieur comme astringens sont: les Acides sulfurique, hydrochlorique, citrique. La dose pour l'Acide sulfurique est de 1 à 3 gros en 24 heures; pour l'Acide hydrochlorique, de 2 à 4 gros; pour l'Acide citrique, de 3 à 6 gros. Ce dernier s'emploie surtout combiné au suc du limon; on prescrit alors de 2 à 8 cuillerées à bouche de jus de limon ou de citron que les malades peuvent avaler pur.

L'Acide sulfurique se donne à la dose de 1 gros par litre d'eau sucrée sous le nom de limonade sulfurique ; il vaut mieux encore prescrire dans le même but de *l'eau de Rabel* ou *Acide sulfurique alcoolisé*, à la dose de 2 gros pour deux livres d'eau commune.

Si le malade ne peut ingérer une grande quantité de boisson, l'Acide sera pris dans un julep que l'on sucrera abondamment et qu'on prendra seulement par cuillerées.

Le vinaigre, qui n'est autre chose que l'Acide acétique étendu, jouit des propriétés de ceux que nous venons de passer en revue. Pour supprimer les hémorrhagies, on donne à l'intérieur le vinaigre de table pur à la dose de 2 à 8 onces par jour.

Employés topiquement, les Acides un peu moins affaiblis que pour l'usage interne exercent une action styptique très évidente, comme on peut s'en convaincre en examinant les lèvres d'une personne qui mange une salade un peu vinaigrée. Ils s'emploient de la même manière que les astringens divers dont nous avons traité déjà fort longuement.

MÉDICATION TONIQUE.

Nous avons vu la *Médication altérante* empêcher ou détruire les opérations de la force plastique, s'opposer aux élaborations réparatrices de la chimie vivante, en atténuant les qualités nutritives du sang et en affaiblissant la tonicité des solides. La *Médication tonique* a un objet tout contraire. Elle rend de la tonicité aux tissus, reconstitue les fonctions assimilatrices, et imprime à l'organisme de la résistance vitale.

Si nous considérons les actes ou les phénomènes organiques sur lesquels les médicamens toniques portent immédiatement leurs effets, nous verrons bientôt que ces actes sont les plus importans, les plus radicaux de l'économie vivante, qu'ils sont les bases de l'animalité, bien plus, de toute organisation, puisque les végétaux eux-mêmes les exécutent. On les retrouve donc dans tout ce qui a vie. Du moment où une portion de matière se prête à l'exercice de ces phénomènes rudimentaires, elle devient un être vivant ; et on peut dire que dans le plus inférieur et le plus simple de ces êtres, ils sont aussi complets, aussi parfaits, aussi caractérisés, *dans ce qu'ils ont d'essentiel*, que chez l'animal le plus avancé dans l'échelle zoologique, que chez l'homme lui-même.

Observés dans ceux de ces animaux qui sont réduits à un parenchyme informe, creusé d'une cavité alimentaire et sans autre organe spécial, les actes dont il s'agit consistent essentiellement : 1° En une circulation aréolaire qui exige, pour avoir lieu, le concours de deux conditions, s'avoir : A. un liquide organisable, assimilable ; B. une matière solide douée d'un certain orgasme, d'une certaine *tonicité*, en vertu de laquelle elle réagisse contre l'impression du liquide, son excitant normal, de manière à lui imprimer des mouvemens obscurs en divers sens (circulation capillaire ou interstitielle). 2° En une identification du liquide assimilable au solide assimilateur (nutrition). 3° En la formation, au point de contact de ces deux élémens, d'un produit nouveau (sécrétion) qui, ne devant plus faire partie de l'être, en sera bientôt éliminé (excrétion). 4° En la production d'une température propre (calorification).

Cette extrême simplicité du système de la nutrition chez les êtres inférieurs est en proportion de la simplicité et de l'homogénéité de leur composition qui ne consiste qu'en une masse amorphe partout gélatineuse. La chimie vivante n'avait pas de grandes combinaisons à opérer pour arriver à la formation d'une matière unique, la moins animalisée de toutes celles qui composent l'échelle des tissus dans l'anatomie générale. Voilà pourquoi chez ces animaux, on n'observe pas d'instrumens élaborateurs, de *viscères* à l'action *préparatoire* desquels soient soumises les substances alimentaires avant d'être aptes à réparer immédiatement la matière organisée.

Mais chez les animaux plus élevés, chez les mammifères et chez l'homme surtout, à qui on devra rapporter tout ce que nous allons dire maintenant, le système de la nutrition est infiniment compliqué.

En achevant l'homme, la nature a atteint le plus haut degré de perfection animale, et cette perfection consiste dans le *summum* de développement des organes qui nous mettent en rapport physique et psychologique avec toute la création. Les instrumens de cette *vie de relation* sont le système nerveux céphalo-rachidien et le système musculaire locomoteur, formés tous deux des tissus les plus composés et les plus animalisés dont s'occupe l'anatomie générale, nous voulons dire l'albumine et la fibrine.

L'homme vit pour le système nerveux, a dit notre grand naturaliste ; mot profond autant que vrai et qui pourrait servir d'épigraphe à un beau traité de physiologie ! Nous allons faire découler de cette pensée la donnée fondamentale qui nous semble devoir guider le pathologiste dans l'étude philosophique de la Médication tonique.

Entre l'aliment et la matière organisée, il y a chez l'homme une série d'instrumens ou d'organes appelés viscères (de *vescor*, je me nourris) destinés à imprimer à ces substances alibiles une suite de modifications qui les rapprochent de plus en plus de la nature des matériaux qu'ils doivent former ou entretenir. Une autre série d'organes a pour objet, non plus l'élaboration des substances réparatrices, mais celle des parties qui dans les alimens sont inassimilables, et celle des matières qui, usées par le mouvement organique et suranimalisées, doivent être rejetées de l'économie. Ainsi, entre les *ingesta* et la matière animale fixe, une série d'appareils assimilateurs ou composans ; entre la matière animale fixe et les matières excrémentitielles, une série d'organes dépurateurs, désassimilateurs, décomposans, excréteurs. Voilà ce qui constitue le système nutritif, la *vie organique* chez l'homme. Cette complication d'organisation était exigée par le besoin de faire passer graduellement les substances alimentaires à un état tel d'animalisation, qu'elles pussent remplacer les matières immédiates très-diverses qui constituent le corps humain. Or, en dernière analyse, toutes ces opérations préparatoires de la chimie vivante qui ont pour agens les viscères assimilateurs et désassimilateurs, ne font pas autre chose que de préparer la sécrétion de l'albumine et de la fibrine dont sont formés les organes de la vie de relation, savoir : le système nerveux cérébro-spinal et le système musculaire qui lui est soumis. C'est pour arriver à composer un sang qui contînt tous les principes de ces matières finales, que la nature a institué cet admirable ensemble d'organes et d'actes nutritifs.

Mais il faut un système nerveux spécial pour animer tous

ces organes et en coordonner les fonctions. Ces fonctions tendent à un but unique, par des moyens différens; elles ont besoin d'une influence qui leur départisse des degrés de sensibilité capables de les mettre en rapport avec leurs stimulus spéciaux, de leur imprimer les mouvemens nécessaires au transport et à la circulation des matières destinées à l'entretien du corps et de celles qui doivent être éliminées; d'une influence enfin qui assure l'ensemble, la régularité des opérations, et qui établissant des correspondances avec le centre sensible, le cerveau, avertisse l'animal de ses besoins et le pousse par des instincts invincibles à se procurer les substances indispensables à l'entretien et à la réparation de son organisme. Ce système nerveux est celui qu'on nomme *ganglionnaire* ou *trisplanchnique*.

Trois choses capitales sont donc à considérer dans le système nutritif de l'homme, dans ce que Bichat a appelé la vie organique, intérieure ou cachée, et la considération de ces trois choses importe surtout sous le point de vue de la Médication tonique. Ce sont 1° la matière animale fixe et solide, les tissus organiques, les parenchymes, etc... 2° la matière animale liquide dans laquelle les solides puisent tous les élémens de leur développement, de leur entretien et de leur réparation; 3° enfin, le système nerveux qui anime et coordonne les fonctions des viscères chargés de composer le sang, d'exporter les résidus alimentaires et les matières désormais impropres.

Appliquons ces données physiologiques à l'étude de la Médication tonique.

1° Nous avons vu plus haut que, pour que *la matière animale fixe et solide, les tissus organiques, les parenchymes* fussent en état de sentir l'impression des liquides nutritifs, circulant dans leurs interstices, il leur fallait certain degré d'une faculté qui les fît réagir sur ces liquides pour leur imprimer des mouvemens oscillatoires d'où résultât la circulation aréolaire ou capillaire, en même temps qu'elle les rendît capables d'affinité vitale pour emprunter au fluide circulant les molécules nécessaires à leur entretien, en un mot pour qu'ils pussent s'assimiler ce fluide.

Cette importante faculté a toujours vivement fixé l'attention des grands physiologistes qui lui ont donné des noms différens. Stahl, qui s'en est beaucoup préoccupé et lui a fait usurper le gouvernement d'actes physiologiques et pathologiques dont un grand nombre ne lui est pas soumis, Stahl la nomme *tonicité* ou *mouvement tonique* (de τόνος, *ton, tension, rigidité.*) *Motus vitales æquè atque animales uti antè omnia supponunt sufficiens robur in ipsâ parte, quod, quià in certâ tensione consistit, propterea tonum appellare soleo, et maximo merito* MOTUM TONICUM. (*Stahl*, *Theor. med. ver.* p. 647). Bichat, décomposant les propriétés de cette force, la désigne sous le double nom de sensibilité organique et de contractilité organique *insensible.* Lamark (*Philosoph. zoolog.*) en parle longuement et très bien, et se sert pour la caractériser du mot *orgasme*, qui nous paraît en effet très-exact. Broussais (*Physiol. appl. à la pathol.*) l'appelle érection vitale, et son étude lui a fourni matière à d'admirables développemens, etc., etc...

Cela établi, disons qu'il est des états morbides, et de très graves, qui sont particulièrement caractérisés par la perte ou l'affaiblissement considérable de cette faculté; dans lesquels le mouvement *tonique* des tissus vivans est sensiblement relâché, où la flaccidité, la friabilité, l'*atonie* des solides vivans a remplacé cet orgasme, cette tension, cette rénitence, cette érection vitale; où la sensibilité et la contractilité insensible des parenchymes sont languissantes à ce point, qu'ils ne ressentent plus assez l'impression du sang et des autres liquides leurs excitans normaux, pour que les affinités de la chimie vivante soient mises en jeu. Dans ces affections, la circulation capillaire est lente et imparfaite, les liquides obéissent autant aux lois de la pesanteur qu'aux directions imprimées par la contractilité insensible des tissus. Ils s'échappent par les exhalans, transsudent par les porosités et se répandent sur les surfaces, ou s'extravasent dans les trames celluleuses, etc., etc..... Ces accidens dominent tous les autres et offrent les indications les plus pressantes, les seules quelquefois. Or, il est une classe d'agens toniques propres à combattre ces accidens et à remplir ces indications; ce sont les Toniques proprement dits, en restreignant ce mot à son sens étymologique (τονος, tension).

Quelques auteurs de matière médicale ont exclu ces médicamens de la classe générale des Toniques et les ont rangés à part sous le titre d'*astringens*. Nous avons cru plus juste d'imiter Cullen et quelques autres, qui leur donnent place parmi les Toniques, en les désignant par le nom de *Toniques-astringens*.

Ainsi, première division de la classe générale des Toniques, en Toniques-astringens dont le mode d'action caractéristique consiste à rendre *immédiatement aux solides* le ton, l'orgasme, la densité, la contractilité nécessaires à l'accomplissement des mouvemens insensibles qui se passent en eux.

2e *La matière animale liquide, dans laquelle les solides puisent tous les élémens de leur développement, de leur entretien et de leur réparation*, le sang, pour posséder ces qualités, doit charier assez de parties nutritives, de *chair coulante*, en un mot, assez de fibrine et de principe colorant. Or, il est des maladies particulièrement caractérisées par l'insuffisance de ces deux élémens du sang, et dans lesquelles les accidens les plus graves et les plus variés résultent de cet appauvrissement du liquide réparateur. Les indications les plus importantes sont celles qui conduisent à rendre au sang ses qualités nutritives le plus directement possible. Une seconde classe de médicamens toniques nous offre cette puissante ressource; ce sont les Toniques *analeptiques* ou reconstituans (de αναλαμβανω, je rétablis).

Ainsi, deuxième division des Toniques en Toniques-analeptiques, dont le mode d'action caractéristiques consiste à rendre *immédiatement au sang* les principes organisables et réparateurs qui lui manquent.

3e *Enfin, le système nerveux qui anime et coordonne les*

fonctions des viscères chargés de composer le sang, d'exporter les résidus alimentaires, les matières désormais impropres et de présider au renouvellement de l'espèce, le système nerveux ganglionnaire, a besoin, pour remplir ses importantes attributions, d'une force énergique, opiniâtre, vivace, constante et profonde, surtout d'une harmonie parfaite d'action. C'est en lui qu'est la vie, le principe vital; car il en anime les foyers. Il est le siège de tous les instincts, de tous les phénomènes de synergie, de réaction générale, de force médicatrice, de résistance vitale, en un mot, de toutes ces grandes fonctions sur lesquelles reposent et la santé et la maladie. Ces centres principaux sont ce qu'on a désigné tour à tour sous la qualification d'*ενορμων*, de *duumviratus*, d'archées, d'*impetum faciens*, de trépied vital, etc., etc.

Toutes les maladies un peu importantes ont des retentissemens dans ce système. Le plus souvent, c'est indirectement qu'il est affecté. D'autres causes l'attaquent plus ou moins partiellement et primitivement; nous n'avons pas à nous en occuper. Mais il est certaines causes morbides qui frappent *directement* les foyers principaux de ce système et vont éteindre la vie dans ses sources. On voit alors toutes les grandes fonctions de l'économie tomber soudainement dans le collapsus et l'*incohérence*. La force et l'*harmonie* sont brisées, les *synergies* impuissantes, la résistance vitale sidérée, le principe de l'existence immédiatement menacé. Ce sont les maladies malignes, pernicieuses, etc., etc... Il faut alors, pour retenir la vie, prête à s'échapper, des moyens héroïques, spécifiques, qui n'aient pas besoin, pour produire leur effet, de susciter une ou plusieurs modifications physiologiques plus ou moins incertaines, mais qui aillent droit au lieu du danger, prennent, comme dit Galien, l'ennemi corps à corps et le terrassent violemment. La dernière classe de Toniques renferme ces puissans antagonistes que nous nommerons *Toniques-radicaux* ou *spécifiques*.

Ainsi, troisième et dernière division des Médicamens toniques en Toniques-radicaux ou spécifiques, dont le mode d'action caractéristique consiste à imprimer *immédiatement aux forces radicales* de l'économie de la *résistance vitale* et à y rétablir les synergies.

Indépendamment des effets spéciaux et distincts que nous venons d'attribuer à chacune de ces trois divisions des médicamens toniques, ils tirent une action tonique commune de leur mode d'administration le plus ordinaire. Ainsi tous, déposés dans le ventricule, sont *stomachiques*, à l'exception de quelques-uns de la première classe, et c'est une action tonique bien capitale et bien puissante que celle qui rend à l'estomac la force digestive affaiblie, et assure à l'économie de bons matériaux de réparation. Qui ne sait en outre que l'influence physiologique d'un estomac qui fonctionne heureusement pacifie et console toute l'économie, qui y trouve une preuve certaine de force et d'harmonie, *pylorus rector* (Van-Helmont), et cela indépendamment de la réparation du sang par un bon chyle?

La *médication*, d'une manière abstraite, se compose pour nous 1° de l'étude générale du mode d'action *physiologique* ou immédiate d'une classe de médicamens ou d'agens curatifs; 2° de la recherche et de l'appréciation des indications ou contr'indications que peuvent présenter les maladies de produire ces modifications *physiologiques* dans un but *thérapeutique*.

Procédons d'après ce plan à l'étude de la Médication Tonique.

1° *Action physiologique ou immédiate des Toniques*. Pour bien connaître les effets *immédiats* d'un médicament, il faut les observer sur un sujet jouissant d'une parfaite santé, un sujet dont tous les organes soient doués de leur équilibre et de leur résistance vitale. Or, si nous nous rappelons ce qui a déjà été dit plus haut, et si nous définissons les Toniques en général des médicamens qui ont pour effet *direct* et *immédiat* de rendre de l'énergie aux fonctions de la vie organique, nous allons aussitôt nous apercevoir que ces médicamens n'ont pas une action physiologique distincte de leur action thérapeutique. Aussi, remarquez que nous ne disons pas que les médicamens dont il s'agit *donnent*, mais *rendent* de l'énergie aux fonctions de la vie organique. En effet, comment donnerait-on de l'énergie aux fonctions nutritives d'un homme à qui rien ne manque sous ce rapport? Il faudra, pour que l'effet des Toniques soit marqué, que ces fonctions languissent plus ou moins et aient besoin de réhabilitation. Dès lors, le résultat thérapeutique ne sera pas dû à quelque action physiologique qui l'ait précédé et qui puisse l'expliquer.

Il n'y aura même pas d'action physiologique à proprement parler. Expliquons-nous : un pédiluve sinapisé est prescrit pour détourner une congestion active du cerveau. La rougeur, la douleur, l'afflux de sang, l'irritation de la peau des pieds en un mot, voilà l'action physiologique du pédiluve. Supposons que le coup de sang à la tête ait été empêché par l'effet de la moutarde, c'est-à-dire par l'irritation révulsive portée aux extrémités inférieures, voilà l'action thérapeutique du pédiluve. Il est bien essentiel de remarquer que ces deux actions sont fort distinctes; car la première peut très bien se passer, sans que la seconde soit obtenue. Il n'en est malheureusement que trop souvent ainsi, et c'est ce qui fait le peu de certitude de la thérapeutique. Quand un médicament possède toutes ses qualités physiques et chimiques, qu'il n'est point altéré, qu'il est administré à des doses convenables, on obtient infailliblement et constamment de lui l'action physiologique dont il est capable. Qu'il est loin d'en être ainsi de son action éloignée, médiate ou thérapeutique! Rien n'est plus variable et plus infidèle qu'un médicament dont l'effet thérapeutique ou éloigné est subordonné à un effet prochain ou physiologique. Et voilà de suite trouvée la raison pour laquelle on observe une si grande différence entre les médicamens dits *spécifiques* et ceux qu'on appelle *rationnels* sous le rapport de la constance d'action, qui est le caractère des premiers, tandis que cette action est si incertaine, si douteuse, soumise à tant d'insuccès chez les seconds! C'est que ceux-ci n'arrivent à leur effet curatif que par la médiation de leur effet physiologique, et que ceux-là ont *immédiatement* prise sur la cause morbifique contre laquelle on les dirige. Avec eux, aucun phénomène appréciable ne peut être aperçu entre la pénétration de l'agent dans l'organisme et la modification qui en est ressentie par la maladie combattue. Avec les autres, il n'y a souvent aucun rapport entre l'effet physiologique produit et le mal qu'on veut attaquer, de sorte qu'il advient dans trop de cas ou que cet effet physiologique provoqué n'a eu aucune influence sur l'état morbide, ou qu'il en a eu une plus ou moins fâcheuse. D'un côté, erreur; de l'autre, préjudice, qui attestent ou l'inexpérience du médecin, ou les bornes de l'art. La perfection idéale de la pratique serait de savoir toujours susciter, à l'aide des agens de la matière médicale, les modifications physiologiques qui sont en rapport thérapeutique avec la maladie dont on entreprend le traitement.

Mais revenons à nos Toniques. La question à l'occasion de laquelle nous avons été amenés à faire les remarques qui précèdent s'en trouvera singulièrement éclairée. Ces remarques auront leur application continuelle lorsque nous traiterons des indications des remèdes toniques en général et que nous tâcherons de pénétrer les raisons de ces indications. D'avance, nous pouvons assurer qu'on verra la puissance de ces agens être d'autant plus certaine que leurs effets curatifs ne dépendront pas d'effets physiologiques antérieurs; car on peut dire qu'à cette condition certains Toniques sont des médicamens héroïques et merveilleux. Réciproquement, on se convaincra que toutes les fois que le sort de ces médicamens sera attaché à l'influence des modifications physiologiques qu'ils devront produire antérieurement à leurs effets thérapeutiques, ceux-ci partageront l'incertitude de tous les agens de la matière médicale dont le mode d'action s'explique par les phénomènes physiologiques qu'ils déterminent d'abord, et qu'on appelle pour cela des agens *rationnels*.

Tous les auteurs de matière médicale ont assigné pour

caractère aux Toniques d'agir insensiblement, graduellement, et de rendre une énergie durable à la vitalité des organes. C'est sur ce caractère qu'ils se sont fondés pour distinguer les Toniques des stimulans, dont l'action bien au contraire est prompte, vive, s'annonce par une exaltation vitale, évidente, très-explicite, mais aussi très passagère. Ces faits sont exacts et propres à motiver une distinction fondée et naturelle ; mais on peut aller plus loin et se demander les raisons de cette différence.

Plusieurs médecins illustres de l'école de Montpellier, Barthez et Dumas en particulier, ont reconnu dans l'économie deux espèces de *forces*, les forces agissantes ou *in actu* et les forces radicales ou *in posse*, distinction du reste déjà implicitement indiquée par Galien.

Comme l'intelligence de cette distinction est indispensable pour bien comprendre l'action des Toniques les plus importans, nous allons laisser à Barthez lui-même le soin de l'établir, sauf à développer nous-mêmes ces principes lorsque nous les appliquerons au traitement de certaines classes d'affections par la médication dont nous nous occupons.

« On ne doit point concevoir le système des forces du principe vital comme on conçoit les systèmes des forces mécaniques. C'est une erreur qui en produit une infinité d'autres dans la science de l'homme et dans la médecine pratique.

» Un système de forces mécaniques ne présente que des forces déterminées qui agissent dans un temps donné, soit pour se faire équilibre, soit pour produire un mouvement sensible.

» Mais dans le système entier des forces du principe vital, il faut distinguer et les forces que ce principe fait *agir* à chaque instant dans tous les organes, suivant qu'il est déterminé par ses lois primordiales ou par des causes qui lui sont étrangères; et les forces *radicales* ou qu'il a en *puissance* pour continuer l'emploi naturel de ses forces *agissantes*.

» L'ensemble ou l'agrégat des sommes de ces deux sortes de forces constitue ce que j'appelle le système entier des forces du principe vital.

» Il n'est pas facile sans doute, d'après les notions mécaniques auxquelles nous sommes accoutumés, de nous faire des images d'une sorte de forces qui sont absolument radicales ou en puissance.

» Cependant pour faire adopter cette distinction abstraite que j'ai proposée le premier, des forces de la vie en forces *agissantes* et en forces *radicales*, j'observe qu'on a dû la supposer de tout temps, quoique d'une manière implicite et extrêmement vague, puisqu'on a toujours dit qu'il est fort utile dans la médecine pratique de distinguer l'*oppression* de la *résolution* des forces.

» On ne peut avoir une idée de cette dernière distinction qu'autant qu'on suppose d'une manière quelconque, dans divers cas où les forces *agissantes* sont extraordinairement affaiblies, l'existence de forces *radicales* qui sont ou seulement *opprimées*, ou *résoutes* et *détruites*.

» Les forces *agissantes* dans les organes ont leur origine dans les forces *radicales* dont la distribution à chaque organe est déterminée, ou par des causes primordiales de nature inconnue, ou par des causes qui sont étrangères au corps vivant et qui l'affectent suivant des rapports qui ne sont connus que par l'observation.

» L'énergie primitive des forces *radicales* est sans doute différente dans chaque homme depuis la naissance et elle est susceptible de variations continuelles d'accroissement et de décroissement.

» *Les accroissemens de ces forces se font d'une manière* DIRECTE *par l'action de divers fortifians qui peut se porter* IMMÉDIATEMENT *sur ces forces. Il est aussi naturel que des remèdes fortifians, tels, par exemple, que le quinquina, puissent augmenter* DIRECTEMENT *les forces radicales du principe vital, qu'il l'est que les poisons puissent attaquer* DIRECTEMENT *et même détruire ces forces radicales.*

» Mais les accroissemens des forces radicales, qui sont produits indirectement par un exercice des fonctions qui est conformé à la santé, demandent une attention principale. Ceux-ci sont toujours en raison composée de l'intensité d'action que les forces *agissantes* déploient dans chacune des fonctions principales de l'économie animale *et de la conservation des rapports d'activité entre toutes ces fonctions que l'habitude a établies dans la forme de santé qui est propre à chaque individu.* » (Barthez, *Nouv. Elém. de la Sc. de l'H.* tom 2, p. 133 et suiv.)

Or, les véritables Toniques, ceux qui réhabilitent directement les fonctions assimilatrices et impriment à l'organisme de la résistance vitale, ceux-là portent *immédiatement* leur influence sur les forces *radicales* et ne se font nullement sentir, directement au moins, sur les forces *agissantes*. Pour nous servir d'une expression dont l'énergie, la concision et la vérité pittoresque trahissent assez la source, ces médicaments ont la vertu d'affermir, de fixer l'état du corps; *vim porro habent hæc medicamenta ut epotis his*, CORPUS IN LOCO SIT. (Hippoc. *De affect.*)

Il est donc bien évident qu'ils ne sont capables d'aucune action physiologique. En effet, les Toniques dont il est maintenant question sont ceux placés dans les deux dernières catégories, savoir : les Toniques-analeptiques et les Toniques-radicaux ou spécifiques. Les premiers agissent en reconstituant immédiatement le sang, les seconds en imprimant immédiatement à l'organisme de la résistance vitale. L'homme jouissant de toute l'énergie de ses fonctions n'éprouvera pas de la part des Toniques-analeptiques l'action reconstituante qu'ils possèdent thérapeutiquement, puisque son sang est riche de toutes les qualités qui font que la nutrition est pleine et parfaite. Il ne peut aller au-delà de cet état sans le compromettre et descendre au-dessous sans altérer cette force d'assimilation qui est parvenue à son plus haut degré d'activité. C'est ce qu'a si bien senti et exprimé le divin auteur des aphorismes, lorsqu'il a dit : *In gymnasticæ disciplinæ deditis, boni habitus ad summum progressi periculosi, si in extremo steterint : non enim possunt in eodem statu manere neque quiescere. Quum verò non quiescant, neque ultrà possint in meliùs proficere, reliquum est ut in deteriùs ruant. Horum igitur causâ, bonum habitum solvere confert haud cunctanter, quò rursùs nutritionis principium sumat corpus, etc., etc....* (Hippoc. *Aphor. sect.* 1, *aph.* 3.)

Si donc on donne à cet homme vigoureux les Toniques-analeptiques qui comprennent les préparations ferrugineuses, les bouillons et les jus de viandes noires, la fibrine, l'osmazome et toutes les substances fortement azotées, et si on ne le nourrit que de ces substances unies aux préparations martiales, il sera bientôt tourmenté par des accidens de pléthore, puis successivement par des lésions de la faculté digestive, puis des phlegmasies, des hémorrhagies, la diminution excessive de toutes les sécrétions et des exhalations, la gravelle, la goutte, la débilité, l'oblitération des facultés intellectuelles, sensitives et motrices, puis indirectement et d'une manière éloignée la colliquation et le marasme, etc..... Les effets physiologiques des Toniques-analeptiques ne sont donc pas les moyens par lesquels ils produisent leurs effets thérapeutiques, lesquels ne se développent que chez les individus dont les forces assimilatrices ont besoin d'être remontées, dont le sang a perdu une partie de ses élémens réparateurs.

Les Toniques-radicaux ou *spécifiques* seront encore, si c'est possible, bien plus dépourvus d'action physiologique, et la seconde qualification que nous leur imposons doit assez le faire sentir; ce sont les amers et à leur tête le quinquina. Ils sont *spécifiques*, c'est-à-dire que pour manifester leur puissance il faut qu'ils s'attaquent à une cause morbifique. Comment rendraient-ils de la résistance vitale à ceux chez qui cette faculté n'aurait éprouvé aucune atteinte? Mais qu'on les administre aux sujets chez lesquels cette résistance est affaiblie, menacée, dont les synergies sont rompues, discordantes, accidens auxquels on reconnaît surtout les graves lésions du principe vital, et on verra avec quelle sûreté, avec quelle promptitude l'organisme se relèvera et résistera à la cause délétère!

Quant aux Toniques-astringens, ils font exception à ces lois. Ils agissent toujours par l'intermédiaire de phénomènes physiologiques saisissables et qu'ils peuvent produire chez l'homme sain et indépendamment de la présence des altérations de la tonicité fibrillaire contre lesquelles ils manifestent leurs effets thérapeutiques. Aussi sont-ils plutôt des Toniques dans l'acception rigoureuse du mot que dans son acception médicale et thérapeutique ; et si nous les avons embrassés dans la classe générale des Toniques, c'est pour cette seule raison et en même temps parce qu'ils peuvent servir à remplir des indications particulières de la médication reconstituante et qu'ils deviennent ainsi médiatement de véritables Toniques.

L'influence tonique que produisent nos trois catégories d'agens, mais surtout les ferrugineux et les amers, par le moyen de leur action stomachique, est obtenue par des effets physiologiques observables jusqu'à un certain point chez l'homme bien portant. La vivacité de l'appétit et la rapidité des digestions pourront être excitées pendant quelque temps chez un sujet dans cette condition ; mais bientôt son appétit se relâchera et ses digestions se feront péniblement et avec des accidens divers. S'ils sont donnés à un individu sur bonnes indications et dans le seul objet de relever les fonctions digestives, leur effet sera bien plus prononcé et bienfaisant. Malgré les assertions de plusieurs auteurs, leurs propriétés stomachiques n'ont qu'une part fort douteuse à revendiquer lorsqu'on les voit développer leurs vertus si remarquables et si merveilleuses dans les cas où il faut reconstituer directement le sang appauvri ou retenir en peu de momens la résistance vitale prête à défaillir.

La différence qui sépare les Toniques des excitans se montre maintenant plus claire et plus essentielle.

Les stimulans mettent en jeu plus énergique, augméntent et *dépensent* les forces dont l'organisme dispose *actuellement* (*in actu*) ou les forces *agissantes ;* les Toniques accroissent, relèvent, *réparent* les forces dont l'organisme *peut* disposer, les forces *radicales*. Et si les premiers de ces médicamens ont une action immédiate ou physiologique très-évidente et très-constante indépendamment de tout état morbide, c'est qu'il est toujours possible à l'économie de précipiter l'exercice de ses forces *agissantes*, de dépenser du mouvement vital et de l'épuiser ; tandis qu'il est impossible à un homme d'augmenter la somme de ses forces radicales quand elles ont toute la puissance physiologique que permet sa constitution. Plus un organisme sera vigoureux et sain, plus les stimulans auront d'action sur lui, plus son incitabilité pourra fournir d'aliment à l'incitation; bien au contraire, plus un organisme sera vigoureux et sain ; moins il sera susceptible de voir ses forces radicales accrues par les Toniques qui ne peuvent trouver à réparer que là où il y a des pertes.

Il n'est pas nécessaire de faire remarquer que la promptitude, la vivacité et la durée éphémère de l'action des stimulans, comparées à la lenteur insensible, au silence et à la permanence des effets des Toniques, ressortissent, sans qu'il faille l'en déduire formellement, de ce qui a été dit au commencement de ce chapitre sur les mouvemens toniques obscurs des tissus et sur les forces radicales.

A tous les instans les stimulans physiologiques des forces agissantes font éprouver de la diminution aux forces radicales qui se réparent au fur et à mesure par les Toniques physiologiques. Or, ces stimulans physiologiques ne sont autre chose que les mouvemens, l'exercice, la veille et toutes les impressions, tous les actes locomoteurs, intellectuels et affectifs dont elle est remplie ; ces Toniques physiologiques, ce sont les alimens, le sommeil, le repos des organes et cette *conservation*, dont parle Barthez, *des rapports d'activité entre toutes les fonctions que l'habitude a établis dans la forme de santé qui est propre à chaque individu.*

Mais hors l'état physiologique, dans certaines maladies, les réactions des forces *agissantes* demandent quelquefois à être provoquées, réveillées ou soutenues, et les stimulans physiologiques ne peuvent être employés, parce qu'ils ont cessé d'être en rapport avec l'organisme ; alors les stimulans thérapeutiques viennent en aide au médecin, et nous avons déjà traité de ces agens et des règles de la médication dont ils sont les instrumens.

Dans d'autres états morbides les forces *radicales* demandent à être fixées ou ramenées à leur état normal d'énergie ou de résistance, et l'action des Toniques physiologiques est empêchée par la maladie ou bien a cessé d'être en rapport avec l'organisme ; alors les Toniques thérapeutiques, dont l'histoire particulière et l'application spéciale et individuelle nous a déjà longuement occupés (*t.* 2, *p.* 185 *et suiv.*), offrent à l'art leurs puissantes ressources, et c'est l'étude générale et philosophique de leur action et de leurs indications que nous faisons et que nous allons continuer plus formellement encore, maintenant que nous avons posé les notions préliminaires sans lesquelles nous ne pouvions présenter les considérations qui vont suivre.

TONIQUES-ASTRINGENS.

Il pourra paraître d'autant plus étonnant que les substances qui forment cette catégorie soient mises au rang des Toniques, qu'appliquées localement sur les tissus elles semblent en diminuer les propriétés vitales. Mais si on se rappelle que nous sommes convenus que, contrairement aux autres Toniques, ceux dont il s'agit produisent leurs effets thérapeutiques par l'intermédiaire de phénomènes physiologiques très-sensibles, on apercevra bientôt que ces effets sédatifs sont *immédiats*, passagers, et font bientôt place à des effets locaux toniques qui sont les effets thérapeutiques.

Cette espèce de Toniques agit toujours par la présence d'un acide, d'un sel avec excès d'acide ou du tannin qui n'est lui-même qu'un acide, l'acide gallique combiné à de la matière colorante et à diverses autres substances. Les plus importans de ces médicamens sont : l'acide sulfurique étendu d'eau et ses composés, comme l'eau de Rabel (acide sulfurique alcoolisé), l'alun, les sulfates de fer, de zinc, les sels de plomb, le borax, pour le règne minéral; et le tannin, l'acide gallique, la noix de galle, le ratanhia, le grenadier, le cachou, la gomme kino, le fruit du coignassier, la bistorte, la tormentille, les roses rouges ou de Provins, etc..., pour le règne végétal.

Déposées immédiatement sur la peau, sur une membrane muqueuse ou sur une plaie récente ou ancienne, ces substances manifestent des effets véritablement *toniques* en restreignant ce mot à sa valeur rigoureuse et étymologique : c'est-à-dire qu'elles y produisent une astriction fibrillaire, un resserrement, une *tonicité*, qui effacent le diamètre des interstices organiques et des vaisseaux capillaires, au point d'en expulser les liquides, d'y tarir les exhalations, d'y produire du refroidissement, de la pâleur et une sensation bien connue de froncement et de condensation.

Puis, si l'application du topique astringent n'est pas continuée et qu'il soit permis ainsi au mouvement réactionnaire de succéder à cette impression immédiate et anti-vitale, des phénomènes contraires à ceux que nous avons décrits ne tarderont pas à se développer. Il se produira conséquemment plus de rougeur, plus de chaleur, plus de sensibilité, plus d'épaisseur et de fermeté dans le tissu qu'avant l'action *tonique*; c'est-à-dire que par cet instinct fatal de réaction vitale qui, convenablement dirigé et mesuré, constitue la force médicatrice, un excès de vascularité et de tous les actes organiques qui y sont liés remplacera bientôt ce spasme *tonique* qui avait effacé la vascularité de la partie et affaibli tous les actes organiques qui en dépendent.

Mais si le contact de la substance astringente est continué ou promptement renouvelé avant que le retour de la vascularité se soit opéré, les tissus vivans restent frappés de cette condensation, de cet engourdissement, de cette rigidité, et de cette pâleur primitives. Ils sont froids, insensibles et raides, mortifiés, sans cependant céder à la décomposition, à la gangrène ; ils sont *tannés* comme les peaux mortes, et cette préservation du sphacèle qui peut être compatible avec une telle extinction de vitalité tient sans doute à ce que les parties les plus sujettes à la putréfaction, les liquides, ont abandonné les parties solides qui y résistent beaucoup mieux, d'autant mieux qu'elles sont d'une texture plus serrée, condition portée à un haut degré par l'impression de l'agent *tonique*. Il est probable aussi que la combinaison de ces principes *tannans* avec les molécules des tissus rend ceux-ci moins attaquables par la fermentation septique.

Voilà ce qui arrive dans les cas où on s'obstine long-temps et sans interruption dans cette médication astringente topique; mais dans les cas les plus ordinaires, on n'applique les astringens que pour rendre aux tissus frappés d'atonie et de relâchement une tonicité suffisante, et alors on ne cherche pas des effets aussi extrêmes que ceux dont il vient d'être parlé. Nous y reviendrons du reste dans un moment. Il faut, avant d'abandonner ce qui regarde l'action physiologique des topiques astringens, faire remarquer que cette action est d'autant plus énergique, véritablement topique et durable, qu'elle est opérée par les astringens tirés du règne végétal, par ceux qui contiennent le plus de tannin et d'acide gallique ; et que lorsque cette action est produite par les acides ou les sels minéraux, elle est moins persistante et moins *roborante*, quoique immédiatement aussi vive et aussi sensible.

Si nous considérons maintenant l'action physiologique générale des Toniques astringens, elle nous paraîtra moins satisfaisante et moins constante, surtout beaucoup moins en rapport avec les effets thérapeutiques de ces médicamens. C'est ici principalement qu'ils sembleront parfaitement contraires au but de la médication tonique.

Ingérés à petites doses, ils causent dans la bouche et bientôt le long de l'œsophage et dans l'estomac une sensation de rétrécissement vraiment singulier et qui va pour le tannin jusqu'à donner pendant un instant l'illusion que la cavité buccale est presque complètement revenue sur elle-même et oblitérée. Un appétit extraordinaire succède ordinairement à cette première impression. Ils constipent, suppriment la transpiration cutanée, ce qui est vraisemblablement cause de la diurèse qui en suit assez souvent l'usage. A plus hautes doses, ce sentiment de constriction de la cavité gastrique se change en cardialgie, en nausées, en vomissemens, en ces douleurs d'estomac vulgairement désignées sous le nom de *crampes*, lesquelles au bout de quelques instans se propagent au tube intestinal. On conçoit aisément, d'après ce que nous avons dit plus haut de l'action topique de ces substances, qu'elles doivent, en produisant sur les surfaces muqueuses qu'elles parcourent le resserrement et le spasme fibrillaires, inséparables de leur contact, nuire singulièrement aux absorptions de ces surfaces et par conséquent être elles-mêmes fort lentement absorbées. C'est en effet ce qui a lieu. Néanmoins elles le sont, ce qui est incontestablement prouvé par leurs effets généraux et par leur action sur le sang. A doses ménagées, elles donnent à ce liquide plus de coagulabilité, sans cependant augmenter la quantité de fibrine qu'il contient, ou rendre cette fibrine plus riche et plus propre à réparer les solides. Elles ne lui ajoutent aucun principe organisable, elles ne le réintègrent pas dans ce qu'il a perdu de parties nutritives et réalisables, si nous pouvons parler ainsi; peut-être même lui ôtent-elles de la vitalité? Mais tout en laissant le sang ce qu'il est quant à la proportion de ses élémens, elles en rapprochent les molécules en leur imprimant comme aux tissus une certaine *tonicité*, une condensation qui les disposent singulièrement à se figer pour ainsi dire et à se cailleboter. De même que nous avons vu ces substances éteindre jusqu'à un certain point la vitalité des solides, de même elles agissent sur le sang, qu'elles tuent et qu'elles cadavérisent, sans que ce liquide ait comme les solides le privilège de recouvrer la fluidité et la vie, une fois qu'il a été surpris et glacé par une trop grande quantité de ce poison. Il n'est pas moins certain que les Toniques-astringens vont, au moyen de la grande circulation, porter leur action physiologique à tous les tissus, à toutes les surfaces exhalantes dont elles affaiblissent l'action de la même manière, mais à un degré beaucoup plus faible qu'elles ne le faisaient par application topique. Ceci admis, on ne sera pas surpris d'apprendre que la dyspepsie, la suspension des sécrétions, la réduction et la petitesse des battemens du cœur, l'amaigrissement et l'atrophie soient mis au nombre de leurs effets généraux portés au plus haut degré. De tous les effets physiologiques, tant locaux que généraux que nous venons de faire connaître et dont plusieurs sont dangereux et délétères, résultent néanmoins des effets thérapeutiques très-précieux, sur lesquels nous allons maintenant jeter un rapide coup d'œil.

De ces effets physiologiques, les uns peuvent trouver leur opportunité comme topiques pour exciter une réaction vitale dans des parties qui en ont besoin. Ce sont ceux qui ont pour résultat médiat d'animer et de développer de la vascularité et tous les actes qui en sont la conséquence, à la suite du mouvement immédiat de concentration et de sédation dont a été suivie l'application de la substance astringente. Mais nous n'avons pas à nous occuper de cette action thérapeutique à l'occasion des médicamens qui font le sujet de ce chapitre. Jamais en effet on ne les emploie dans ce but, pour plusieurs raisons, d'abord parce qu'on a des moyens plus sûrs pour atteindre cet objet, des moyens *directs* et infaillibles de développer une réaction dans une partie ; ces moyens ont été étudiés en traitant des médicamens et de la médication épispastique, irritante ou rubéfiante ; en second lieu, parce que, quand on veut produire une réaction circulatoire sur un tissu par l'intermédiaire d'une sédation préalable, on a particulièrement recours à l'application du froid. Le froid est donc un Tonique indirect, et si nous n'en parlons pas ici, c'est que son emploi thérapeutique est plus spécialement relatif à d'autres affections, et que c'est comme sédatif absolu et des plus puissans qu'il mérite surtout une étude attentive. Nous l'examinerons plus tard sous ce rapport. Quant à son action tonique et aux indications qu'il peut être appelé à remplir comme tel, elles seront comprises dans tout ce qui nous reste à dire de la médication tonique.

Les effets immédiats qui sont produits par l'application continuée ou répétée des topiques, Toniques-astringens, et qui consistent dans l'affaiblissement de la vascularité et des propriétés vitales des tissus et surtout dans la persistance de l'astriction et de la tonicité qui leur sont alors imprimées, ces effets rencontrent de fréquens et utiles emplois.

Le début des congestions, des fluxions et des phlegmasies est signalé par un grand et prompt développement du système capillaire de la partie. Le sang aborde ses vaisseaux plus abondamment, plus rapidement, il en agrandit le calibre et en pénètre un grand nombre qui auparavant refusaient de l'admettre. Une circulation nouvelle et plus riche semble se créer et s'étendre. Il est tout naturel de chercher alors à contrebalancer cette force d'expansion en réduisant à leur volume normal ces vaisseaux dilatés, en forçant ceux dont la turgescence a permis passage au sang pour le contact et la circulation duquel ils ne sont pas destinés à reprendre leur sensibilité et leur calibre physiologiques, en s'opposant en un mot à l'excès imminent de vascularité, au séjour prolongé du sang dans ces parties fluxionnées, à la stimulation insolite dont il y est l'agent et aux lésions et désorganisations qui en sont les effets. Cette attente peut quelquefois être heureusement remplie par l'application des Toniques-astringens qui, en rendant aux vaisseaux leur *ton* et en expulsant les liquides qui y affluent, sont capables d'amener une délitescence favorable et d'empêcher l'inflammation et ses suites en en dissipant les premiers actes, avant qu'ils se soient fixés d'une manière inamovible.

Mais des conditions importantes à connaître sont nécessaires pour que cette méthode abortive ait des chances de réussite et soit exempte d'inconvéniens.

D'abord il faut assister, pour ainsi dire, au début de la phlogose. Il faut que les forces *altérantes* de la partie, pour nous servir de l'expression de Grimaud, n'aient pas encore été modifiées au point qu'elles ne puissent plus lâcher prise, et qu'il soit devenu indispensable au tissu envahi de subir toutes les élaborations phlegmasiques ainsi que la formation de leurs produits. Il faut qu'il n'y ait encore que l'afflux du sang et que la lésion de la sensibilité organique qui l'a attiré si promptement dans la partie. Alors l'application des Toniques-astringens pourra avoir le double objet de ramener à son type normal cette sensibilité organique altérée, par la propriété sédative directe dont ils jouissent ; et d'expulser les liquides attirés par cette épine métaphysique. On a dit depuis bien long-temps : *ubi stimulus, ibi fluxus.* Tel est, en effet, dans le plus grand nombre des cas, l'ordre et la subordination des phénomènes ; mais bientôt l'effet devient cause à son tour. Or les Toniques-astringens affaibliront le *stimulus* et médiatement le *fluxus* qui par sa délitescence ne sera plus une occasion d'entretien et de retour pour le *stimulus*.

Cependant dans les cas les plus importans cette médication brusque et abortive est formellement contr'indiquée. On conçoit effectivement que lorsque la cause de la fluxion ou de la phlegmasie a été instantanée et passagère, que cette cause s'est retirée après son action et n'a laissé derrière elle que les effets de son impression éphémère, on conçoit, disons-nous, que l'emploi des Toniques-astringens soit suivi d'une disparition définitive et innocente de la fluxion, laquelle n'a plus de raison que dans un nouveau mode de vitalité du tissu affecté, altération qui, abandonnée à elle-même, cessera naturellement après avoir parcouru les phases de son existence pathologique. Mais ces cas ne sont guères que ceux qui reconnaissent pour causes des agens externes, physiques ou chimiques ; ce sont les fluxions et les congestions qu'on nomme chirurgicales. Une partie de celles qui sont du ressort de la pathologie interne peuvent encore être assimilées aux précédentes. Il est certain que lorsque, appelé dès le moment de la naissance de ces phlegmasies, le médecin jugera que la cause n'a pas agi avec assez d'intensité ou de durée pour que le développement d'une inflammation complète et régulière en soit la suite inévitable, il devra promptement avoir recours à l'application méthodique et soutenue des Toniques-astringens. Nous disons méthodique et soutenue, pour indiquer que si on se bornait à faire agir pendant très peu de temps ces substances sans en renouveler le contact plusieurs fois, et jusqu'à ce qu'il soit vraisemblable que la fluxion est conjurée, on courrait risque d'agir contre ses intentions et de prêter des forces au mal qu'on voulait réprimer.

Il ne faut plus prétendre aux mêmes succès lorsque la fluxion ou la phlegmasie sont le produit, la manifestation d'une cause générale, interne, qui n'est pas éliminée de l'économie par la localisation inflammatoire qui en est l'effet. Alors même que cette cause interne et générale ne survivrait pas à la disparition de la phlegmasie ou de la fluxion qui sont ses caractères anatomiques, et que ceux-ci, suivant l'expression hippocratique, devraient lui servir de crise ou de *jugement* définitif, les Toniques-astringens seraient encore pleins de danger et de conséquences fâcheuses, puisqu'ils n'ont de chances de réussite qu'au début de la phlegmasie et que celle-ci, dans les cas que nous supposons, doit jusqu'au bout poursuivre sa marche. Ainsi ils seront rejetés du traitement de toutes les affections inflammatoires produites ou entretenues par des causes internes, soit que ces phlegmasies soient critiques et jugent définitivement la maladie comme dans les exanthèmes fébriles, soit qu'elles reconnaissent pour cause un principe qui n'est pas épuisé et peut se reproduire indéfiniment sous la même forme ou sous d'autres apparences, comme dans les éruptions érysipélateuses spontanées, les dartres, la syphilis, etc., etc.

Indépendamment des cas qui précèdent, il en est d'autres qui n'ont avec eux que peu d'analogie et qui néanmoins contr'indiquent aussi l'emploi des Toniques-astringens comme moyens d'opérer la délitescence des mouvemens inflammatoires commençans. Ces cas sont ceux où l'explosion de la fluxion ou de la phlogose est sous la dépendance d'une pléthore par quantité ou par qualité du sang, ou, comme on dit en langage scholastique, *plethora quoad molem*, *plethora quoad crasim*. La médication antiphlogistique, tempérante ou évacuante (*voyez tome* 3), est alors la ressource première, et on s'exposerait à de graves accidens en n'obéissant qu'aux indications fournies par l'affection locale sans égard pour l'état général qui l'a précédée et peut la reproduire ailleurs d'une manière bien plus grave.

Les fluxions ou les phlegmasies, attaquables par la méthode abortive des Toniques-astringens, ne sont que celles qui siégent à l'extérieur sur l'enveloppe cutanée ou sur les portions de membranes muqueuses accessibles aux topiques. Les secondes voies ne sont jamais destinées à porter ces substances dans toute l'économie pour modifier, sous le rapport que nous venons d'étudier, les parties atteintes d'affections inflammatoires.

Quelques praticiens ont voulu agir par les Toniques-astringens sur tout le système circulatoire comme on agit par eux sur des portions circonscrites de ce système. Ainsi, pour supprimer des fièvres rebelles, principalement des fièvres nerveuses rémittentes et intermittentes, ils ont plongé tout le corps dans des bains frais tenant en dissolution du tannin, de l'alun, de l'acétate de plomb, etc..... Cette pratique hardie est tout-à-fait exceptionnelle et très-peu répandue; dans les cas où le médecin croirait devoir y recourir, les mêmes principes que nous avons établis à l'occasion des phlegmasies et des fluxions commençantes, les mêmes distinctions, les mêmes données pathologiques, pourraient guider encore sa conduite.

Voilà pour les indications des topiques Toniques-astringens dans le traitement des fluxions et des phlegmasies débutantes.

Dans les phlegmasies chroniques, les raisons d'agir, les indications ne changent pas précisément de nature. Le mode essentiel d'action physiologique du médicament reste le même; mais les parties affectées étant dans d'autres conditions et réclamant cette action dans un autre but, des effets thérapeutiques différens sont obtenus.

L'habitude de l'hypérémie inflammatoire, les altérations produites dans le tissu travaillé depuis long-temps par la phlegmasie, ont singulièrement affaibli la tonicité des vaisseaux capillaires. Ils n'ont plus ce *sufficiens robur* dont parle Stahl, pour réagir et rétablir en eux une circulation et une nutrition normales. Ils sont frappés d'atonie. Nous supposons que la cause locale ou générale qui a excité cette phlegmasie chronique est éloignée, et que tout consiste actuellement dans l'altération du tissu dont la sensibilité organique et la contractilité latente sont impuissantes, se font *segniter et otiosè*, suivant l'expression du même Stahl, conditions souvent les seules qui entretiennent les inflammations chroniques. On sait, en effet, qu'il arrive un moment dans les phlegmasies aiguës, où les vaisseaux capillaires de la partie sont distendus outre mesure, et comme sous le poids d'une *indigestion* de sang sur lequel ils ne peuvent plus réagir pour l'expulser et le distribuer normalement. Si la persistance de la cause, l'état de débilité de l'organisme tout entier, ou seulement du tissu souffrant, ne permettent pas à la partie enflammée d'entrer en résolution, ce relâchement et cette distension passives des vaisseaux capillaires persistent, l'habitude s'en établit; la réaction de la partie est languissante, mais elle a conservé le mode inflammatoire, sous le rapport de l'*état anatomique* et souvent aussi sous le rapport de la quantité des liquides exhalés. Les membranes muqueuses sont principalement le siége de ces phlegmasies atoniques avec persistance de sécrétions anormales et plus abondantes. Un modificateur qui viendrait corroborer ces tissus relachés par de vieilles phlegmasies, et y rétablir la tonicité qu'a fini par vaincre la répétition d'un *molimen* sanguin extra-physiologique, un tel modificateur suffirait à la guérison. Mais que ne faut-il pas de sagacité d'esprit et de talent pratique pour discerner ces cas de ceux où la thérapeutique a autre chose à faire que de condenser, que de *tanner* un tissu vivant pour le ramener à ses conditions physiologiques ? Les mêmes difficultés se représentent ici que nous avons déjà signalées au sujet du traitement abortif des phlegmasies aiguës débutantes, et nous y renvoyons. De plus, une autre particularité demande à être bien considérée. En supposant, comme nous le faisions il y a un instant, que tout le mal consiste actuellement dans la pure et simple atonie du tissu dont l'inflammation n'existe plus guère que par ses phénomènes anatomico-pathologiques et par un flux exagéré, ainsi que cela se voit pour tous les catarrhes chroniques (leucorrhée, bronchorrée, gonorrhée, etc., etc.), en supposant aussi l'absence de tout principe générateur et capable de se reproduire, la brusque guérison de ces affections par les applications Toniques-astringentes, et sans autres précautions, serait souvent suivie de fâcheuses conséquences, comme l'atteste l'expérience de tous les jours. La membrane, siége du catarrhe chronique, est devenue dans l'économie un organe sécréteur accidentel, un émonctoire que l'habitude a fini par y naturaliser et qui ne doit être tari qu'avec circonspection. C'est le cas de remplacer temporairement par des évacuations supplémentaires, par un traitement prophylactique, emprunté le plus souvent aux exutoires, aux purgatifs, aux altérans tirés des végétaux connus sous le nom de dépuratifs, aux eaux minérales sulfureuses, à la gymnastique, etc..., cette fonction accidentelle et pathologique qu'il est dans bien des circonstances imprudent d'intervertir trop soudainement.

Les mêmes précautions ne sont pas nécessaires quand les Topiques-astringens sont appliqués à titre de résolutifs, de répercussifs sur des parties infiltrées, sur des engorgemens, des tumeurs presque toujours résultant de causes extérieures, comme les entorses, les épanchemens, les ecchymoses, les œdèmes, les brûlures, où ils agissent en favorisant la résorption des liquides épanchés et en affaiblissant la sensibilité et la douleur, tout-à-fait à l'instar de la compression. Leur indication se présente ici toutes les fois qu'on veut atrophier un tissu, et alors leur application doit être énergique et soutenue, comme lorsqu'il s'agit d'arrêter les progrès d'une tumeur anévrismale, etc., etc... Des bains composés avec la décoction ou la solution de substances Toniques-astringentes peuvent trouver leur utilité dans des cas d'ecchymoses scorbutiques et de *purpura hæmorrhagica*, quand l'atonie du tissu tégumentaire se présente comme phénomène dominant dans la maladie. Après tout ce qui précède, il est inutile d'insister sur les propriétés cicatrisantes des applications Toniques-astringentes. Ces propriétés ne se manifesteront qu'envers les plaies et les ulcères dont le défaut de cicatrisation reconnaîtra pour cause l'atonie des tissus ulcérés, le boursoufflement fongueux, la luxuration blafarde, pâle, livide et molle des tissus. Ces applications agiront alors comme le fait la compression, moyen si puissant de cicatriser les ulcères fongueux, variqueux et atoniques.

Mais l'emploi local des Toniques-astringens n'est jamais suivi d'un succès plus prompt et plus évident que contre les hémorrhagies traumatiques ou par exhalation, toutes les fois qu'il est possible de mettre ces substances en contact immédiat avec les parties qui fournissent le sang. Le médicament remplit ici son but thérapeutique au moyen d'un double effet physiologique, savoir, le *strictum*, le froncement imprimé aux extrémités des capillaires divisés ou donnant passage au sang par leurs bouches exhalantes, et la coagulation de la fibrine qui, devenant tout à coup plus plastique par l'action des astringens, s'arrête et adhère de manière à obliter les voies hémorrhagiques.

Les hémorrhagies capillaires traumatiques ne résistent pas à ces moyens. Les hémorrhagies spontanées quoique capillaires y cèdent moins sûrement, parce qu'une cause, un *molimen* que n'atteignent pas les Topiques-astringens, préside à ces hémorrhagies, les entretient et les renouvelle, tandis que, dans les premières, tout consiste dans la lésion physique des petits vaisseaux qui, une fois resserrés et bouchés, n'ont plus hors d'eux-mêmes la raison d'une hémorrhagie.

Les applications locales des Toniques-astringens ont encore d'autres modes d'actions propres à remplir des indications différentes de celles que nous venons de passer en revue. Nous avons dit en effet que de la combinaison de ces substances avec la matière animale résultait sans doute une action anti-septique qui préservait les chairs de la putréfaction, comme on le voit pour les peaux mortes par la combinaison du tannin avec ces tissus. Cette observation est souvent mise à profit dans le pansement des plaies qui tendent à la mortification ou qui fournissent des matières décomposées et septiques. Ainsi on applique avantageusement la poudre des écorces qui contiennent beaucoup de tannin sur les ulcères sordides, gangréneux, sur les plaies compliquées de pourriture d'hôpital, en un mot sur tous les tissus menacés de décomposition et de sphacèle. On agit alors par la propriété *tonique* de ces substances qui, en enlevant aux tissus affectés leur excès d'humidité et réprimant leurs exhubérances fongueuses, supprime des élémens puissans de fermentation putride ; et, par leurs propriétés conservatrices et comme *momifiantes* des matières animales, on agit de plus en neutralisant l'influence délétère des parties frappées d'un commencement de décomposition.

Si maintenant nous passons aux indications thérapeutiques de l'administration intérieure des Toniques-astringens, nous les verrons encore agir par l'intermédiaire des trois genres d'effets physiologiques que nous avons reconnus donner lieu aux effets thérapeutiques attribués à leur emploi topique et immédiat. Ici donc encore ils agiront 1° par leurs effets *toniques* et astrictifs sur la fibre ; 2° par leurs propriétés de coaguler le sang ; 3° par leur vertu anti-putride.

La thérapeutique se sert du premier de ces effets dans les maladies *totius substantiœ* caractérisées par les mêmes altérations des solides, auxquelles tout à l'heure nous opposions les topiques, parce que l'atonie était partielle et siégeait sur des portions du corps accessibles aux applications immédiates des remèdes. Maintenant, ces altérations sont générales, intimes, profondes, et demandent des modificateurs généraux, intimes et profonds qui ne peuvent leur parvenir que par les secondes voies, que mêlés au liquide qui pénètre et recompose toutes les molécules organiqnes. Cette action médiate est beaucoup plus incertaine, bien moins évidente que celle qui s'opère sous le contact immédiat de la substance médicamenteuse avec la fibre relâchée, et on en sent facilement la raison.

Néanmoins, on ne peut nier cette action qui se manifeste surtout très-avantageusement dans la maladie scorbutique. Nous ne discuterons pas ici la question de savoir si ce sont les solides ou les liquides, le sang, qui dans cette grave affection sont primitivement lésés ; cette question d'un haut intérêt pathologique perd de son importance quand on ne l'envisage que du point de vue de l'action thérapeutique des Toniques-astringens. On peut lire à ce sujet d'admirables pages de M. le professeur Broussais, où la chose est traitée, sous le rapport de la doctrine pathologique, avec la force, l'abondance, la richesse de preuves physiologiques et d'observation directe qui distinguent cet illustre écrivain quand il est dans le vrai ; et sous le rapport clinique, on ne saurait rien consulter de mieux que le traité de Lind.

Quoi qu'il en soit, dans le scorbut bien caractérisé, la crase du sang est atténuée ; ce liquide a perdu sa coagulabilité, et ses élémens solides ou solidifiables sont comme dissous dans la partie fluide qui est leur véhicule. Les solides partagent à un haut degré cette disposition. Ils sont atoniques, perméables, friables et se laissent pénétrer et traverser par le sang dans tous les points qui devraient le contenir et lui résister. Les Toniques-astringens s'opposeront donc à cette double altération, et par leur action coagulatrice du sang, et par leur action *tonique* sur la contractilité fibrillaire.

Ce n'est pas ici le lieu de dire que ces moyens employés exclusivement n'auraient sur la constitution scorbutique qu'une influence temporaire et palliative, et que cette influence doit être soutenue et pour ainsi dire alimentée par des moyens qui puissent changer essentiellement le mode de nutrition, médication qui n'est possible qu'à l'aide de matériaux d'assimilation autres et meilleurs. Les Toniques-astringens sont employés pour satisfaire à des indications dominantes et urgentes, et, qu'on nous permette l'expression, *en attendant* des secours plus véritables et plus radicaux, mais d'une action plus lente et quelquefois d'un usage *actuellement* impossible.

Ces indications urgentes se tirent surtout de l'existence d'hémorrhagies qui menacent prochainement la vie, ainsi que du ramollissement et de la friabilité des solides portés au point que les organes principaux qui ont besoin, pour entretenir la vie, d'une action contractile sensible ou insensible, comme le cœur et le cerveau par exemple, finissent par tomber dans une flaccidité et une espèce de *deliquium* qui rendent impossibles leurs fonctions et en même temps l'existence. Il faut par conséquent, pour que des organes ainsi réduits, pour que l'estomac dont les membranes muqueuse et musculaire sont à ce point ramollies et impuissantes, deviennent capables de réagir sur les alimens et les *toniques analeptiques* qu'on leur présentera et qui sont dans ce cas les seuls remèdes curatifs, il faut, disons-nous, que ces organes soient préalablement mis en état de supporter et de digérer de telles substances. Or, cette médication préparatoire aura pour agens les Toniques-astringens qui, en imprimant d'emblée et momentanément aux solides le *sufficiens robur*, la *tonicité*, qui leur manquent, les mettra en rapport avec les toniques analeptiques qui, une fois tolérés et assimilés, renouvelleront fondamentalement le sang et les solides par une bonne nutrition.

Nous devons prévenir, et les plus indispensables notions sur la thérapeutique du scorbut suffisent pour l'apprendre, que les toniques analeptiques qui ont le privilège de réformer la nutrition altérée dans cette maladie sont rarement pris dans la classe des médicamens et des alimens dont nous allons bientôt étudier les indications générales, mais bien dans les alimens végétaux frais, dans les viandes fraîches et jeunes ainsi que dans quelques excitans tirés des crucifères et des acides tempérans du règne végétal, etc., etc.........; car la privation de ces *ingesta* est souvent une des causes principales du scorbut.

Tous les flux exagérés, toutes les hémorrhagies même actives, peuvent être avantageusement combattus par les Toniques-astringens pris à l'intérieur dans le but de produire médiatement sur la fibre un resserrement capable de raidir les tissus, et de les rendre moins perméables aux liquides qui y affluent et s'en échappent pour produire les flux. Il est aussi d'observation que les Toniques-astringens, convenablement étendus d'eau et pris à l'intérieur, exercent une influence sédative sur la grande circulation, diminuent la force et la fréquence des contractions du cœur, tempèrent la chaleur et joignent ainsi à leur action dépressive de la vascularité des tissus l'avantage de modérer en même temps l'énergie de la circulation et d'enrayer de cette façon indirecte la vitalité et la turgescence des parties par lesquelles se font les flux ou les hémorrhagies.

Le choléra asiatique, qui présentait parmi ses accidens graves et dominans une sécrétion exagérée de la membrane muqueuse gastro-intestinale, n'a pas manqué, à cause de ce phénomène qui paraissait un des plus funestes et des plus caractéristiques, de suggérer l'idée de donner des Toniques-astringens dans le but de supprimer cette incoërcible et abondante exhalation. Cette indication semblait la plus pressante, la plus naturelle, la plus radicale, puisque la majorité des praticiens regardait le refroidissement, l'extinction graduelle de la circulation et de la respiration comme le résultat physiologique nécessaire du flux excessif dont le canal alimentaire était le siége. On croyait ainsi remonter à la source du mal et conjurer en la détruisant tout le danger du fléau. Mais si on parvenait dans bien des cas à arrêter les évacuations alvines, la marche des symptômes funestes n'en était que peu ou pas ralentie. La période algide, l'asphyxie, conduisaient de même les malades au tombeau, et on n'avait fait en définitive qu'une misérable médecine du *symptôme*.

Une bien simple observation aurait, ce nous semble, dû

borner la confiance en de pareils moyens ; c'est que, dans le choléra, la gravité des accidens et la rapidité des terminaisons fatales n'étaient guère en raison directe de l'abondance ou de la fréquence des évacuations gastro-intestinales ; c'est que nous avons vu comme tout le monde des choléra *secs*, c'est-à-dire la période algide, l'asphyxie, etc., avec une suppression complète de toute sécrétion, de toute exhalation intestinale ou autre. Les malades débutaient par l'agonie et mouraient sans avoir eu une seule garde-robe ou après quelques selles liquides dix fois moins considérables qu'on n'en remarque dans une foule d'autres maladies qui n'ont avec le choléra aucune ressemblance.

La sidération partait de plus loin ; la vie était immédiatement attaquée dans son expression la plus essentielle, la plus primitive, nous voulons dire dans la calorification organique. Dites-nous un peu si dans les fièvres pernicieuses algides, si dans le frisson *mortel* de quelques fièvres intermittentes, si dans l'émotion foudroyante qui vous glace tout-à-coup, si dans le refroidissement irremédiable causé par la pénétration de certains virus, de certains poisons dans l'économie, ce sont des évacuations quelconques qui vous expliquent de pareils effets ! Non ; mais tout ce qu'on peut dire, c'est que les forces *radicales* du principe vital sont primitivement atteintes ; comment ? pourquoi ? nous l'ignorons, et heureusement nous n'avons pas besoin de le savoir, car nous sommes plus avancés par la reconnaissance de ce fait capital, quoique inexpliqué, que ceux qui se débattent dans des théories chimiques, physiologiques ou anatomiques, toutes plus étroites les unes que les autres et qui ne conduisent qu'à des indications thérapeutiques puisées dans l'observation de symptômes de second ou de troisième ordre.

Il est juste pourtant d'ajouter que nous ne regardons pas comme contr'indiqués les Toniques-astringens pour modérer l'excès des évacuations alvines dans le choléra asiatique, quand ce phénomène prédomine beaucoup, qu'il pourrait augmenter le collapsus général, hâter l'extinction des forces et aggraver pendant la période de réaction ces altérations des facultés digestives et ces phlegmasies interminables qui rendent si difficiles et si graves les convalescences des cholériques. Mais ces médicamens ne remplissent pour nous que des indications secondaires et ne doivent pas dispenser d'obéir aux indications plus capitales qu'il n'est pas de notre sujet d'étudier ici.

Les Toniques-astringens pris à l'intérieur s'opposent aux hémorrhagies autant et encore plus peut-être par la disposition à se coaguler plus facilement qu'ils donnent au sang que par le resserrement fibrillaire qu'ils déterminent dans les tissus. Plus on a perdu de sang par une hémorrhagie, plus, pour ainsi dire, on est condamné à en perdre, parce qu'alors ce liquide s'appauvrit graduellement, que la partie séreuse et non coagulable diminue à tous les instans, et que l'organisme ne possède plus désormais le moyen le plus puissant d'un arrêt spontané de l'hémorrhagie, savoir, la plasticité et la coagulation du sang qui, pour peu que le *nisus hæmorrhagicus* se ralentisse ou se suspende, oblitère solidement tous les couloirs hémorrhagiques. C'est donc un grand bienfait que procurent alors les Toniques-astringens qui, mêlés au sang, en augmentent la coagulabilité, rendent son passage plus lent et plus difficile dans les petits vaisseaux de Boërhaave, et enrayent ainsi son écoulement au dehors.

Nous avons vu plus haut les Toniques-astringens employés topiquement sur les parties menacées de décomposition putride ramener par leurs propriétés anti-septiques la suppuration à des qualités louables et préserver les chairs de la putridité et de la gangrène. Dans les maladies générales caractérisées par une remarquable tendance des fluides et des solides à céder aux lois de la chimie brute, dans ces affections typhoïdes, ces fièvres putrides, pestilentielles, quelle que soit leur place dans la nosologie, mais surtout dans la forme putride des fièvres entéro-mésentériques comme dans tous les états morbides qui sont empreints de ce cachet de putridité, l'administration intérieure des Toniques-astringens a de tout temps été reconnue pour combattre les progrès de la scepticité et s'opposer à la dissolution générale du sang et des solides vivans. On a principalement recours dans ce but à la limonade sulfurique et aux potions légèrement alumineuses. C'est principalement dans la dernière période des maladies typhoïdes (ce mot étant pris dans sa véritable et plus large acception) qu'on met en usage ces moyens; et à cette période ils ont encore l'avantage de relever le ton de l'estomac, de ranimer les fonctions digestives, de modérer le dévoiement et la tendance aux hémorrhagies intestinales qui alors ne sont que trop fréquentes et trop graves. Ils modèrent aussi la fièvre, et tous ces effets ont peut-être plus de part à l'amendement de la maladie que les propriétés *directement* anti-septiques de ces substances, propriétés que nous ne voulons néanmoins pas récuser.

En traitant des effets physiologiques des Toniques-astringens pris à l'intérieur, nous avons signalé les graves altérations des forces digestives, l'arrêt de la nutrition, la suspension des sécrétions, l'amaigrissement, l'atrophie générale qui pouvaient résulter de leur administration imprudente et trop prolongée. Les contr'indications et les inconvéniens de ces remèdes se tirent tout naturellement de pareilles observations. On pourrait néanmoins utiliser ces effets nuisibles en les faisant servir à combattre de graves incommodités qui résultent ou d'un excès de la force assimilatrice de l'organisme, ou plus souvent d'un défaut de proportion entre le mouvement de décomposition alors inactif et le mouvement de décomposition nutritive trop actif. L'obésité ou polysarcie sont produites par ce manque d'équilibre entre les deux puissances qui président à la réparation du corps, et il ne serait sans doute pas impossible de les rétablir dans de plus égales proportions par l'administration prudente et soutenue des Toniques-astringens.

A présent que nous avons examiné d'une manière générale les indications des Toniques-astringens, si nous essayons de déduire de cette étude tous les enseignemens qu'elle peut renfermer pour la pathologie et la thérapeutique générales, nous serons frappés des considérations suivantes que le lecteur saura bien étendre et féconder sans que nous ayons besoin de le faire nous-mêmes.

Les *Toniques-astringens* resserrent, condensent, *tannent* les tissus et en soustraient l'humidité. Une autre classe de médicamens (voyez la deuxième partie du deuxième volume) leur est parfaitement opposée et produit des effets diamétralement contraires : ce sont les remèdes émolliens ou *atoniques* qui relâchent, ramollissent les tissus et les abreuvent d'humidité. Or, supposons pour un instant que les ressources de la thérapeutique soient bornées à ces deux ordres de moyens, les *toniques* proprement dits et les *atoniques* ou émolliens. Quelle pauvreté! Que d'indications thérapeutiques en dehors de celles que sont appelées à remplir ces deux classes d'agens curatifs! C'est-à-dire que ce sont ceux dont la médecine pratique se passerait le plus facilement, et qu'ils ne sont guère qu'adjuvans ou palliatifs lorsqu'on les fait concourir à un traitement. Qu'on remarque bien que nous n'entendons pas parler ici des moyens qui produisent *indirectement* ces deux états opposés, le *strictum* et le *laxum*, mais des moyens qui, comme ceux que nous venons d'étudier, les produisent *immédiatement* et *spécifiquement*. Ainsi, nous ne faisons pas allusion aux émissions sanguines, aux purgatifs, etc., etc., qui déterminent l'*atonie* d'une manière éloignée, ni aux ferrugineux, aux analeptiques, à la gymnastique, etc., etc., qui déterminent la tonicité d'une manière éloignée; car nous pourrions, en procédant de cette façon, ramener toute la thérapeutique à la production définitive de ces deux conditions organiques. Il n'est question que des agens qui les font naître par une influence propre et caractéristique, comme sont encore une fois les *toniques* et les *atoniques*.

La supposition étant ainsi restreinte, qui ne voit que la thérapeutique serait complètement désarmée et impuissante contre les quatre-vingt-dix-neuf centièmes des maladies, et qu'elle ne pourrait prêter de secours réels qu'à quelques affections aux indications véritables desquelles encore elle ne saurait pas toujours répondre ? De quelle stérilité et de quelle fausseté ne seraient pas entachés des systèmes de médecine qui auraient adopté pour base physiologique la dichotomie que nous admettons fictivement, qui auraient fait rouler sur les lésions *simples, pures, uniques* et *essentielles* de ces deux états des solides vivans toute l'étiologie et la pathologie, enfin, logiquement, n'auraient accepté dans la thérapeutique que des moyens *simples, purs, uniques et essentiels dans leur action* (car il est important de s'exprimer ici avec cette minutieuse exactitude), pour resserrer ou relâcher la fibre, que des *Toniques* et des émolliens?

Et cependant c'est dans cette étroite sphère, dans cette thérapeutique mesquine et insuffisante, superficiellement modifiée par les diverses époques médicales, que s'obstinent depuis deux mille ans tous les solidistes exclusifs ! D'Asclépiade à Cœlius Aurelianus, le *strictum* et le *laxum*; plus tard, l'irritabilité en excès ou en défaut, la tension et le relâchement, le spasme et l'atonie, la sthénie ou l'asthénie, la diathèse de *stimulus* et le contro-stimulisme, l'irritation et l'ab-irritation, n'ont fait que changer de formes et de moyens en passant par les systèmes de Glisson, de Baglivi, d'Hoffmann, de Haller, de Cullen, de Brown, de l'école rasorienne et de la doctrine physiologique. Il est vrai de dire que depuis Thémison à M. Broussais il y a eu d'immenses progrès et un agrandissement considérable d'idées qui sont devenues de moins en moins grossières, de plus en plus larges et physiologiques. « Thémison, comme le remarque fort bien l'immortel auteur de l'Examen des Doctrines (*Ext. des Doct.* t. 1, p. 112.), ne calculait point la somme des forces vitales ; il ne s'élevait pas jusqu'à cette abstraction des vitalistes modernes. Il ne voyait que les pores et en général toutes les ouvertures qui se présentent à l'extérieur du corps, etc., etc. »

Mais il n'en reste pas moins certain aussi que tous ces systèmes, dans leur pureté native et pour rester fidèles à leurs principes, sont obligés de rejeter les observations les plus précieuses de la clinique et les agens curatifs les plus nombreux et les mieux éprouvés. Le solidiste exclusif ne doit en effet pas tenir compte de l'altération primitive des liquides, de la marche spéciale que cette condition imprime aux maladies et des modifications qu'elle apporte à la thérapeutique; il faut qu'il rejette la spécificité des maladies et partant les remèdes spécifiques; qu'il n'admette que la voie des sympathies pour expliquer les affections générales, la simultanéité ou la succession des phénomènes morbides; qu'il ne voie que des quantités et jamais des qualités diverses dans les maladies; en un mot qu'il méprise toutes les observations et tous les préceptes si précieux amassés par les médecins qui ont suivi la ligne hippocratique. Aussi, remarquez que les écoles exclusivement solidistes ont pu fournir des hommes d'un grand génie, d'illustres écrivains, mais que ce n'est pas de leur sein que sont sortis ceux qui ont mérité le nom de profonds observateurs, de praticiens consommés, et dont les leçons sont à l'abri des outrages du temps et des systèmes.

De même donc que les moyens thérapeutiques qui n'agissent que sur le solide vivant pour augmenter ou relâcher sa tonicité, n'ont qu'un usage très limité et souvent dangereux, puisqu'ils n'attaquent en général (excepté dans les cas simples que nous avons plus haut distingués avec soin) que la manifestation extérieure de la maladie et laissent la cause ou la condition génératrice avec toute sa puissance morbifique; de même les systèmes de médecine, appuyés sur le solidisme exclusif, sont étroits, insuffisans et dangereux, puisque dans un très-grand nombre de cas ils ne voient et ne combattent que les actes extérieurs ou les symptômes que les solides seuls sont capables d'exprimer et de manifester, et qu'ils laissent alors les principes ou les causes avec toute leur intensité morbifique.

Il est, nous pensons, superflu de donner des preuves de ces assertions; chacun les entrevoit aisément. Ce que nous avons dit des indications et des contr'indications des topiques Toniques-astringens peut mettre sur la voie de ces argumens aussi nombreux qu'incontestables.

TONIQUES ANALEPTIQUES OU RECONSTITUANS.

Cette seconde catégorie de nos Toniques ne renferme que le fer. Si nous y avons accessoirement joint quelques substances alimentaires, telles que la fibrine des animaux à viande noire, ainsi que les bouillons, les extraits, les gelées qu'on en prépare, c'est que ces matières contiennent une grande quantité de principes analeptiques sous un petit volume et que ces principes sont les plus restaurans de toutes les substances alimentaires. Ces propriétés font en outre qu'ils sont souvent prescrits à titre de *remèdes*, et non seulement pour nourrir et réparer le corps, mais pour combattre un certain ordre de phénomènes morbides. Ils sont ainsi les plus puissans succédanés et les meilleurs adjuvans de l'action du seul Tonique analeptique de la matière médicale, du fer.

Nous avons suffisamment insisté, pour n'être pas obligés d'y revenir, sur ce fait, savoir : que les Toniques analeptiques n'ont pas ou très peu d'effets physiologiques, et que lorsque cette action se manifeste, elle n'est pas de nature à expliquer leur action thérapeutique. Il faut donc, pour que l'influence éloignée ou curative de ces agens se développe, que l'organisme se trouve dans un état pathologique quelconque qui reconnaisse pour cause une pénurie, une insuffisance primitives, des élémens réparateurs du sang.

Les maladies qui résultent de ces conditions du liquide nutritif sont nombreuses et surtout très variées. De nos jours elles sont souvent méconnues, si ce n'est lorsqu'elles se présentent avec des symptômes si caractéristiques et qui sont l'expression si naturelle et si frappante de l'anémie ou de l'hydroémie (prédominance anormale de la partie séreuse du sang) qu'il serait impossible de s'y méprendre.

Mais ces cas ne sont pas les seuls où une foule de lésions fonctionnelles prennent leur source dans un défaut d'énergie et de proportion des forces assimilatrices de l'organisme et où les indications principales consistent à donner plus d'activité à ces fonctions au moyen des Toniques-analeptiques. Nous allons nous livrer à cette occasion à quelques considérations physiologiques et pathologiques, indispensables pour bien apprécier les indications thérapeutiques de l'ordre d'agens dont nous nous occupons en ce moment.

Il n'est peut-être pas en physiologie, en pathologie générale, en médecine pratique, de fait plus grand, plus culminant et plus fécond que celui formulé en plusieurs endroits des œuvres d'Hippocrate, et sur lequel ce grand homme revient avec une sorte de complaisance qui prouve combien il en mesurait l'étendue et la profondeur. Quelle portée, quelle forte et lumineuse synthèse dans cette simple observation : SANGUIS MODERATOR NERVORUM ! Comme de suite elle a eu ses fruits, lorsque Hippocrate en a déduit cette conséquence si vraie et si large, qu'on est embarrassé de dire laquelle des deux, de l'observation première ou de la conséquence, est principe ou application, tant l'une et l'autre elles embrassent de faits : FEBRIS SPASMOS SOLVIT ! C'est encore la même loi servant à interpréter d'autres faits, lorsqu'il prononce que le sang est un somnifère, *sanguis somniferus*; que le sang donne de la sagesse (il faut entendre de l'harmonie, de la suite et de la solidité dans les actes intellectuels et moraux), surtout lorsqu'il possède sa densité normale, *sanguis ad sapientiam facit præsertim quum suam habet consuetam concretionem;* qu'au contraire il fait déraisonner lorsqu'il est trop dissous, *sanguis desipere facit quum sit nimis dissolutus, etc. etc......*

Ces propositions capitales dominent toute la pathologie des affections nerveuses, comme nous allons le voir.

N'est-ce pas quelque chose de bien digne de la méditation des physiologistes et de l'attention des praticiens, que cet antagonisme perpétuel entre le sang et les nerfs, entre la prédominance de la force d'assimilation et la prédominance des phénomènes nerveux, antagonisme duquel il résulte que plus e système sanguin, plus la force plastique a de développement et d'activité ; plus le système nerveux et les actes qui en émanent sont fixes, obscurs, réguliers, coordonnés ; que, réciproquement, plus le système nutritif et les phénomènes végétatifs sont pauvres et languissans, plus la quantité du sang est diminuée, plus ce liquide est dépouillé de ses parties organisables, plus aussi les phénomènes nerveux sont mobiles, exaltés, irréguliers et désordonnés ? Mais dans le premier état, ce silence et cette obscurité des forces nerveuses ne sont pas faiblesse et impuissance, car, dans l'organisme comme partout, la force et la puissance naissent de l'harmonie. Dans le second de ces états, l'exaltation et la mobilité ne sont rien moins que le signe de la force et de la puissance, car, dans l'organisme surtout, la faiblesse et l'impuissance naissent du désordre et du défaut d'harmonie.

La connaissance et la thérapeutique des maladies nerveuses seraient bien plus avancées qu'elles ne le sont, si au lieu d'épuiser leur temps et leur science dans des observations puériles et laborieuses (*nugæ difficiles*) sur la texture et l'agencement de la matière nerveuse, dans des hypothèses de fluide nerveux, d'impondérable physiologique, d'électro-vitalisme, de polarité, etc. etc.... les auteurs avaient simplement voulu étudier les lois de ces phénomènes ; si, en commençant par les déclarer inconnues dans leur cause intime, impénétrables dans leur mécanisme, ils avaient admis comme premier fait, comme loi d'observation fondamentale, les données hippocratiques citées plus haut, et s'ils y avaient ramené tous les faits particuliers et subalternes qui relèvent de cette grande loi, en se servant tour-à-tour des observations physiologiques et pathologiques pour éclairer la thérapeutique, puis des résultats de celle-ci pour agrandir et consolider la physiologie médicale et la nosographie !

Et cependant l'observation la plus simple de l'homme sain et malade abonde en faits qui attestent la vérité de cette loi posée par Hippocrate pour la première fois, et il nous faudrait dire pour la dernière, si Sydenham, cet autre Hippocrate, n'avait aperçu dans la nature bien plutôt que dans les œuvres du père de la médecine (qu'il était loin de posséder comme les possédaient la plupart des auteurs contemporains, et qu'il ne cite même pas à ce sujet), mais avec le même esprit que lui, les faits sur lesquels reposent les lois en question. Ces faits, il les a pris pour flambeau dans son petit traité des maladies hystériques qui forme la seconde partie de la lettre à Guillaume Cole (*Sydenh. Op. med., tom.* 1, *p.* 256), chef-d'œuvre admirable d'observation et de médecine pratique, que, malgré l'avis d'un habile écrivain (Dubois d'Amiens, *Hist. philos. de l'hypoch. et de l'hyst.*, p. 370), nous regardons comme un des plus beaux titres de gloire de ce grand observateur. Nous nous enorgueillissons d'être les premiers à reprendre ces idées après Hippocrate et Sydenham. Au sujet de la médication antispasmodique, nous en avons déjà tiré quelque parti, en indiquant d'avance qu'elles nous guideraient dans l'appréciation du traitement radical des maux de nerfs dont les antispasmodiques n'étaient que les palliatifs. Le moment est venu de le faire et de nous efforcer de répandre des notions trop ignorées, qui sont, nous osons le dire, le secret de la thérapeutique des affections spasmodiques ou des névroses.

Ars imitatio naturæ. C'est sur ce principe que repose la médecine d'*observation* ou la médecine hippocratique. Tâchons donc de savoir comment ici la nature s'écarte de son état physiologique, de quelles conditions essentielles dépendait cet état lorsqu'il existait; enfin, par quelles voies, à l'aide de quelles circonstances cette nature rentre dans l'ordre et l'équilibre. Si, après avoir constaté ces choses, nous trouvons que, dans les cas où la nature ne peut d'elle-même se reconstituer, l'art ou la thérapeutique est capable, en imitant les opérations naturelles dont l'observation lui a révélé le mécanisme, de faire ce que l'activité propre de l'organisme sait faire bien souvent, nous aurons signalé les véritables sources des indications curatives d'une classe importante de maladies, et notre tâche sera convenablement remplie.

Nous avons vu qu'il existe dans l'économie un système nerveux qui préside aux fonctions vitales et naturelles (ancienne division des fonctions organiques qui comprend, la première, la respiration et la circulation, parce que ces fonctions sont vitales par excellence, c'est-à-dire immédiatement et actuellement nécessaires au maintien de *la vie*; la seconde, la digestion, tous les actes qui y concourent plus ou moins directement et la génération, parce que *la nature* a mis en nous des instincts qui nous portent invinciblement à l'accomplissement de ces fonctions pour assurer la perpétuité de l'individu et de l'espèce) et qui coordonne entre eux, et avec les fonctions animales, les phénomènes si nombreux qui composent notre existence.

Au commencement de ce chapitre (*page* 305) nous avons déjà précisé les attributions du système nerveux trisplanchnique. Il nous reste à y ajouter, pour l'intelligence de ce qui va suivre, les conséquences physiologiques qui résultent nécessairement de ces attributions. Ce sujet a déjà été touché lorsqu'il s'est agi des spasmes essentiels dans la *Médication antispasmodique*. (*Voyez tom.* 1, *de la page* 85 *à la page* 126, *passim.*) Nous y revenons en deux mots.

Les caractères qu'il nous importe beaucoup de remarquer dans le rôle du grand sympathique sont les suivans : 1° Continuité incessante d'action, car les fonctions *vitales* lui étant immédiatement confiées, il ne saurait suspendre son influence sans que la vie ne s'éteignît à l'instant. 2° Silence parfait d'action, activité muette, concentrée, et dont les phénomènes se passent tout-à-fait à l'insu du centre cérébral. Plus cette action est énergique, régulière et salutaire, plus elle doit être soustraite à la connaissance du cerveau; c'est là le cachet d'une santé robuste et accomplie. 3° Puissance de forcer, de soumettre invinciblement la volonté, et d'obliger l'encéphale à prêter à l'être vivant le système locomoteur, et tous les appareils de relation; fait capital et qui constitue le domaine de l'instinct et des passions. 4° Nullité de l'influence cérébrale sur les phénomènes exclusivement dépendant de l'action de ce système.

Maintenant rappelons que tout ce qui détourne le système nerveux trisplanchnique des fonctions que nous lui avons reconnues produit ce qu'on est convenu d'appeler *maux de nerfs*, *état nerveux*, *spasmes*, avec les caractères sur lesquels nous avons tant insisté et que nous nous sommes efforcés de préciser mieux qu'on ne l'a fait jusqu'ici, dans notre *Médication antispasmodique.*

Nous avons essayé alors (*tom.* 1, *page* 120 *et suiv.*) d'indiquer quelques-unes des conditions qui développent *l'état nerveux*. On peut les résumer sous ces deux chefs généraux : 1° Causes directes qui frappent immédiatement le système nerveux ganglionnaire et l'arrachent pour ainsi dire à ses fonctions naturelles. Au nombre de ces causes sont, en première ligne, les passions, les affections fortes de l'ame ; puis certains principes morbifiques, tels que le goutteux, le rhumatismal, vagues, etc., etc.... Nous n'avons pas à nous occuper de cet ordre de causes. 2° Causes indirectes qui n'atteignent que médiatement le système nerveux ganglionnaire et le font sortir de ses fonctions naturelles en lui enlevant l'objet de ses opérations, c'est-à-dire, les substances recomposantes, les alimens ou le sang. L'innervation viscérale n'ayant plus alors de but, ne trouvant pas à consumer son activité dans un exercice normal et régulier, suscite dans l'économie mille troubles consistant en sensations et en mouvemens vicieux et désordonnés. C'est à ce second ordre de causes, le plus puissant et le plus fécond, que nous devons nous arrêter, parce que nous y trouverons les indications les plus importantes des Toniques analeptiques.

Montrons par des exemples familiers l'état nerveux s'élevant et débordant à mesure que les matériaux d'assimilation décroissent ou s'atténuent, d'abord lorsqu'on les soustrait en masse et soudainement, puis lorsque l'organisme n'en est privé que peu à peu et successivement.

Observez une femme surprise par une abondante hémorrhagie et conduite au tombeau par cet accident. Au bout de quelques instans le cœur battra plus vite, bientôt irréguliègement. Voilà déjà un commencement de spasme. Des anxiétés épigastriques, des nausées, des lipothymies, ne tarderont pas à se faire sentir. L'estomac rejettera ce qu'il contient. Une sécrétion gazeuse distendra les intestins qui seront agités en divers sens par leur mouvement vermiculaire exagéré. La moindre émotion agitera, causera des effets démesurés. Les impressions les plus légères affecteront vivement. Les larmes couleront sans motif. La respiration sera sublime et fréquente, ou lente et suspirieuse, souvent entrecoupée par de grands bâillemens. Bientôt les yeux se tourneront en haut; un sentiment de strangulation saisira la femme, le cou et les bras se tordront, le tronc s'étendra convulsivement, les jambes se fléchiront et une attaque hystérique ou épileptiforme aura lieu. Si la perte de sang continue, les accidens que nous venons de décrire prendront une intensité croissante, les attaques convulsives se rapprocheront et c'est souvent au moment où la quantité de sang indispensable pour le maintien de la vie sera descendue au point que quelques gouttes de plus qui vont être perdues amèneront le dernier soupir, c'est dans ce moment suprême que tous les symptômes se pressent, redoublent, que les contractions musculaires prennent une énergie effrayante, suivie d'une détente générale et subite dont le calme glacé n'est plus interrompu que par quelques soubresauts. Les mâchoires se serrent, le visage grimace, puis après une profonde et dernière inspiration, la femme *expire*.

Ce n'est pas sans dessein que nous avons tracé ce tableau de la mort par hémorrhagie. Pour un observateur, il y a là un haut enseignement thérapeutique dont nous profiterons plus tard.

Mais ce cadavre chaud et palpitant recèle encore des phénomènes et des leçons.

Égorgez un animal vivant. Arrachez-lui brusquement le cœur, les entrailles; le cœur battra hors de la poitrine, les intestins se contracteront, mais l'un et l'autre *à vide* et sans motifs, si nous pouvons ainsi parler. Ces phénomènes sont le *spasme* pris sur le fait, dévoilé dans toute sa vérité, car nous ne saurions plus exactement définir et caractériser les spasmes et les névroses qu'en disant que ce sont des sensations et des mouvemens inutiles, sans but, et par conséquent sans coordination.

Il est donc évident, par ces premiers exemples, que la soustraction rapide du sang livre le système nerveux de la vie organique à une action insolite, irrégulière, à des sensations et des mouvemens illégitimes et sans but, et qu'elle devient ainsi la cause la plus efficace des maux de nerfs, des névroses.

Si le rapport entre la cause et l'effet était toujours aussi manifeste et aussi frappant que dans les cas auxquels nous venons de faire allusion, chacun serait convaincu; il n'y aurait pas d'erreur possible, et la seule thérapeutique raisonnable serait partout adoptée. Mais quand la cause n'est pas sous les yeux matérielle et irrécusable, que les effets seuls apparaissent sous des formes plus ou moins insidieuses et simulant des maladies d'un autre genre, c'est alors qu'il est plus difficile de les rattacher à leur principe commun et véritable, c'est alors que se voient les déviations thérapeutiques, les mécomptes les plus fréquens et les plus fâcheux, surtout depuis le règne de la médecine physiologique et de l'école des anatomo-pathologistes.

Cependant, pour être moins évidente, la nature de la cause n'est pas autre essentiellement, et les indications thérapeutiques restent aussi essentiellement les mêmes.

Pour nous en convaincre, suivons un peu la marche, l'enchaînement et la physionomie des troubles morbides dans des cas moins sensibles que les précédens, puis nous passerons à de plus obscurs où nous aurons à invoquer l'induction, l'analogie, et enfin à ceux où la seule pierre de touche sera dans les effets d'un traitement explorateur, pour fournir une application brillante de l'épigraphe hippocratique de notre livre : *Morborum naturam curationes ostendunt.*

En conduisant ainsi l'esprit successivement d'un fait incontestable à un qui au premier coup-d'œil le paraissait moins, puis à un autre qui semblait d'abord se prêter difficilement à recevoir la même interprétation, mais ne saurait pourtant être séparé des premiers si ceux-ci sont acceptés, ainsi de suite des plus simples aux plus complexes, on arrive bien plus sûrement à produire la lumière et la persuasion.

Rien de si commun que de voir des femmes dont les règles sont trop abondantes ou reviennent plusieurs fois par mois être tourmentées de vapeurs et de maux de nerfs. Ces accidens ne tardent pas à troubler les digestions, à suspendre l'ordre et l'activité des fonctions nutritives. La crase du sang en est encore affaiblie et les ménorrhagies augmentées; de sorte que de cette aggravation indéfinie de la cause par les effets résultent un délabrement et un désordre, une perversion fonctionnelle et une débilité radicale au milieu desquelles il est fort difficile de démêler les indications réelles du traitement. Ce qui ajoute encore à l'obscurité et à l'embarras, c'est que presque toujours quelques phénomènes morbides symptomatiques et secondaires semblent devoir attirer tout l'intérêt et servir de fondemens au diagnostic. L'estomac et ses fonctions fournissent bien souvent l'occasion de pareilles erreurs. On ne veut pas se figurer que le simple état nerveux, que le seul éréthisme de cet organe, sans que sa membrane muqueuse soit le siége de la moindre inflammation, de la moindre lésion appréciable, peut donner lieu à tous les symptômes qu'on est habitué à regarder comme pathognomoniques de la gastrite. La gastrite aiguë *spontanée!* La gastrite *physiologique!* Cette entité moderne avec laquelle on a tant fait la guerre à la vieille ontologie. Qu'on a dû en effet la trouver commune cette maladie! Il est rare, extrêmement rare de rencontrer une femme affectée de maladie chronique qui n'accuse la gastrite et ne se croie obligée en conséquence à la diète lactée, qui ne repousse pas avec une sainte indignation les consommés, les viandes noires et le vin pour lesquels son palais et son estomac sont bien loin d'avoir de la répugnance, si son docteur ne lui avait enjoint de ne pas les digérer.... Voyez à Paris mille femmes dans le monde, et mille femmes vous tiendront ce langage. Cette méprise est donc quelque chose de bien grave et qui mérite qu'on s'y arrête sérieusement. Nous allons le faire dans l'intérêt de la Médication Tonique.

Ce point de la question que nous traitons n'est guère plus relatif aux femmes qui sont jetées dans l'état nerveux par l'habitude des ménorrhagies, qu'il n'est relatif à cet état produit par d'autres causes du même genre et qui indiquent les mêmes erremens thérapeutiques. Nous n'en parlons en premier lieu qu'à cause de son importance et de l'influence que la détermination de cette question capitale doit avoir sur la médecine pratique.

Lorsque l'économie est privée tout à coup d'une grande quantité de sang, les troubles qui résultent de cette déperdition frappent d'abord les fonctions animales. Le cerveau, les sens, le système locomoteur, annoncent les premiers l'insurrection du système nerveux, comme nous l'avons vu plus haut. Puis, si le sujet survit à l'hémorrhagie et que le sang ne soit pas bientôt réintégré dans sa quantité et dans sa crase normales par une bonne nutrition, diverses lésions fonctionnelles des organes abdominaux et thoraciques ne tardent pas à se développer. Mais si la force d'assimilation a été lentement dépouillée de ses matériaux, comme cela se voit dans l'exemple des ménorrhagies que nous avons choisi; surtout si elle l'a été indirectement, comme par une diète inopportune et trop prolongée, par la chlorose, par la cachexie des fièvres intermittentes, ou par le fait d'autres conditions que plus bas nous ne négligerons pas d'apprécier, alors les premiers troubles fonctionnels ont pour théâtre l'estomac et le cœur.

Si, dans ces cas, le cœur et l'estomac donnent les premiers signes de l'état spasmodique, faut-il s'en étonner? N'avons-nous pas eu soin de faire remarquer parmi les caractères de l'innervation trisplanchnique la nécessité d'une activité incessante, et de plus, dans l'état d'équilibre parfait des fonctions qui constitue la santé, n'avons-nous pas noté le silence, l'obscurité, le travail occulte des forces nutritives et l'ignorance absolue où doit rester le *sensorium*, à l'égard de ces opérations vitales? Or, l'action nerveuse qui préside à ces opérations ne pouvant être suspendue, sans que la vie elle-même ne s'arrête dans son cours, cette action s'exerce continuellement malgré la diminution et l'insuffisance des matériaux réparateurs qu'elle a pour objet d'élaborer. Mais du moment qu'elle ne peut plus s'employer à sa destination normale, du moment qu'elle n'a plus pour l'absorber et la régulariser la série des opérations préparatoires de la nutrition, elle donne lieu aux phénomènes pathologiques les plus variés, lesquels sont perçus par le centre sensible et constituent ces sensations et ces mouvemens anormaux, c'est-à-dire *inutiles et sans motifs*, qui sont pour nous les spasmes et les névroses.

L'estomac, ou plutôt le centre épigastrique, ce *sensorium commune* du sens vital, suivant la belle pensée de Grimaud, est le foyer d'où s'élèvent le plus de spasmes, de douleurs, de troubles fonctionnels. Ce centre est aux fonctions vitales et naturelles ce que le cerveau est aux fonctions de relation. Il est, pour ainsi dire, chargé de résumer et d'exprimer le malaise et la souffrance des autres viscères. Ainsi, dans l'état physiologique, c'est de lui que naît la sensation de la faim, c'est lui qui transmet au *sensorium* le sentiment de ce besoin essentiel, besoin qui n'est pourtant particulier à aucun organe spécialement, dont tous sont en souffrance, mais qu'un seul a le privilége d'exprimer. Voilà donc ce viscère, dont les actes devaient toujours s'accomplir à l'insu du *moi*, qui, maintenant que l'économie éprouve une disette de ses matériaux réparateurs, entre le premier en *éréthisme*. Ce mot *éréthisme* a besoin d'être défini; car la plupart des personnes l'emploient indifféremment à la place des mots irritation, excitation, orgasme, excès d'action, force, etc.... L'*éréthisme*, c'est la susceptibilité morbide que contracte un organe, par suite de la privation ou de l'insuffisance de ses stimulus physiologiques ou naturels. C'est le signe le plus certain de la faiblesse. Or, les stimulans physiologiques de l'estomac, ce sont les alimens; le stimulant physiologique de tout l'organisme et du système circulatoire, du cœur, en particulier, c'est le sang. Une diète intempestive jette l'estomac dans un état d'éréthisme. Si vous joignez à cela l'anémie, l'hydroémie, toute l'économie partagera cet éréthisme. De plus, l'estomac, le centre épigastrique, en tant que *sensorium commune* du sens vital, ressentira et réfléchira la souffrance générale, et il n'y aura pas de sensations anormales et douloureuses, de phénomènes dynamiques insolites, dont il ne puisse être le siége. Si parmi ces phénomènes prédominent, comme cela est si commun, la douleur à l'épigastre augmentée par la pression, les pesanteurs, les crampes, la souffrance de ce viscère après le repas; si surtout ces accidens sont accompagnés de palpitations, de céphalalgie, d'oppression; à plus forte raison si le malade y perçoit un sentiment de chaleur, d'irritation brûlante, s'il a des rapports nidoreux et alimentaires, etc... n'en doutez pas: le mot *gastrite* sera prononcé; les mots *sangsues*, *diète*, *eau de gomme*, *laitage*, *bouillon de poulet*, etc., le suivront, comme l'ombre le corps; et qu'arrivera-t-il? Que la malade (car ce sont presque toujours des femmes), un instant soulagée, ne tardera pas à être tourmentée de désordres généraux et d'éréthisme local plus considérables; que le lait lui-même passera plus difficilement, puisque c'est la loi de l'éréthisme que plus la soustraction du stimulus normal est grande, plus la faiblesse augmente, ainsi que la susceptibilité; la plus légère pression de l'épigastre pourra déterminer des convulsions, des pleurs et la perte de connaissance. Tout cela confirmera le diagnostic; on croira que la gastrite a fait des progrès, malgré le traitement antiphlogistique, et on trouvera, dans cette circonstance, une nouvelle indication pour y insister avec plus d'activité. Ainsi de suite, pendant des années, comme nous l'avons vu malheureusement trop souvent.

Nous n'écrivons pas un traité de pathologie. Pourtant, quand il nous paraît indispensable, pour l'intelligence des indications d'une médication et dans un but thérapeutique, d'appeler à notre aide la symptomatologie et la science du diagnostic différentiel, nous n'hésitons pas à le faire. C'est pourquoi nous allons indiquer les caractères qui doivent servir à ne pas confondre deux états morbides diamétralement opposés, et dont les traitemens respectifs sont si contradictoires.

Et d'abord, une *gastrite* assez intense, assez aiguë pour produire la douleur et tous les accidens de l'éréthisme ou de la névrose dont nous parlons, n'aurait pas duré quelques jours, qu'elle aurait perforé, ulcéré, réduit en bouillie, désorganisé enfin la membrane muqueuse de l'estomac, déterminé une péritonite, etc.... Or, l'état dont il est question n'a aucune influence *par lui-même* sur la nutrition. Il n'est non plus jamais funeste *par lui-même*.

D'un autre côté, depuis bien long-temps, nous cherchons dans les hôpitaux et ailleurs *la gastrite spontanée aiguë*, et jusqu'ici nos recherches les plus consciencieuses sont sans résultat; jusqu'ici cette maladie, si bien décrite par la doctrine physiologique, est pour nous une chimère, un être de raison. Nous avons observé la gastrite aiguë produite par le contact ou l'ingestion des substances vénéneuses, des acides, des alcalis concentrés, de l'alcool, etc., etc..., celle qui survient quelquefois à la suite d'une indigestion ou d'un repas trop stimulant, et qui est si éphémère, qui se calme en deux ou trois jours par l'abstinence; mais, nous le répétons, jamais, indépendamment des conditions étiologiques précédentes, il ne nous a été donné de rencontrer une maladie consistant uniquement et primitivement dans l'inflammation aiguë de la membrane muqueuse gastrique. Remarquons en outre que les seules gastrites aiguës observables en dehors des empoisonnemens par les substances irritantes sont celles qu'on pourrait appeler *gastrites crapuleuses* (*gastritis à crapulâ* de quelques nosologistes) et que ce n'est guère que les hommes qui en sont affectés; cependant nous avons vu que les femmes spécialement sont les sujets des névroses gastriques qu'on prend si communément pour des phlegmasies.

Ce qui précède pourrait nous dispenser de poursuivre le diagnostic différentiel.

Ajoutons néanmoins qu'il faut se défier de la sensibilité excessive de l'épigastre à la pression. Cette exquise sensibilité n'appartient guère à la gastrite. Si on interroge scrupuleusement les femmes sur ce genre de sensation, elles finissent par avouer qu'il n'a rien d'analogue avec la douleur que fait percevoir la pression sur une partie enflammée. C'est plutôt une anxiété pénible, un spasme, un malaise indéfinissable qu'on provoque, qu'une douleur organique proprement dite. Cette pression leur cause un sentiment d'oppression, de cardialgie, de défaillance assez semblable à celui qui saisit la même région sous l'influence soudaine d'une émotion pénible, d'une surprise, d'une frayeur, vives, etc.... Et puis il est une autre affection de l'estomac qui s'observe indépendamment de cet état d'éréthisme et qui donne lieu à d'atroces douleurs épigastriques, c'est la gastralgie qui n'est pas non plus une gastrite. Combien d'individus, en outre, qui physiologiquement et l'estomac étant dans les plus parfaites conditions de santé, ne peuvent supporter sans grande souffrance la plus légère pression de l'épigastre!

L'état dont nous parlons ne produit que très exceptionnellement des vomissemens. Or, la gastrite aiguë en est constamment accompagnée. Mais dans ces derniers temps, plusieurs médecins, sceptiques et minutieux observateurs, ont dit, appuyés sur les nécropsies et les faits les plus exacts en apparence, que l'état de la langue n'avait aucun rapport avec l'état de l'estomac; que l'inflammation de cet organe n'était pas plus annoncée que toute autre maladie par la rougeur et la sécheresse de la langue, etc... Cette erreur insigne a été une des causes les plus puissantes qui aient empêché les médecins de revenir de leur aveuglement. En effet, dans les cas que nous nous efforçons de séparer des phlegmasies gastriques, la langue est humide, rose, large; elle a en un mot tous les caractères de l'état sain. Mais comme des auteurs qui font autorité ont répété à l'envi et de par l'observation que la gastrite pouvait très-bien coïncider avec une langue rose et humide, on s'est cru obligé de ne tenir aucun compte de ce signe et on a été ainsi privé d'un caractère séméiologique fort important. Nous nous croyons en droit d'affirmer que l'aspect de la langue traduit fidèlement l'état de l'estomac.

Le sentiment de chaleur, d'ardeur brûlante, d'irritation, n'a aucune valeur, en l'absence d'autres signes, pour caractériser la gastrite. On sait qu'un organe dont l'innervation est troublée peut, en l'absence de toute cause matérielle, de tout stimulus sur-ajouté, de tout état organique, reproduire comme par hallucination les sensations qui dans l'état sain ne résultent que de l'application de certaines causes, de certains agens spéciaux. La peau donne le sentiment de la brûlure et de la démangeaison en l'absence de tout agent capable de déterminer ces sensations ; l'estomac donne le sentiment de la faim et de la satiété indépendamment du besoin des alimens et de la réplétion, etc...

Nous ne ferons pas ressortir l'insignifiance, pour indiquer la gastrite, des difficultés de la digestion, des pesanteurs, des rapports nidoreux, etc... Ces dérangemens sont l'effet de tout état de l'estomac capable de troubler et d'empêcher les fonctions de ce viscère. Or, il n'est plus personne qui pense que la gastrite seule soit dans le cas de nuire à la digestion. Nous en dirons autant des palpitations et de la céphalalgie qui accompagnent le travail de l'estomac et n'appartiennent pas exclusivement à la gastrite.

Mais c'est surtout d'après les circonstances étiologiques, l'état général, les effets des divers traitemens, etc..., qu'il faut établir le diagnostic.

Ce qui devra toujours servir puissamment à distinguer les névroses, les débilités nerveuses, l'éréthisme (soit de l'estomac, soit de tout autre organe ou de l'économie entière), des maladies inflammatoires, c'est que, dans celles-ci, les fonctions, les actes sont enrayés, enchaînés ; les manifestations vitales abolies, prostrées, dans la stupeur, l'impuissance, l'immobilité ;

tandis que, dans les premières, tous ces phénomènes sont exaltés, exagérés, mobiles, s'éveillent à la moindre occasion, suscitent en un mot des sensations et des mouvemens dont est incapable une partie frappée d'inflammation.

Ainsi, pour ce qui regarde l'estomac, dans l'état d'éréthisme dont il s'agit, il donne souvent la sensation d'une faim extraordinaire et que rien ne satisfait Jamais pareille sensation ne s'observera dans la gastrite qui s'accompagne au contraire d'un dégoût et d'une anorexie absolus. C'est là un signe distinctif de la plus haute importance.

Quand les organes circulatoires et le cœur principalement ne sont plus en rapport qu'avec un sang qui ne les excite pas au degré nécessaire pour régler et contenir leurs mouvemens, de suite les palpitations, les étouffemens, les spasmes thoraciques, la fréquence et la fausse énergie des battemens du cœur, les lésions irrégulières de la température, souvent enfin une véritable fièvre erratique, lente nerveuse, annoncent l'éréthisme de ce système.

Bientôt l'appareil de la reproduction prend le dessus et les accidens hystériques les plus incroyablement variés troublent l'existence de la femme. Le système nerveux de la vie animale partage bientôt l'éréthisme qui est alors général, et les impressions, les sensations, les occupations intellectuelles les plus simples, les moins fatigantes, excèdent et impatientent le cerveau et les sens.

Si, après avoir montré les effets sur le système nerveux des pertes de sang rapides et lentes, nous voulions examiner ce qui arrive, non plus quand on soustrait le sang, mais les alimens dont il est formé; si nous voulions dérouler le hideux tableau de la mort par inanition, nous serions obligés d'écrire toute la nosologie des affections nerveuses, car cet état les permet toutes et les suscite en foule.

Mais arrivons à la chlorose qui offre le type de la cause et des effets que nous étudions pour en connaître les moyens curatifs.

Dans cette maladie, à l'époque de la puberté, le plus ordinairement, sans qu'aucune évacuation de sang, accidentelle ou artificielle, ait eu lieu, sans que l'alimentation ait été insuffisante par qualité ou par quantité, sans qu'aucune circonstance hygiénique défavorable ait pu nuire à une bonne assimilation, les forces qui président à cette fonction languissent, les principaux viscères tombent dans l'inertie, le sang s'appauvrit, perd sa plasticité et sa rutilance par la diminution considérable de sa fibrine et de son cruor. Alors la débilité et l'éréthisme les plus effrayans se répandent sur tous les appareils, et les malades présentent souvent le tableau synoptique ou successif de toutes les affections nerveuses et névralgiques réelles et possibles.

Quelle est donc la puissance altérante qui a pu réduire le sang à n'être plus qu'une abondante sérosité servant de véhicule à quelques globules flasques, pâles et sans affinité vitale? Quelle cause, quel bouleversement ont ainsi suspendu le mouvement de composition et de décomposition organiques? Car dans la chlorose, ces mouvemens sont suspendus. Un sang abondant circule en vain dans toute l'économie; ce sang ne fertilise rien, il ne donne rien, il n'enlève rien. Les actes végétatifs sont enrayés. La chimie vivante est frappée d'inertie. Il n'y a plus dans l'organisme que des phénomènes nerveux, et encore des phénomènes nerveux pervertis.

Cette question n'est pas de pure curiosité. Sa solution doit avoir une grande influence sur la manière de diriger le traitement prophylactique de la chlorose, et surtout le traitement des premiers dérangemens qui ouvrent la marche de cette affection.

Un appareil qui pendant quinze ans n'avait donné aucun signe de vie, parce que jusque là il avait été inutile à l'existence et au rôle physiologiques de la femme, cet appareil s'éveille tout-à-coup pour devenir bientôt le centre de nouvelles fonctions qui exigent une somme de vitalité telle et tellement spéciale, qu'il semble qu'un être nouveau soit désormais ajouté au premier être (*uterus*, *animal in animale*), le dirige et le maîtrise au point de caractériser la femme, de la faire ce qu'elle est, suivant l'expression si bien sentie de Van-Helmont, qui disait aussi que l'utérus était comme un étranger dans l'économie, et qu'il ne dépendait d'elle que par la nutrition, *peregrini hospitis instar*, *à corpore non nisi alimentaliter dependens*; tandis qu'elle, au contraire, obéissait à sa domination, *mero regiminis imperio*, *totam regit mulierem*; qu'il entraînait la femme, comme la lune conduit les eaux de la mer, *perindè atque luna solo adspectu aquis præsidet, eò quòd uteri vita atque potestas toti imperet mulieri.*

Or, il est des femmes chez lesquelles cet empire des organes reproducteurs s'établit facilement, sans résistance, sans lutte, sans troubles. Chez elles, cette époque s'est depuis longtemps graduellement préparée; la puberté, la menstruation, l'aptitude à la fécondation, le nouvel être enfin, se développent à leur insu et continuent dans la suite à régir doucement l'organisme. Celles-là ne sont guère ni chlorotiques ni hystériques, à moins que plus tard des causes éventuelles ne déterminent ces deux états. Chez d'autres, au contraire, l'époque de la puberté est le signal des plus violentes perturbations. L'établissement des fonctions utérines rencontre les obstacles les plus extrêmes. C'est alors surtout que ce système commande à tout l'organisme; car la vitalité abandonne les autres appareils. Les systèmes digestif, respiratoire, circulatoire, sécréteur, sont privés d'une grande partie de leur influx nerveux au profit des organes de la génération; et tandis que chez les jeunes filles qu'épargnent les pâles couleurs cette concentration première et momentanée du système entier des forces vers l'utérus est bientôt suivie d'une surabondance et d'une expansion rayonnantes de vie générale, chez celles qu'atteint la chlorose, cette compensation ne se fait pas, et l'utérus, centre de tant d'efforts, languit lui-même et ne peut entrer en possession de ses importantes attributions; il ne rend pas l'influence dont il dépouille les autres organes.

Si l'on trouvait que nous sommes bien téméraires de présenter aussi affirmativement une théorie de la chlorose, nous répondrions que nous ne supposons rien, que nous ne hasardons rien; mais qu'en suivant exactement la marche de la maladie, la subordination des phénomènes, leur filiation naturelle, sans explication aucune, on voit que les choses se passent comme si ce que nous avons dit était. Or c'est là le caractère d'une bonne théorie.

Ainsi, deux grands faits sont à considérer dans l'étude de la chlorose et dans l'intérêt de son traitement, quoique généralement, et dans l'école de Paris maintenant, il ne soit attaché d'importance qu'à l'un de ces faits. On enseigne effectivement que la chlorose consiste *essentiellement* dans la diminution considérable des élémens fibrineux et cruorique du sang et dans l'augmentation disproportionnée de la partie séreuse de ce fluide; toute bonne médication devant avoir pour objet d'en réhabiliter la composition physiologique. Ce n'est là qu'une moitié de vérité; car avec cette opinion, il n'y a chlorose que lorsque l'hydrohémie est bien caractérisée : il semble que la maladie ne commence qu'à dater de ce moment, de cette période, qui n'est pourtant qu'un effet qu'on aurait pu prévenir avec d'autres idées.

Serait-ce la dénomination de *chlorose* (χλωρος, *jaune*, *verdâtre*) qui bornerait la vue des observateurs et les empêcherait de ne reconnaître la maladie que quand elle a fait descendre le sang des jeunes filles aux conditions de celui des animaux à sang froid? Il vaudrait bien mieux alors appeler cette affection, comme Morton, *phthisie nerveuse*, qualification pleine de sens pathologique et d'indications thérapeutiques. C'est que vraiment la chlorose est consommée lorsque se manifestent la pâleur verdâtre de la peau, la décoloration des membranes muqueuses. Cet état extérieur ne laisse aucun mérite au diagnostic, et annonce surtout que le médecin a déjà perdu bien du temps.

La chlorose arrivée à ce point a été de long-temps précédée par cette suspension d'action des principaux viscères et des forces altérantes qui ont été comme paralysés, comme plongés dans une torpeur, un engourdissement semblables à ceux dont les mêmes fonctions sont frappées chez les animaux dormeurs pendant leur hibernation, avec cette différence que des désordres de l'innervation à l'infini se sont développés à mesure que les phénomènes de la nutrition perdaient leur activité, à mesure que le sang était dépouillé de ses élémens organisables, cela suivant la loi que nous avons établie précédemment. Ajoutons que ces désordres nerveux sont encore accrus dans ce cas par l'influence naissante des organes génitaux; influence si puissante, qu'elle cause et caractérise à elle seule les névroses principales de la femme.

Pour nous résumer sur cet important sujet et mettre en saillie les phases de la chlorose les plus propres à suggérer de justes indications thérapeutiques, nous considérerons dans cette maladie trois époques se succédant nécessairement par des rapports de causes à effets.

Première époque ou époque d'altération. — L'action des appareils viscéraux se ralentit et s'éteint presque. La force d'assimilation est comme suspendue. Le cœur et l'estomac, par les sensations et les mouvemens anormaux dont ils sont le siége, témoignent déjà leur éréthisme et leur faiblesse. La pauvreté et la liquidité du sang ne peuvent pas encore être accusées de cet état de langueur et de ces accidens nerveux, qui au contraire précèdent et produisent l'anémie et l'hydrohémie. Cette première époque pendant laquelle le sang s'altère, nous voulons dire s'appauvrit, peut durer très-long-temps sans que la décoloration des tégumens révèle la chlorose aux yeux de tout le monde.

Cependant l'inertie des forces assimilatrices, l'éréthisme et la perversion de l'innervation viscérale qui en sont la conséquence nécessaire, n'ont pas été sans influence sur la composition du sang. Lui aussi a fini par perdre de sa vitalité, par se dépouiller insensiblement de ses élémens organisables, et dès ce moment la jeune fille a eu les *pâles couleurs*.

Deuxième époque, ou chlorose confirmée. — C'est alors seulement qu'en général on reconnaît la maladie. L'hydrohémie, qui est le résultat de la période précédente, devient cause à son tour, et produit sur tout l'organisme les effets que nous avons vu dépendre des pertes lentes de sang ou de l'appauvrissement graduel de ce liquide ; et cette indéfinie aggravation de la cause par l'effet amène tôt ou tard la troisième époque, si les fonctions utérines ne parviennent pas à s'établir parfaitement et à replacer les facultés vitales dans leur équilibre et leur puissance.

Troisième époque ou cachexie chlorotique. — Un éréthisme excessif du système circulatoire produit une fièvre nerveuse rémittente ou continue qui consume l'organisme, et c'est alors qu'on peut dire que cet organisme ne consiste plus véritablement qu'en un système nerveux horriblement exaspéré. La vie ne s'entretient que par une suite d'impressions qui toutes sont des spasmes ou des douleurs. Les agens naturels de l'hygiène n'exercent leur influence la plus douce qu'en provoquant des désordres incessans de la contractilité ou de la sensibilité. L'économie tout entière n'est plus qu'un sens pour la souffrance, l'anxiété ou le malaise général. Cet être, auquel a comme survécu un système nerveux inutile, peut s'éteindre ou par épuisement ou au milieu de flux colliquatifs et de phlegmasies des principaux organes, telles que celles qu'on voit survenir chez les individus qui se laissent mourir de faim ou qui succombent aux diverses espèces de fièvres hectiques nerveuses.

A présent, nous avons à faire une remarque de la plus haute importance.

Il arrive dans bien des cas que la maladie dont nous venons de retrouver les phases principales n'offre pas du tout les caractères extérieurs qui seuls signalent la seconde époque indiquée sous le nom de *chlorose confirmée*. Ainsi, il est des jeunes personnes chez lesquelles il n'y a jamais pâleur, chez lesquelles la chlorose ne se voit qu'avec les yeux de l'esprit et n'en existe pourtant pas moins. Quand nous disons que dans ces cas la chlorose ne se voit que par induction, nous voulons faire entendre que le teint seul se conserve et peut en imposer : car si on examine le sang des règles (des chlorotiques en grand nombre sont réglées), celui qui est quelquefois extrait par la lancette ou les sangsues, on lui trouve les caractères du sang chlorotique que nous n'avons pas besoin de décrire.

Les illusions, les erreurs déplorables, les faux traitemens qu'entraîne l'ignorance de ce fait beaucoup plus commun qu'on ne le croit, sont vraiment incalculables.

La circonstance d'une puberté indécise ou retardée, la similitude des phénomènes observés avec ceux qui accompagnent la chlorose confirmée, la mélancolie de la malade, la dépravation de ses goûts, la bizarrerie de son caractère, et surtout l'aspect du sang des règles ou de celui qu'on peut se procurer par une légère piqûre, le bruit de souffle du cœur, la passivité et la flaccidité des parois de cet organe perçues par l'auscultation ; les divers bruits de ronflement, de diable, de sifflement des artères, etc., etc..., pourront fournir des élémens suffisans de diagnostic, indépendamment de la teinte chlorotique des tégumens.

Mais si la circonstance qui vient d'être signalée peut engendrer tant d'erreurs, que sera-ce chez les femmes que leur âge, la régularité de leurs fonctions utérines, une apparence de bonne santé du reste, mettent en général à l'abri de la chlorose, et qui n'ont pas souffert d'évacuations sanguines capables d'affaiblir l'organisme et de susciter des troubles du système nerveux ?

Il est bien certain néanmoins que la plupart des maux de nerfs des femmes adultes, que la forme d'hystérie que, dans notre *Médication antispasmodique*, nous avons appelée *vapeurs hystériques*, hystérie indécise, non convulsive, et que presque tous les spasmes dont l'*aura* s'élève de la région epigastrique et cardiaque, que toutes ces tourmentes nerveuses dont est agitée la période utérine de la vie des femmes, sont très-souvent dues à l'inactivité de la force d'assimilation et à la pénurie du sang.

Ici encore quelques développemens et quelques distinctions deviennent indispensables.

Sydenham a dit, avec une raison et un sens médical qu'on ne saurait trop admirer, que la chlorose était à ses yeux, et de la manière la moins douteuse, une espèce d'affection hystérique ;... *chlorosin sivè febrim albam quam quidem speciem esse affectionis hystericæ nullus dubito....*

Il ne serait ni moins juste ni moins pratique d'avancer que l'hystérie est une espèce de chlorose.

On se rappelle qu'en traitant de la Médication antispasmodique nous avons admis deux formes principales d'hystérie (*tome* 1, *page* 103 *et suiv.*), c'est-à-dire de maladie nerveuse à foyer utérin. L'une est caractérisée par des attaques convulsives. Dans les ouvrages modernes, dans les épreuves et tous les actes publics préparatoires au doctorat, dans les cliniques, etc..., il n'est guère fait mention que de cette forme. Aussi, de quoi s'occupe-t-on le plus quand on en traite ? Des signes différentiels plus ou moins certains qui la distinguent de l'épilepsie.

Nous avons dit, d'après Sydenham et notre propre observation, que l'hystérie convulsive affectait principalement les femmes fortes, vigoureuses, le moins sujettes aux *maux de nerfs; temperamento ut plurimùm plus quàm solet sanguineo*, les femmes d'une constitution comme virile ; *habitu corporis ad viragines accedente*. Cette forme est la moins intéressante à étudier sous le rapport thérapeutique. On a vu (*loc cit.*) combien peu elle est modifiable par les agens de la matière médicale que nous avons considérés comme de puissans palliatifs des spasmes. Ceux que nous examinons maintenant à titre de remèdes radicaux ont encore dans ce cas bien moins d'influence. Peut-être même auraient-ils des effets nuisibles, ou tout au moins nuls. C'est dans une dépense active et continuelle des forces musculaires, dans des travaux du corps et une gymnastique variée, dans la fatigue des exercices auxquels la femme de la société se soustrait trop en général, qu'il faut chercher le véritable traitement de cette hystérie convulsive ; car on ne l'observe guère chez les femmes de la campagne, chez toutes celles que leur position oblige aux occupations viriles, et qui, comme le dit Sydenham, mènent une vie dure et laborieuse, *quæ laboribus assuetæ, durè vitam tolerant.*

Les femmes de cette classe sont la plupart à l'abri et de l'hystérie convulsive et de l'hystérie vaporeuse ; de la première, parce que l'innervation rachidienne s'écoule incessamment pour des actes physiologiques, et que la fatigue consécutive exclut les convulsions et appelle le sommeil qui en est la solution la plus efficace ; la seconde, parce que les exercices du corps nécessitent, dans les fonctions de la vie végétative, dans la digestion, la circulation, l'hématose et l'assimilation, une activité et une plénitude qui sont le garant de la stabilité et du calme du système nerveux.

Ceci nous conduit à la question qui nous intéresse et au développement de cette proposition de Sydenham dont nous avons renversé les termes, savoir que les maux de nerfs des femmes, l'hystérie vaporeuse, sont une espèce de chlorose, ou, pour parler plus exactement, un éréthisme *spécial* du système nerveux produit par la débilité et l'insuffisance des opérations nutritives, désormais impuissantes à tonifier et à réfréner ce système.

Cet état se développe et existe de deux manières qui ne donnent néanmoins pas lieu à des résultats pathologiques différens et ne changent rien à la nature des indications thérapeutiques.

Il arrive en effet ou, que par suite d'un tempérament naturellement débile, d'un état du sang constitutionnellement pauvre ou accidentellement appauvri, d'une atonie et d'une imperfection des actes nutritifs congénitales ou acquises, le système nerveux utérin entre dans un éréthisme et une prédominance partagés bientôt par le système nerveux en général ; ou bien que cette prédominance est primitive, soit qu'elle ait toujours existé, soit qu'elle ait été développée par des causes directes comme les passions et tout ce qui agit immédiatement sur l'innervation. Dans ce dernier cas, on voit survenir ce que nous avons signalé dans la période de la chlorose que nous avons appelée *altérante*, c'est-à-dire que les autres appareils sont frustrés de leur vitalité à des degrés différens, que les désordres nerveux commencent à naître, que les fonctions assimilatrices languissent et que le résultat de ces fonctions, l'hématose et l'assimilation, devenues insuffisantes et inactives, font tomber et maintiennent la femme dans un état de chlorose douteux, non consommé, mais qui s'oppose à ce que le système nerveux recouvre sa stabilité et le calme puissant de ses mouvemens.

Ici apparaît la raison pour laquelle les femmes sujettes aux attaques d'hystérie, à la forme convulsive et intermittente de cette maladie, sont en général robustes et douées d'une constitution souvent florissante, tandis que celles qui sont tourmentées par les spasmes et les maux de nerfs hystériques offrent une constitution et une santé en général faibles et languissantes. C'est que chez les premières la nutrition ne peut être enrayée ni affaiblie par quelques attaques séparées par de longs intervalles et qui ne portent que sur l'axe cérébro-spinal et ses dépendances ; c'est que chez les autres l'état nerveux existe presque continuellement, affecte surtout le système trisplanchnique où il se joue de mille manières pour distraire ce système de ses influences naturelles et régulières, et amener ainsi la cachexie hystérique, comme nous l'avons déjà signalé (*tome* 1, *page* 106), et comme Sydenham l'a formellement énoncé dans un long passage qu'on peut lire à l'endroit de notre premier volume que nous venons d'indiquer et auquel nous renvoyons de nouveau.

Si on demandait maintenant pourquoi chez les femmes dont la constitution est forte, le système musculaire bien développé, l'hystérie revêt les symptômes convulsifs et épileptiformes ; et chez les femmes débiles, grêles et dont le système locomoteur est sans énergie, pourquoi elle revêt la forme spasmodique, vaporeuse, et ces infinies aberrations dans la sensibilité et le mode de réaction des appareils intérieurs qui constituent l'état nerveux, nous pourrions répondre que la vigueur et l'activité des muscles de relation dans l'une appellent pour ainsi dire la convulsion, que l'exubérance d'innervation produite pendant l'attaque est naturellement épuisée par l'excès d'action de l'appareil le plus puissant, que les mouvemens pathologiques y sont déterminés par l'habitude des mouvemens physiologiques, etc., etc....; tandis que chez l'autre les phénomènes hystériques rencontrant un organisme trop faible, trop délicat, ne vont pas, si on peut parler de la sorte, jusqu'à pouvoir réagir sur les centres nerveux de la vie animale, et au lieu de s'accomplir définitivement et de se juger, comme dans tous les organismes forts, par un développement subit, abondant et impétueux de mouvemens extérieurs, affectent indéfiniment et sans s'épuiser tout le système nerveux et y suscitent des troubles qui, pour n'être pas violens et rapides, n'en sont que plus fâcheux et d'une durée plus incalculable et plus désespérante. M. le professeur Broussais est un des hommes qui aient le mieux compris et le mieux exprimé cette nécessité qu'il y a pour les affections nerveuses de durer indéfiniment ou de se juger par des crises violentes de mouvemens, c'est-à-dire par des convulsions.

Ces dernières considérations mises à part, on voit, comme nous avons eu soin de le dire, que les maux de nerfs hystériques qui caractérisent la seconde forme admise par nous fournissent les mêmes indications thérapeutiques, savoir la réhabilitation des actes végétatifs de l'économie, quelle que soit d'ailleurs la manière dont aient été produits ces maux de nerfs.

Toutes les affections organiques qui nuisent à l'exécution des fonctions nutritives et atténuent la crase du sang ne produisent pourtant pas les spasmes hystériques, comme lorsque ces conditions ne reconnaissent pas pour cause des altérations graves des tissus. Il semble que dans ce cas la lésion organique joue le rôle d'un dérivatif puissant, d'un exutoire, qui, comme toutes les opérations de la force altérante, s'oppose au libre développement des accidens nerveux; et cette remarque peut encore servir à confirmer nos principes généraux.

La preuve de ce fait est fournie par ce qui arrive pendant et après les maladies aiguës dont le traitement a nécessité des évacuations répétées, puis une longue et absolue diète. — Tant que le malade reste sous l'influence d'inflammations graves, par exemple d'une fièvre vive, etc..., l'état nerveux se tait; on ne le soupçonne pas. Mais que les lésions inflammatoires se dissipent, que la fièvre s'éteigne, que la convalescence se prononce, et qu'une bonne alimentation soit trop long-temps différée, on verra les spasmes s'élever, l'hystérie, qui peut-être avait été jusque là inconnue à la femme, dérouler la variété inépuisable de ses symptômes, jusqu'à ce qu'une véritable fièvre alimentaire, une fièvre physiologique, soit venue remplacer l'éréthisme par la force et mettre un frein à l'exaspération du système nerveux.

L'homme n'est sujet ni à l'hystérie ni à la chlorose, bien qu'il ne soit pas à l'abri des maux de nerfs et de l'anémie. Mais si chez lui le second de ces états exige le secours des Toniques analeptiques, faut-il en conclure que le premier offre les mêmes indications, comme nous avons vu chez la femme la chlorose et les maux de nerfs hystériques dus en général aux mêmes conditions morbides se confondre dans les mêmes bases de traitement? Non, assurément.

L'anémie est toujours déterminée chez l'homme ou par des évacuations immodérées, ou par l'insuffisance, l'altération, ou la privation plus ou moins complète de ses toniques physiologiques, tels que sont les alimens, l'air et la lumière; ou bien encore par les lésions organiques qui durent depuis long-temps et ont enrayé les fonctions digestives ou hématosiques; telles sont principalement les graves altérations de tissu des poumons, du foie, ou d'une portion quelconque du tube digestif, de l'estomac en particulier, etc.....

Mais que cette anémie ressemble peu à cette autre espèce du même état pathologique que chez la femme on appelle *chlorose!* Dans celle-ci, la pauvreté du sang n'est qu'un élément secondaire de la maladie, tandis que dans l'anémie de l'homme, comme dans celle de la femme qui a cessé d'être soumise à l'empire de l'innervation utérine, cet élément est tout. Il n'y a rien avant lui, sinon ses causes immédiates *qui n'en font pas partie*. Chez la femme, au contraire, depuis la puberté jusqu'à l'âge de retour inclusivement, les maux de nerfs hystériques sont inséparables de *l'anémie chlorotique*, soit en tant que causes, soit en tant qu'effets.

Il est loin d'en être ainsi pour l'homme.

De même que toutes les affections nerveuses de la femme peuvent être plus ou moins immédiatement rattachées à un même fond pathologique, l'hystérie; de même, chez l'homme, toutes les affections nerveuses (nous en exceptons celles que dans notre premier volume, *pages* 92 et 93, nous avons éliminées de la classe des spasmes essentiels) nous semblent devoir être groupées autour de l'hypochondrie. Et aussitôt il faut que nous ajoutions que pour partager cette opinion il est indispensable de ne pas confondre *l'hypochondrie proprement dite et la monomanie hypochondriaque*, comme cela a été fait avec toutes les conséquences erronées qui en découlent par M. Dubois (d'Amiens) dans son histoire philosophique de l'hypochondrie et de l'hystérie.

Le système nerveux de l'appareil digestif et de ses annexes, chez l'homme, est à l'hypochondrie proprement dite, ce que le système nerveux de l'appareil génital de la femme est à l'hystérie. Si le centre pensant souffre dans la première de ces affections de si affreux retentissemens, c'est que, premièrement, les portions de système nerveux qui vivifient l'appareil digestif et ses annexes semblent présider aux passions tristes, ce que se réunissent pour nous apprendre de mille manières la physiologie et la pathologie; qu'ensuite, l'anatomie nous enseigne les rapports *immédiats* que le cerveau entretient au moyen de la paire vague avec les nerfs ganglionnaires qui se distribuent en si grande quantité aux organes qui concourent à la digestion, etc., etc....

Quant à la monomanie hypochondriaque si fâcheusement confondue avec cette hypochondrie vraie que nous venons de caractériser, c'est une vésanie pure et simple, une sorte d'hallucination, qui, au lieu d'avoir pour objet des êtres extérieurs, s'exerce sur l'organisme même de celui qui en est atteint et lui fait voir en lui des maux qui sont le fruit de son cerveau malade et qui n'ont aucune existence réelle dans la partie à laquelle il les rapporte. C'est à cette espèce de fous qu'appartiennent ceux qu'on appelle dans le monde *les malades imaginaires* et qui ne le sont pourtant pas, car leur *sensorium* n'est que trop malade. On veut dire seulement que les mille et un dérangemens qu'ils accusent n'existent pas plus hors de leur *imagination* que n'existent autour de l'halluciné les objets de ses visions, de ses auditions fantastiques. Mais, encore une fois, l'hypochondrie proprement dite a un siége, un *aura* viscéral bien réel, aussi réel que celui de l'hystérie, quoiqu'il en diffère tant par son foyer que par les modes de réaction qu'il suscite ; par son foyer, qui est l'appareil reproducteur ; par les symptômes qu'il développe dans les deux formes que nous avons indiquées, lesquels symptômes sont ou bien les spasmes les plus variés ou bien des attaques convulsives. Les premiers, pour le dire en passant, nous paraissent produits par la diffusion plus ou moins partielle ou générale de *l'aura* utérin à des portions ou à la totalité du système nerveux trisplanchnique ; les secondes, indépendamment de cela, sont le résultat de la propagation de *l'aura* à la moelle épinière par les nerfs sacrés que *le cordon rachidien envoie directement aux organes génitaux de la femme.*

Pour rentrer dans notre sujet et en finir avec cette question, sachons que si l'anémie de l'homme peut quelquefois, comme nous l'avons observé, produire des spasmes hypochondriaques qui guériront avec leur cause sous l'influence d'une Médication tonique-analeptique, les spasmes hypochondriaques à leur tour ne produisent pas (comme cela se voit pour les spasmes hystériques relativement à la chlorose) l'anémie, et n'obéissent pas à la médication dont nous étudions les lois; que lors même qu'ils la produiraient, ce qui est fort rare, les Toniques analeptiques seraient loin de recevoir une application aussi utile que dans la maladie analogue chez la femme.

En commençant ces considérations (*page* 340), nous nous sommes proposés d'arriver à la connaissance des lois de la Médication Tonique-analeptique en passant par trois études subordonnées l'une à l'autre. Nous venons de nous livrer à la première, qui consistait à savoir *comment*, le plus souvent, dans la production des maux de nerfs, *la nature s'écarte de son état physiologique.* Nous allons maintenant essayer de résoudre simultanément les deux autres à cause de leur mutuelle dépendance.

Il s'agit de savoir *de quelles conditions résultait cet état physiologique, lorsqu'il existait; et à l'aide de quelles circonstances la nature rentre dans l'ordre et l'équilibre.* C'est de cette étude toute hippocratique que nous tirerons les règles thérapeutiques les plus solides.

Nous l'avons déjà dit avec Hippocrate, et nous ne saurions trop le redire : *le sang est le calmant des nerfs.* Sydenham a parfaitement compris et fécondé cette vérité. Il en a fait la pensée dominante de sa précieuse dissertation sur l'hystérie. Toutes ses idées sur la nature prochaine de cette maladie, toutes les indications thérapeutiques fondamentales qui jaillissaient sur ce sujet de son expérience si vaste et si éclairée, en sont fidèlement empreintes.

Ce grand médecin raconte (*Syd. op. méd.* t. 1, p. 264), avec l'expression de véracité et de candeur inimitables qu'on lui connaît, comment, appelé un jour près d'un certain malade que son médecin ordinaire, à cause de la véhémence de la fièvre, avait dû saigner et évacuer plusieurs fois et de plus obliger à une diète ténue, il déclara que les accidens nerveux singuliers pour lesquels on le consultait ne faisaient pas partie de la maladie antérieure ; que la convalescence était commencée, et les symptômes observés uniquement produits par le besoin d'alimens. Ce diagnostic établi, le traitement s'offrait de lui-même : *ac proindè*, dit-il en terminant, *suadebam ut pullum gallinaceum assum in prandium juberet parari*, *et simul vinum modicè hauriret; quo facto et carnibus deinceps moderatè vescens, nunquàm deinceps fletum hunc convulsivum passus est.*

C'est dans le sang que se régénèrent les *esprits animaux*, pour parler comme Sydenham. Cela veut dire que le sang fournit au système nerveux les matériaux de cette substance albumineuse qui, réunie en masses ou disposée en cordons, constitue les centres nerveux ou leurs prolongemens, les nerfs. Les résultats immatériels de l'action de ces organes donnant lieu aux phénomènes du mouvement, de la sensibilité et de l'intelligence, voilà les *esprits animaux*, expression métaphorique dont on n'a pas plus le droit de se moquer que du *fluide nerveux* ou de l'*innervation*, ou de l'*électricité vitale*, dernière dénomination surtout qui a l'inconvénient d'être une hypothèse, tandis que celle de Sydenham et le mot *innervation* ont l'avantage d'exprimer tout simplement un fait reconnu sans courir le risque d'y ajouter une erreur.

Lorsque ce système nerveux ne peut plus puiser dans un sang suffisamment réparateur le principe de l'innervation qu'il perd incessamment par tous les actes vitaux, il tombe dans l'*éréthisme*, et alors il n'est plus en rapport avec ses stimulans physiologiques qui sont sans exception toutes les causes internes et externes qui agissent sur l'homme. De là des désordres incalculables dans l'innervation. Aucune impression n'est sentie comme elle devrait l'être, aucun mouvement, aucune réaction ne s'accomplit régulièrement, fructueusement. Nul acte de sentiment ou de mouvement ne remplit son but physiologique. De là les spasmes ; car nous avons défini ces phénomènes pathologiques des sensations et des mouvemens involontaires inutiles et sans but. *Quùm enim utrisque* (*hystericis et hypochondriacis*) *desit ea spirituum firmitas quæ in robustioribus atque iis quorum facultates* JUGI SPIRITUUM VEGETORUM SUBSIDIO ACTUANTUR, *semper invenitur, impressiones rerum minùs gratarum nequeunt perferre, sed vel irâ vel dolore subitò perciti, perindè sunt irritabiles, etc...*

Après avoir énuméré les causes déterminantes des maux de nerfs hystériques, le même Sydenham, à qui nous empruntons ces phrases, dit encore, lorsqu'il aborde la recherche des causes prochaines : *Cujus quidem αταξιας origo atque* CAUSA ANTECEDENS *est debilior dictorum spirituum crasis, sivè nativa ea fuerit, sivè adventitia; undè quà vis προφασει dissipatu, faciles sunt et eorumdem systema nullo ferè negotio dirimitur.* Et parmi les causes éventuelles (*adventitiæ*) de cet état les plus puissantes, il signale la soustraction des alimens et les évacuations sanguines : *quùm è diverso, non alia causa ità constanter pariat hujus modi affectus, ac solent dictæ evacuationes.*

Dans l'économie animale, les fonctions végétatives, les actes de composition et de décomposition nutritives, sont les plus importans, les plus absolus, ceux dont l'exercice exige le plus de calme, de repos, et la nature semble l'indiquer en soustrayant leur accomplissement à la connaissance du *moi*, en les exécutant dans un silence, une obscurité, qui sont les garans de la plénitude et de la régularité de leurs opérations.

De tout temps il a été reconnu que cette vie intérieure, cachée, végétative, absorbait, enchaînait la vie extérieure, les manifestations vives, mobiles, instables et exagérées du sentiment, du mouvement et de l'intelligence desquelles résulte, dans l'état physiologique, le tempérament dit *nerveux*. La matière domine, étouffe l'esprit, la digestion tue la pensée, etc., etc... Telles sont les expressions sous lesquelles ce fait est communément reconnu.

Dans l'état pathologique on le retrouve à chaque pas. Jamais on n'observe moins de phénomènes nerveux que lorsque l'organisme est travaillé par une fièvre, une inflammation un peu profonde, et ces deux actes cardinaux de la pathologie, la fièvre et l'inflammation, appartiennent parexcellence aux fonctions de nutrition, de végétation intime. Ainsi des phénomènes nerveux essentiels existant, si une fièvre sanguine survient, ils sont calmés. De même que si un fébricitant, par quelque cause que ce soit, pourvu qu'elle agisse directement sur le système nerveux de manière à réveiller un état spasmodique essentiel, vient à être en proie à des accidens nerveux du genre de ceux que nous étudions, la fièvre cesse, mais souvent avec un grand danger, et cela pour des raisons que ce n'est pas ici le lieu de développer et dont la recherche nous conduirait trop loin. C'est l'observation de ce fait capital qui a inspiré cet admirable passage des Coaques : *convulsionem sanat exorta febris acuta quæ prius non fuit; quòd si prius fuerit, exacerbata. Quin etiam prodest urinam fluere albumineam, alvum ferri et somnos inire;* et cet autre aphorisme : *febrem convulsioni supervenire meliùs est quàm convulsionem febri.* En effet la fièvre et l'inflammation vraies sont comme la circulation et la nutrition, des phénomènes réguliers, des opérations synergiques qui marchent à un but, attestent l'harmonie des forces, et qui tant qu'elles s'exercent, excluent l'irrégularité, l'incohérence, le défaut de tendance finale.

Il n'est personne qui n'ait remarqué les curieuses et importantes différences qu'offre le système nerveux chez un individu depuis long-temps à jeun ou soumis à une diète sévère et prolongée et le même individu ayant convenablement et suivant ses forces satisfait au besoin de l'alimentation.

Si c'est un homme, pour nous éviter une interminable description d'accidens nerveux, qu'il nous suffise d'indiquer qu'on observera chez lui, dans l'état d'inanition, la plupart des symptômes qui caractérisent l'hypochondrie proprement dite. Que si c'est une femme, on verra surgir successivement les accidens variés et sans fin que nous avons attribués à l'hystérie vaporeuse; puis, après une bonne réparation alimentaire, du moment qu'un sang nutritif et suffisamment analeptique aura tonifié le système nerveux, on verra reparaître la fixité et le calme des actes qui en émanent. La tristesse, la pusillanimité, les angoisses, la misantropie, l'égoïsme, *hypochondriaques*, auront fait place à la gaîté, à la confiance, au bien-être général, à l'expansion vitale, à la philantropie de l'homme *sanguin*; les troubles, la mobilité nerveuse, les étouffemens, les palpitations, les pleurs, les réfrigérations, les douleurs, les spasmes hystériques, en un mot, seront remplacés par la stabilité, la consistance, la force et l'harmonie fonctionelles de la femme robuste et active des campagnes.

Voilà de quelle manière et sous quel point de vue, on peut et on doit rapprocher, comme l'a fait Sydenham, l'hypochondrie de l'hystérie, dire avec lui que l'hypochondrie est l'hystérie de l'homme et réciproquement : *si affectiones hypochondriacas vulgò dictas cùm mulierum hystericarum symptomatîs conferamus, vix ovum ovo similius, quàm sunt utrobiquè phœnomena, deprehendemus* (*Loc. cit. p.* 256); puis plus loin (*V. p.* 259),.... *eorum affectuum quos in fœminis hystericos, in maribus hypochondriacos appellandos censemus.*

Si Sydenham, tout en signalant ces frappantes analogies, n'était pas allé jusqu'à confondre et à identifier ces deux maladies, et si sa réserve habituelle ne l'avait peut être empêché de leur assigner à chacune des foyers différens dans le système nerveux de l'homme et de la femme, différence de foyers qui jette entre elles toute la distance étiologique, symptomatique et thérapeutique qui les sépare, il aurait laissé peu de chose à faire sur la question de la nature prochaine et du traitement de ces affections, de l'hystérie principalement.

C'est donc dans une proportion naturelle entre le système nerveux d'une part et de l'autre le système sanguin et les forces assimilatrices, dans un équilibre entre ces deux systèmes dont les puissances relatives sont déterminées par la constitution primordiale de chacun ; c'est dans cette mesure physiologique, disons-nous, que réside la condition qui assure l'absence des maux de nerfs.

Si cet équilibre est rompu aux dépens du système nutritif, nous avons assez dit les troubles de l'innervation qui se développent. Si au contraire il est rompu aux dépens du système nerveux, les fonctions de ce système sont comme étouffées, stupéfiées, frappées de lenteur, d'impuissance et d'un véritable narcotisme. L'animal repu s'endort. L'homme qui doué par la nature d'une grande énergie des fonctions digestives, hématosiques et assimilatrices, s'abandonne sans réserve et au delà du besoin aux penchans grossiers que met en lui une telle organisation, se rapproche honteusement de l'animal. Il est lourd, endormi, sans vivacité, sans aptitude à l'action, d'une sensibilité obtuse, d'une intelligence épaisse, pénible et bornée. Les passions, les sentimens violens d'amour et de haine, de joie ou de tristesse ont peu de prise sur lui. Il est tout *fibrine*. Son système nerveux sommeille toujours. *Sanguis somniferus*.

Combien de fois n'avons-nous pas vu l'insomnie de certains convalescens, des rêvasseries, du délire même (*delirium inane, vacuum*) céder à un bouillon, à un tonique alimentaire quelconque? Le besoin de dormir souvent insurmontable que presque tous les hommes éprouvent après le repas est une preuve évidente de l'influence calmante et même stupéfiante du sang sur le système nerveux.

Sydenham a parfaitement senti et exprimé cette nécessité de l'équilibre entre le sang et les nerfs pour l'absence des névroses. Voici comment il s'exprime à ce sujet : *Illud enim est animadvertendum; quod non nuda spirituum debilitas per se considerata, sed eorumdem debilitas ad sanguinis statum comparatorum ἀταξίας quàm patiuntur causa sit. Fieri enim potest, ut infanti spiritus satis firmi robustique sint prò sanguinis ratione, qui tamen debitam ad sanguinem adulti hominis proportionem non teneant. Jàm verò, quùm ex jugi lactis usu et diætâ, quantumvis illa sit cruda et invalida, sanguis mollior et tenerior evadat, si spiritus ab eo nati, sanguini pares tantùm sint, satis benè se res habet.*

Répondons maintenant à la troisième et dernière partie du

problème posé (*voyez plus haut, p.* 340), et pour terminer ce qui regarde spécialement la Médication Tonique-analeptique, examinons, *après avoir constaté les choses qui précèdent, si dans les cas où la nature ne peut d'elle-même se reconstituer, l'art ou la thérapeutique est capable, en imitant les opérations naturelles dont l'observation lui a révélé le mécanisme, de faire ce que l'activité propre de l'organisme sait faire bien souvent.*

Les cas où la nature a besoin que l'art vienne à son secours pour rétablir la proportion physiologique entre le système nerveux et la force d'assimilation sont malheureusement trop nombreux. Les moyens que la thérapeutique possède pour atteindre ce résultat sont, comme nous l'avons déjà dit, les Toniques-analeptiques *dont le mode d'action caractéristique consiste à rendre immédiatement au sang les principes organisables et réparateurs qui lui manquent.* (*Voyez plus haut, page* 304.)

Ils peuvent être séparés en deux classes. Dans la première serait placé le seul Tonique-analeptique de la matière médicale, le fer. La seconde comprendrait ceux que fournit l'hygiène et qui devraient se subdiviser en directs et en indirects, ceux-là tirés des *ingesta* très-riches en principes nutritifs et donnant beaucoup de matière assimilable sous un petit volume; ceux-ci, empruntés aux *acta*, aux *circumfusa* et *applicata*, embrassant l'exercice convenable du corps ou la gymnastique, l'influence de l'air et les bains frais.

Les agens hygiéniques contenus dans cette dernière subdivision ne se prêtent pas à la définition que nous avons donnée des Toniques-analeptiques; car ils ne rendent pas *immédiatement* au sang ses élémens réparateurs; mais ils sont pour les Toniques-analeptiques véritables de si puissans auxiliaires, ils favorisent tellement les actes végétatifs et régularisent si évidemment les fonctions organiques, qu'on ne peut se dispenser de signaler leur concours. De plus, à eux seuls, ils sont quelquefois appelés à remplir les indications de la Médication Tonique-analeptique, comme nous le ferons voir dans un instant.

Préparations martiales. Sydenham, après avoir (*Loc. cit.*)

exposé les symptômes des affections hystériques, émis son opinion sur leurs causes prochaines et éloignées, passe au traitement dont il pose ainsi les bases dans un passage que nous avons déjà cité dans notre premier volume (*Médic. antispas. p.* 124) mais qui trouve ici trop bien sa place pour que nous ne devions pas le reproduire :

Ex omnibus quæ nos hactenus congessimus abundè mihi constare videtur, præcipuam in hoc morbo indicationem curativam eam esse, quæ sanguinis (qui spirituum fons et origo est) corroborationem indigitat ; quo facto spiritus invigorati, eum servare possint tenorem qui et totius corporis et singularum partium œconomiæ competit.

Et pour satisfaire à cette indication fondamentale, à quel agent a-t-il recours ? Aux préparations martiales.... *Ad sanguinem confortandum et proindè etiam spiritus ex eo prognatos, remedium aliquod martiale seu chalybeatum ad dies triginta præscribo assumendum, quod non aliud certius hîc votis respondet.*

Nous n'avons pas besoin après ce qui précède et surtout après avoir spécifié au chapitre de ce volume qui traite du fer les usages thérapeutiques de cet agent précieux, nous n'avons pas besoin d'insister davantage sur son importance, son mode d'action, etc.... dans le traitement de la chlorose, des maux de nerfs et des autres affections qui réclament son emploi. Notre objet maintenant n'est plus en effet d'énumérer, de particulariser, d'entrer dans ces détails d'application, mais seulement de remonter aux sources des indications générales ; de montrer par quelle série de moyens on peut y satisfaire, suivant quel mécanisme, d'après quelles lois on y parvient ; de confier des principes au raisonnement après avoir placé des faits dans la mémoire ; en un mot, d'offrir aux lecteurs la philosophie de ces faits.

Quant aux contr'indications générales du fer dans les maladies qui sont en rapport thérapeutique avec cet agent, il n'est guère possible d'établir à leur égard des principes un peu absolus. Dans la chlorose, par exemple, le diagnostic une fois bien motivé, il est rare que les préparations martiales échouent, bien plus rare encore qu'elles soient nuisibles. Leur intolérance n'est presque jamais que passagère et finit toujours par être vaincue, et c'est au médecin qu'il appartient de l'assurer en faisant un choix judicieux des préparations et des formules les plus appropriées à l'état particulier de la femme, en ménageant habilement les doses, en confiant l'ingestion du médicament aux surfaces qui le supporteront le plus patiemment, en coupant le cours du traitement par des jours intercalaires de repos et en associant le remède à des intermèdes correctifs ou auxiliaires, etc., etc...

Il faut surtout être en garde contre les trompeuses contr'indications que pourrait *à priori* suggérer l'état de l'estomac et des menstrues.

M. le professeur Broussais a dit (*Ext. des doctr.*, *tome* 4, *p.* 564) : « On nous parle beaucoup des succès du fer dans la chlorose : fort bien, comme tout autre tonique si l'estomac languit par anémie ; fort mal, si les règles sont retenues par une irritation viscérale. Il faut donc toujours en juger par l'irritation, c'est-à-dire, par les solides. »

Comment se peut-il qu'un homme de l'expérience et du poids de M. Broussais prétende que, administrer tel ou tel tonique, est dans le traitement de la chlorose chose indifférente ? Quoi ! un tonique quelconque, le quinquina ou le fer, la gentiane ou le fer, l'écorce de chêne ou le fer, le colombo ou le fer, guérissent également la chlorose, et si on prescrit si généralement le fer, ce ne serait que par routine, par tradition, par un vieux reste de préjugé alchimique, qui voudrait qu'on opposât le fer à la chlorose, parce que le fer c'est la force, la dureté, c'est Mars ; et que la chlorose, c'est la débilité, la mollesse, c'est l'énervation féminine.

C'est plutôt que les solidistes exclusifs ont toujours en horreur des spécifiques et surtout des remèdes qui passent pour agir immédiatement sur les liquides avant de faire ressentir leur influence sur les solides. Or, il est difficile de refuser ce mode d'action aux préparations chalybées.

Quand on sait, d'une part, que le sang des chlorotiques contient une proportion de fer beaucoup moins considérable que celui des femmes vigoureuses, que d'un autre côté on ne peut douter de l'absorption des substances ferrugineuses, de leur présence plus abondante dans le sang pendant le traitement, et du retour graduel des forces et de la santé à mesure que ce sang devient plus vermeil et plus fibrineux, il est vraiment impossible de méconnaître un rapport de cause à effet entre des faits si capitaux.

M. Broussais ne voit dans l'action du fer qu'une influence tonique portée par ce médicament sur l'estomac, puis s'irradiant à toute l'économie, soit par voie de sympathie, soit par la réhabilitation des fonctions digestives capables alors de préparer un bon chyle, et conséquemment un sang plus nutritif.

Cette opinion est spécieuse et d'autant plus vraisemblable que dans les vertus antichlorotiques du fer il n'est pas impossible, il est même probable que quelque chose de pareil a lieu. Mais nous sommes justement portés à penser que ce mode d'influence n'est que secondaire et que les effets les plus puissans, les plus spécifiques, se font directement sentir sur la crase du sang, comme nous l'avons déjà plusieurs fois professé. Bien des preuves en faveur de cette opinion peuvent être fournies, et entre autres celle-ci : que la guérison de la chlorose est très bien obtenue par l'usage, en lavemens et en bains, de préparations martiales solubles. Et puis ce tonique, quoi qu'en dise M. Broussais, ne saurait être remplacé par un autre dans les cas en question.

Nous convenons bien que les amers sont d'utiles adjuvans des remèdes chalybés ; que quelquefois même ces amers, le quinquina en poudre ou en teinture, par exemple, administré avec une alimentation analeptique secondée par une bonne gymnastique, ont compté d'incontestables guérisons : oui, de même que la camomille, la salicine, le café, l'absinthe, etc.... ont mis fin à bien des fièvres intermittentes; que les sudorifiques, le *cura famis*, etc.... ont suffi à la cure de syphilis bien caractérisées, sans qu'on soit en droit d'en conclure que le quinquina et le mercure peuvent être indifféremment remplacés par la salicine et la salsepareille.

Il est tout naturel de penser aussi que si d'autres toniques pouvaient être substitués indifféremment au fer dans le traitement de la chlorose, réciproquement le fer pourrait remplacer ces autres toniques dans la thérapeutique des affections qui les réclament; et pourtant l'expérience a prouvé le contraire; car les affections adynamiques, malignes, dans lesquelles l'administration du quinquina rencontre souvent une si expresse indication, ne retireraient pas le même avantage de l'emploi du fer; loin de là, elles en seraient sans doute aggravées.

Le passage de M. le professeur Broussais que nous avons rapporté plus haut renferme encore un principe sur lequel il est important de s'entendre pour ne pas se forger de vains motifs de contr'indications à l'emploi du fer dans la chlorose. « Fort bien, dit-il, si l'estomac languit par anémie; fort mal, si les règles sont retenues par une irritation viscérale. »

Ce principe adopté, et l'irritation étant entendue comme l'entend l'école du Val-de-Grace, nous défions un praticien d'oser jamais prescrire le fer dans la chlorose.

Essayez d'interroger une chlorotique avec l'intention de lui appliquer la doctrine de l'*irritation*. A la seconde question, vous aurez déjà rejeté bien loin l'idée des remèdes martiaux, car les foyers d'*irritation* vont de toutes parts vous intimider et vous commander l'abstinence scrupuleuse de tout tonique. Qu'est-ce en effet que l'*irritation*? On répond que c'est l'exaltation morbide des propriétés vitales d'une partie. Il n'est pas de notre sujet de combattre ici les vices de cette définition et de signaler tout ce qu'elle laisse de vague, d'arbitraire, et par conséquent d'insignifiant. Nous devons seulement dire qu'en la prenant pour guide dans l'appréciation des symptômes de la chlorose, à l'examen de chaque appareil, de chaque fonction, on criera à l'irritation, parce qu'on n'en trouvera pour ainsi dire aucune dont les propriétés vitales ne semblent pathologiquement exaltées, ce dont on jugera soit par des exaltations de la sensibilité qui surgissent de tous les points et de l'estomac en particulier, soit par des dérangemens fonctionnels qui paraîtront attester un surcroît d'activité de l'appareil, etc... Et si quelques fonctions présentent des signes de langueur, d'inertie, *d'abirritation*, on n'y verra que le résultat d'une révulsion produite par l'irritation des autres parties d'après cette proposition qui est un des pivots de la doctrine : « L'exaltation d'un ou de plusieurs systèmes organiques, d'un ou de plusieurs appareils, détermine toujours la langueur de quelque autre système ou appareil. »

Aussi M. Broussais ajoute-t-il en vertu de cette proposition : « Fort mal, si les règles sont retenues par une irritation viscérale. » Le médecin imbu des principes qui précèdent ne sera jamais embarrassé pour trouver une et même plusieurs de ces irritations viscérales qui retiennent les règles, et il repoussera les toniques qui n'ont de *succès* que lorsque *l'estomac languit par anémie.*

On se rappelle ce que nous avons dit plus haut des fameuses gastrites chez les chlorotiques et les femmes nerveuses, des sensations pathologiques et des troubles fonctionnels que l'inertie des forces assimilatrices accumulait vers l'estomac, et loin que ces prétendus signes d'irritation et d'inflammation doivent faire renoncer à l'usage des préparations chalybées, ils devront au contraire en fournir l'indication plus formelle.

Nous avons insisté suffisamment sur ce point, au chapitre où nous avons spécialement traité du fer, que la chlorose n'était pas due à l'aménorrhée, puisque beaucoup de chlorotiques sont réglées et surabondamment réglées. Nous avons dit que quand il y avait aménorrhée, le fer la faisait cesser en guérissant la chlorose dont elle n'était qu'un accident, et que quand il y avait ménorrhagie, le fer la modérait par sa puissance hémostatique. On ne peut concevoir en effet un hémostatique plus puissant, et cette vertu, il la doit à la faculté dont il jouit à un si haut degré, de faire prédominer dans le sang la fibrine et le cruor, de lui rendre par conséquent les propriétés nutritives et stimulantes dont il était dépouillé. Or, par les premières, il devient moins ténu, moins fluide, plus coagulable, plus consistant, et traverse plus difficilement les vaisseaux exhalans; par les secondes, il détermine la tonicité des tissus qui en se resserrant, en acquérant de l'orgasme et de la contractilité, le font plus énergiquement circuler sans permettre son épanchement passif à l'extérieur.

Pour nous résumer et formuler le plus substantiellement possible les indications générales des remèdes martiaux, il nous paraît juste et pratique de dire qu'ils sont principalement utiles dans les états morbides essentiellement et actuellement caractérisés par une inertie et une déviation profonde de la force d'assimilation avec appauvrissement du sang et tous les accidens qui en résultent, lorsque ces états se sont produits lentement et ont tellement perverti les fonctions digestives, hématosiques et altérantes, que ces fonctions *sont incapables de faire subir aux alimens les élaborations successives qu'exige la nutrition et qu'il faut porter immédiatement dans les secondes voies des principes reconstituans.*

Si on veut se rappeler ce que nous avons dit plus haut (page 353), on verra que cette conclusion est simplement déduite de l'observation des faits les plus importans et les plus caractéristiques de la chlorose.

Alimentation substantielle. Gymnastique. Bains frais. — Ces agens de l'hygiène sont, comme nous l'avons déjà dit, des auxiliaires puissans des préparations ferrugineuses dans le traitement de la chlorose et des maux de nerfs hystériques. Nous devons maintenant en deux mots montrer les raisons qui en recommandent quelquefois l'emploi exclusif et comme moyens curatifs principaux.

Les médicamens ferrugineux, avons-nous dit plus haut, conviennent surtout dans les maladies où le sang a perdu lentement, et par une perversion graduelle des fonctions viscérales, ses qualités excitantes et plastiques, toutes les fois enfin que les actes préparatoires de la chimie vivante ne s'exercent plus et ne réagissent plus fructueusement sur les alimens de manière à en former des principes assimilables, comme cela se voit dans la chlorose.

Les toniques alimentaires, au contraire, sont efficaces lorsque les fonctions assimilatrices, lorsque le sang, sont depuis peu de temps frappés d'inertie et de pauvreté, comme à la suite et dans la convalescence des maladies aiguës fébriles qui ont exigé un travail actif et rapide des forces altérantes, une période de coction longue et puissante, surtout chez les enfans et les adultes vigoureux.

Il faut garder une diète sévère tant que les forces altérantes de l'économie ont à exécuter un travail pathologique nécessaire. Introduire alors des alimens serait vouloir de ces forces un surcroît d'action nutritive, qui enrayerait ou les élaborations pathologiques, ou les élaborations réparatrices. C'est ce qui a fait dire à Hippocrate dans ses aphorismes (*le* 10me *de la sect.* 2me) : *Impura corpora quò magis nutriveris, èo magis lædes.*

Le travail morbide altérant une fois consommé, la diète nuit; elle engendre la débilité et les maux de nerfs, ce qu'elle ne fait pas tant que les forces de la chimie vivante sont occupées à digérer et à mûrir des produits pathologiques.

Dans les maladies humorales, la diète est donc bien plus nécessaire que dans les maladies nerveuses; et ce qui prouve combien les actes qui appartiennent aux forces altérantes de l'organisme sont exclusifs des phénomènes nerveux, des aberrations de la sensibilité et des mouvemens des spasmes, en un mot, c'est que dans les maladies humorales ou fébriles aiguës où ces forces *peptiques*, suivant l'expression d'Hippocrate, sont dans une grande activité, on n'observe pas de spasme, de maux de nerfs, et que, s'il en survient, c'est un signe de suspension du travail pathologique et de la marche régulière de la maladie.

L'alimentation dans le cours et la convalescence des affections aiguës paraissait très importante à Hippocrate qui s'en est beaucoup occupé, et dans un traité spécial (*De vict. rat. in acut.*), et dans plusieurs aphorismes de la première section.

Vers le déclin des maladies fébriles aiguës, des inflammations graves, des pyrexies exanthématiques, il est besoin d'une grande sagacité pour savoir quand il faut commencer à nourrir. Souvent alors des phénomènes nouveaux surgissent, de la fièvre persiste ou se développe, etc., etc., qu'une alimentation opportune apaise aussitôt.

Galien avait déjà reconnu qu'après certaines fièvres ou maladies aiguës intenses qui avaient beaucoup affaibli les individus se déclarait une fièvre nerveuse que calmaient les Toniques analeptiques : *Equidem ità febricitantes aliquos ostendi tibi maxime ex iis qui è longo morbo convaluerant, quorum quum uni fortè fortunâ occurrissem qui mox ante horrescere cœpisset, ut rem exposuisset, dato ex vino diluto pane, continuo horrorem inhibui; atque ut semel dicam, quibus incipientis adhuc accessionis aderant symptomata iis omnibus panem ex vino diluto et calente mature exhibens, horrorem statim inhibui, et febrem prohibui.*

La longueur présumée de la maladie, les pertes que fait le malade par les diverses évacuations qui le dépouillent de sa substance et réduisent, pour ainsi dire, l'organisme à son canevas, la considération des habitudes, de la forme intermittente, rémittente ou continue de l'affection, etc... doivent surtout guider le médecin dans la manière dont il dirigera la diète de ses malades. L'aphorisme suivant d'Hippocrate résume bien une partie de ces motifs : *Considerare oportet etiam ægrotantem, nùm ad morbi vigorem victu sufficiet, et an priùs ille deficiet, et victu non sufficiet, an morbus priùs deficiet et obtundetur.*

Sans qu'il nous soit nécessaire d'énumérer tous les cas où les toniques alimentaires sont indiqués, il suffira, nous pensons, de dire d'une manière générale qu'ils le sont toutes les fois que la force d'assimilation et le sang ont été *rapidement* affaiblis par des pertes abondantes ou par des maladies pendant lesquelles les actes de la chimie vivante ont été absorbés dans un travail pathologique qui a dû long-temps commander une diète rigoureuse, et qu'ils sont puissans pour faire cesser tous les accidens nés de ces conditions, alors que les fonctions digestives et hématosiques n'ont pas perdu leur pouvoir physiologique.

Quant aux effets qu'on peut retirer des toniques alimentaires dans les maladies chroniques, cela rentre dans le régime et regarde l'hygiène en général, et nous ne nous en occuperons pas.

Toutefois, il faut dire que lorsque, dans les affections où les martiaux sont si bien indiqués, les fonctions commencent un peu à se régulariser et à jouir d'une action et d'une influence réciproques normales, les toniques alimentaires deviennent profitables et acquièrent une puissance curative considérable, surtout lorsqu'on en favorise les bienfaits par la gymnastique, etc..., dont il nous reste à parler en quelques mots :

« L'exercice des muscles locomoteurs, dit M. le professeur Broussais (*Proposit.* 373. *Ex. des doct. tome I*), est le meilleur moyen de détruire la mobilité convulsive. Il agit en déplaçant les irritations viscérales (la latitude vicieuse que M. Broussais donne au mot *irritation*, permet qu'on le prenne ici pour synonyme de douleurs, de spasmes, de névropathie en un mot), *en consumant une activité superflue*, et en appelant les forces vers la *nutrition* et vers les tissus exhalans et sécréteurs. »

Cette proposition renferme une profonde vérité trop méconnue ou trop dédaignée des médecins qui croiraient n'avoir pas bien guéri, et se trouveraient indignes de leur titre, s'ils avaient guéri sans le secours de la pharmacie; vérité méprisée aussi par les malades qui ne font aucun cas d'un docteur, quand celui-ci a la conscience de ne pas les droguer, et qui jugent que leur médecin ne voit rien à leurs maux ; qu'il est inactif, ou qu'il désespère d'une guérison, quand il cherche exclusivement ses moyens curatifs dans les ressources de l'hygiène !

C'est une chose proverbiale que les travaux d'esprit sont plus fatigans et usent bien plus les forces de l'économie que les travaux du corps ; mais on ne se rend pas compte physiologiquement de cette différence qui semble extraordinaire.

L'homme de cabinet, l'écrivain méditatif, vivant du matin au soir dans l'immobilité et le silence de l'étude, dépense-t-il plus de vitalité que celui dont les travaux exigent le mouvement continuel du corps et une activité musculaire déployée dans les champs ? Non ; mais si celui-ci dépense beaucoup, il répare beaucoup ; tandis que le premier dépense sans réparer.

L'exercice trop continuel et trop intense de la pensée met l'homme de lettres dans un état nerveux perpétuel. Chez lui, les mouvemens vitaux, au lieu d'être expansifs, fructueux ; d'imprimer de l'activité aux puissances organiques par lesquelles la vie végétative s'entretient, telles que la digestion, la circulation, l'hématose, les sécrétions, etc..., les mouvemens vitaux sont comprimés, enchaînés, et la force d'assimilation languit ; de là la fréquence des maux de nerfs chez cette classe d'hommes. Leur travail, au lieu d'être une occasion d'activité fonctionnelle pour les organes nutritifs, est au contraire pour ces organes une cause incessante de langueur et de perversion, puis bientôt la cause s'accroît de son effet. Digestions imparfaites, d'où inappétence ; désir nul de réparation alimentaire. Difficulté des sécrétions, des exhalations, des exonérations. Inertie des fonctions respiratoires. Défaut de fatigue musculaire, troubles digestifs, suractivité cérébrale qui se réunissent pour éloigner le sommeil, ce bienfaisant tonique.

Ainsi sans se fatiguer, sans avoir fait une légitime dépense de vie qui puisse appeler le besoin d'une réparation nécessaire et profitable, les individus dont il s'agit interdisent à leur organisme la satisfaction de ses plus importans besoins en affaiblissant et en détournant les actes qui président à l'accomplissement de ces besoins.

Le contraire se voit précisément chez ceux qui en plein air se livrent selon leurs forces aux travaux corporels. Ils font une énorme dépense de vitalité, mais ils acquièrent un appétit vif et vrai qu'ils satisfont avec fruit et pour de légitimes besoins. Leur hématose est puissante ; leur circulation active, les sécrétions, les exhalations abondantes et de bonne qualité. Leur sommeil est naturel, profond et réparateur, etc...

Chez ces individus, *les forces agissantes*, pour parler comme Barthez, par leur exercice constant et bien proportionné, loin de s'épuiser, ne font qu'augmenter la somme des *forces radicales* dans lesquelles elles trouvent sans cesse une nouvelle puissance d'action. Or, nous avons vu que le caractère des toniques est de corroborer les forces radicales de l'économie.

« L'énergie des forces radicales s'accroît dans un rapport composé de l'intensité d'action des forces agissantes dans chaque fonction, et de la constance des rapports d'activité entre toutes les fonctions qui ont été formés par l'habitude..... »

« L'agitation répétée de tout le corps dans un exercice convenable et les impressions renouvelées d'un air libre excitent les forces radicales du principe de la vie. » (*Barthez, Nouv. Élém. de la Sc. de l'Hom.* t. 2, p. 168.)

Il est des femmes sujettes aux maux de nerfs chez lesquelles ni les préparations ferrugineuses ni les toniques alimentaires ne peuvent absorber et faire rentrer dans l'ordre les fonctions nerveuses ; telles sont principalement celles qu'affecte l'hystérie convulsive et quelques-unes aussi de celles que tourmente l'hystérie spasmodique et vaporeuse. Une grande persévérance dans l'habitude des exercices du corps et une gymnastique bien dirigée sont alors les seuls toniques utiles. On voit aussi certaines femmes en proie à tous les spasmes et à tous les maux de nerfs hystériques que nous avons principalement attribués aux personnes chétives et délicates, bien que ces femmes soient d'une constitution sanguine et vigoureuse.

Les indications thérapeutiques consistent dans ce cas uniquement, *à consumer*, par l'exercice musculaire, *une activité superflue et à appeler les forces vers la nutrition et vers les tissus exhalans et sécréteurs*, comme le veut M. Broussais.

L'espèce de toniques dont nous nous occupons maintenant est peut-être la seule qui convienne aux hypochondriaques qui ne peuvent presque jamais supporter les toniques de la matière médicale à cause de l'irritabilité excessive de leur système gastro-hépatique, laquelle s'élève quelquefois jusqu'à une nuance d'irritation et de sub-inflammation chroniques, surtout lorsqu'ils sont depuis long-temps atteints de leur triste maladie. On sait quelle confiance le grand Sydenham avait, pour ces sortes de malades, dans l'exercice du cheval. *At verò*, dit-il, *nihil ex omnibus quæ mihi hactenus innotuerè, adeò impensè* SANGUINEM SPIRITUSQUE FOVET FIRMATQUE *ac diù multumque singulis ferè diebus equo vehi.......... Quid quòd* SANGUIS *perpetuo hoc motu indesinenter agitatus exagitatùs ac permixtus quasi renovatur ac* VIGESCIT.

C'est toujours le même but atteint par des moyens différens. C'est toujours la Médication Tonique-analeptique qui a pour objet immédiat la réhabilitation des forces nutritives.

Mais il faut bien de la méthode et de l'attention pour administrer et doser convenablement cette sorte de toniques. Non seulement les exercices musculaires ne doivent pas dépasser la mesure des forces de l'individu; il est indispensable en outre qu'ils soient bien réglés relativement à l'espèce d'affection contre laquelle on les met en usage. Ils doivent occuper et mettre en activité l'ensemble des fonctions de relation et être en rapport avec un but intellectuel ou moral, être proportionnés avec l'alimentation et le sommeil, secondés par une température et des vêtemens appropriés; il faut y apporter une grande constance, et ne pas se rebuter, parce qu'après quelque temps on n'en aura pas encore retiré d'effets salutaires; car tous les moyens tirés de l'hygiène ont une influence progressive, douce, lente, insensible, mais durable et profonde.

posée de l'intensité d'action que les forces agissantes déploient dans chacune des fonctions principales de l'économie animale, et de la conservation des rapports d'activité entre toutes ces fonctions que l'habitude a établies dans la forme de santé qui est propre à chaque individu.

« Les forces radicales ainsi reproduites (par l'exercice du corps) résistent moins aux causes de maladies chez les sujets qui mènent habituellement une vie inactive et chez ceux qui se livrent presque tous les jours à des travaux forcés. »

Les bains frais sont aussi une espèce de toniques et de toniques bien puissans, par le calme qu'ils impriment d'abord au système nerveux, calme général, uniforme, égal, suivi bientôt d'une réaction excentrique, générale, uniforme, égale, pleine d'harmonie et de spontanéité. Cette heureuse réaction, aidée et soutenue au sortir du bain (qui ne doit jamais dans ce cas être prolongé, mais durer huit à dix minutes dans une eau graduellement descendue à 25, 24, 20 et même 18 degrés du thermomètre de Réaumur) par des frictions sèches ou aromatiques, le massage, un repas fortifiant aiguisé par quelques cordiaux, etc., etc., se manifeste par une fièvre physiologique qui est le plus puissant antagoniste des maux de nerfs.

Oui, une fièvre générale de cette nature fait taire la mobilité nerveuse, et éteint les sympathies, loin de les éveiller comme on le prétend dans l'école physiologique. *La fièvre accable*, est une expression populaire qui n'a pas assez fait réfléchir les médecins. La fièvre est le type des réactions salutaires. C'est la maladie par excellence.

Nous terminerons cette partie déjà trop étendue de notre médication tonique, en considérant, premièrement, que toutes les réactions de l'organisme qui s'accomplissent par les actes les plus généraux et les plus rudimentaires, par ces fonctions que M. Récamier appelle *vitales communes*, que ces réactions, disons-nous, telles que la fièvre et l'inflammation, qui mettent si vivement en jeu la force d'assimilation, sont les plus légitimes, les plus calculables, les plus critiques, les plus salutaires.

D'un autre côté, nous voyons les réactions de l'organisme, qui s'accomplissent par des actes spéciaux et sans intéresser les fonctions vitales communes, être caractérisées par des traits tout opposés aux premières; nous les voyons, et telles sont toutes les maladies nerveuses, incalculables dans leur marche, incohérentes dans leurs expressions symptomatiques, sans tendance critique, incapables de se juger par elles-mêmes.

Ainsi, les premières, confiées aux fonctions vitales communes (c'est-à-dire partagées par tout être vivant), se font avec harmonie, ensemble, ont des périodes calculables, un terme dont on peut assigner l'époque et le mode.

Les secondes se manifestent par des anomalies dans l'action et l'influence des fonctions spéciales (c'est-à-dire qui n'existent que chez certains êtres vivans), marchent sans ordre, sans harmonie, n'ont rien de calculable, persistent indéfiniment et ne peuvent être prévues ni dans l'enchaînement de leurs phénomènes ni dans leur mode de terminaison.

Cependant l'observation nous apprend que ces deux classes d'affections sont exclusives les unes des autres, et qu'il est bon que les premières se substituent aux secondes, parce qu'elles en amènent la solution la plus naturelle, comme cela résulte, ainsi qu'on vient de le voir, de leurs caractères respectifs. (Voyez, pour un plus ample développement de ces idées, la thèse inaugurale de l'un de nous : *Essai sur les lois de la force médicatrice; Paris, février* 1835; n° 36.)

Or, les Toniques-analeptiques font prédominer dans l'organisme les *fonctions vitales communes*, *la force d'assimilation*, et par conséquent les réactions les plus calculables, les plus légitimes, les plus salutaires.

Donc ils sont les agens curatifs véritables et naturels des affections nerveuses que nous avons spécifiées dans le cours de cette importante division de la médication tonique.

Le dernier argument que nous produirons à l'appui de cette loi thérapeutique capitale, c'est celui qu'une observation journalière nous a mille fois appris, savoir que les individus dont la constitution est caractérisée par la prédominance de la force d'assimilation, ne sont point sujets aux maladies nerveuses, et au contraire sont fortement et facilement fébricitans dans toutes les réactions morbides qu'ils ont à supporter ; tandis que ceux d'un tempérament nerveux et qui sont fort sujets aux spasmes, aux maux de nerfs, dans l'un et l'autre sexe, sont rarement fébricitans, réagissent difficilement par des pyrexies.

En réunissant ce que nous avons dit de la médication antispasmodique (*Tome* 1er), pour *pallier* les affections nerveuses essentielles, à la médication Tonique-analeptique appelée à remplir les indications *curatives radicales* dans ces affections, on aura, nous osons l'espérer, les données fondamentales pour se guider dans la thérapeutique si difficile de cette classe nombreuse et importante de maladies.

Sydenham sentait bien la nécessité d'avoir à sa disposition deux ordres de ressources dans le traitement des maux de nerfs ; et il savait se servir simultanément ou alternativement des antispasmodiques, comme on le voit dans le passage qui suit : *Quoties verò paroxysmus invaserit, si tale aut tantum sit malum ut inducias ferre nolit, donec sanguine et spiritibus corroboratis, quasi per ambages sanari possit, confestim ad remedia hysterica ista confugiendum est, quæ odore viroso ac gravi, spiritus, ut dixi, exorbitantes ac desertores in proprias stationes remandant, sivè intrà corpus sumantur, sivè naribus admoveantur odoranda sivè externis applicentur ; cujus modi sunt asa-fœtida, galbanum, castoreum, spiritus salis armoniaci, et quicquid est deniquè quod odorem tetrum admodùm ingratumque spirat.* (*Syd. op. Tom.* 1, *p.* 276.)

TONIQUES RADICAUX OU SPÉCIFIQUES.

Le mode d'action caractéristique des Toniques radicaux ou spécifiques consiste, avons-nous dit (*page 305 de ce volume*), à imprimer *immédiatement aux forces radicales* de l'économie de la *résistance vitale*, et à y rétablir les *synergies*.

Il s'agit actuellement de développer cette proposition.

Dans la section précédente, nous avons beaucoup parlé de la *force d'assimilation*. C'est sur la *force de résistance vitale* que doit maintenant porter notre attention.

Dumas de Montpellier a, selon nous, fait preuve d'un grand talent d'observation, quand, malgré les attaques et les critiques injustes de Barthez, il a reconnu dans l'organisme une *force de résistance vitale* essentiellement distincte de sa *force d'assimilation*. Lorsque nous aurons exposé ce qui concerne spécialement la médication Tonique-spécifique, nous signalerons sommairement les différences qui la séparent de la médication tonique-analeptique. Néanmoins, avant d'aller plus loin, il est fort à propos que nous expliquions en quoi la *force de résistance vitale* diffère de celle *d'assimilation*.

Le célèbre physiologiste que nous venons de nommer, après avoir établi les deux forces en question, définit mal, à notre avis, sa *force de résistance vitale*, et ne choisit pas, pour en motiver l'admission, les faits et les exemples frappans qui s'offraient à lui de toutes parts. C'est pourquoi nous nous voyons obligés de rectifier et d'éclaircir la chose, surtout de la fonder sur l'observation de faits plus scindés et plus caractéristiques.

La *force d'assimilation* est cette faculté primitive et générale dont jouissent tous les êtres organisés de convertir en leur propre substance, de s'identifier, de *s'assimiler* des matières étrangères dont la composition variable suivant la constitution de ces êtres, est déterminée par des lois constantes et primordiales.

La *force de résistance vitale* est cette autre faculté dont jouissent les mêmes êtres d'opposer une réaction énergique, régulière, coordonnée et conservatrice à toutes les influences normales ou anormales, salutaires ou nuisibles qui agissent incessamment sur eux, faculté par laquelle ils se maintiennent et consomment leur existence jusqu'à son terme naturel, à travers toutes les causes d'altération et de destruction auxquelles ils sont exposés.

Chez les végétaux et les plus inférieurs des animaux, cette force semble se confondre avec la force d'assimilation en laquelle leur vie se résume presque entièrement. Mais, chez l'homme, objet de notre science, elle a des phénomènes et des lois qui exigent qu'on la considère séparément.

Que Dumas ait eu tort d'en faire une force à part, un être existant par lui-même, exécutant des actes distincts, comme parmi les appareils organiques, l'appareil digestif existe par lui-même et exécute des actes distincts et qui ne sont pas ceux de l'appareil respiratoire, etc..; cela est possible, et peu nous importe. Si on ne veut pas que ce soit une force spéciale créée *ad hoc* et présidant exclusivement à la *résistance vitale*, qu'on nous accorde seulement qu'elle exprime un grand fait physiologique, auquel il faut subordonner un certain ordre de phénomènes qui à cause de leur importance, des résultats spéciaux et indépendans qu'ils présentent à observer, doivent nécessairement relever d'un principe unique, d'un centre auquel on puisse les rattacher. C'est une abstraction; soit: mais une abstraction déduite de l'observation de l'homme résistant puissamment aux causes nuisibles, en vertu de *conditions particulières*; comme la fécondation, par exemple, est une abstraction tirée de l'observation des êtres se fécondant, en vertu de *conditions particulières*; comme la vie est une abstraction tirée de l'observation des êtres qui vivent sous *certaines conditions particulières*.

Tout ceci va s'éclaircir en se réduisant en faits simples, consacrés par l'autorité de l'expérience et du sens commun.

Un individu étant donné, dans l'état anatomique et physiologique le plus parfait, *vivant sous des influences ordinaires et régulières*, il est impossible de déterminer *à priori* le degré de résistance vitale dont il est pourvu. Il faut pour cela le voir à l'œuvre, s'il est permis de parler ainsi : ce n'est qu'à *posteriori*, qu'*empiriquement*, qu'on pourra reconnaître chez lui, le degré de cette faculté ; car elle n'est nullement en rapport (direct et nécessaire au moins) avec sa *force d'assimilation*, la masse de son appareil locomoteur, le développement, le volume, la consistance, les proportions de ses formes extérieures, pas plus qu'avec la structure, la conformation, les dispositions anatomiques plus ou moins normales de ses organes intérieurs (1).

Tant pis pour l'école organiciste si ces assertions embarrassent un peu la séduisante simplicité de sa doctrine; mais ainsi le veulent les faits : car :

On se tromperait grossièrement, si, de ce qu'un homme est bien conformé, d'un beau développement musculaire, d'une constitution athlétique même, de ce que tous ses organes sont dans l'état le plus normal anatomiquement et physiologiquement, on concluait qu'il résistera mieux à des influences nuisibles ; que, frappé par une cause morbide, la réaction qu'il y opposera, c'est-à-dire la maladie qui s'ensuivra, sera plus régulière, plus calculable dans sa marche, mieux coordonnée dans les actes et les phases qui la composeront, d'un traitement plus simple et plus naturel, d'une issue plus prompte et plus définitive, que celle qui résultera de la même cause chez un sujet évidemment placé dans des conditions *organiques* beaucoup moins favorables en apparence.

Combien de gens à *belle carnation*, à frais embonpoint, à nutrition énergique, à belles dents, à longs cheveux, à sang plastique et immédiatement organisable, qui sont abattus par un souffle, qui ne peuvent supporter la perte de deux onces de ce sang si riche, qu'un bain anéantit, qu'une frayeur fait pâmer, qui tom-

(1) Quand nous disons que le degré de résistance vitale n'est pas en rapport avec la structure, la conformation, les dispositions anatomiques plus ou moins normales des organes, il est bien entendu que ce n'est que dans de certaines limites, et que nous n'avons pas l'intention absurde de faire croire qu'un organe fonctionne également bien malgré le renversement complet de ses conditions anatomiques. Du reste, notre pensée se précisera mieux par les exemples que nous choisissons.

bent en syncope à la moindre émotion, à la vue d'une lancette, en essuyant la douleur d'un coup reçu, d'une brûlure légère, etc. Enfin, et ce fait est un des plus importans à signaler, parce qu'il exprime la faiblesse de la fonction la plus essentielle de l'économie, de la fonction à l'existence de laquelle est inséparablement lié *l'état de vie* : nous voulons parler de la fonction de *calorification* ; de tels individus sont promptement engourdis par le froid et anéantis par la chaleur. Ils sont incapables, dans le premier cas, de cette excitation spontanée, et, dans le second, de cette sédation spontanée, qui neutralisent chez les êtres animés l'influence funeste des abaissemens et des élévations excessives de température.

Ces gens sont le type parfait qui représente la *force d'assimilation* à son maximum d'activité ; et cependant ils sont le type qui nous montre la *force de résistance vitale* à son minimum de puissance.

Combien de gens maigres, pâles et d'une constitution qu'on appelle chétive, que les premiers pourraient écraser sous leur poids, quelquefois affligés d'un vice de conformation congénitale ou d'une lésion organique acquise, etc..., qui vivent impunément au sein d'influences délétères, de foyers épidémiques, sans en subir l'atteinte; qui, affectés par les causes morbifiques, réagissent salutairement et recouvrent merveilleusement leur état physiologique, tandis que les premiers exposés aux mêmes causes succombent où survivent laborieusement et au milieu de toutes sortes d'anomalies ou de périls qui attestent la faiblesse et l'incohérence de leur *résistance vitale*.

Cette organisation, en apparence si délicate, si peu parenchymateuse, supporte mieux souvent les pertes de sang que celles dont nous la rapprochons pour en faire saillir les différences; les douleurs physiques et morales, les épreuves de tout genre la trouvent toujours en mesure de repousser leurs coups par des efforts naturels et synergiques, c'est-à-dire qui puisent leur force dans leur spontanéité et dans leur harmonie. Enfin, soumise à des abaissemens et à des élévations considérables de température, elle y oppose facilement une excitation et une sédation spontanées, suffisantes pour en neutraliser la funeste influence.

Ces gens sont le type parfait qui représente la *force de résistance vitale* à son maximum de puissance, et cependant ils sont le type qui nous montre la *force d'assimilation* à son minimum d'activité.

C'est cette force de résistance vitale qui fait que, de deux individus affectés des mêmes lésions organiques du cœur ou des poumons, par exemple, l'un vit long-temps sans grand dérangement de la santé, presque sans troubles fonctionnels de l'organe lésé, tandis que l'autre succombe rapidement ou traîne une vie douloureuse. C'est elle qui, chez deux enfans nés à sept mois, pourvus l'un et l'autre *organiquement* et au même degré apparent, de tout ce qu'il faut pour vivre, accorde la viabilité à l'un et la refuse à l'autre, etc., etc...

Il nous semble donc impossible de contester l'opportunité et l'avantage qu'il y a à admettre l'existence, dans l'économie, d'une *force de résistance vitale*, tout-à-fait indépendante de la *force d'assimilation*, et dont on ne peut évaluer sainement le degré d'après les conditions anatomiques d'organisation.

Le système nerveux ganglionaire, comme nous l'avons déjà dit (page 305 de ce volume), nous paraît concourir spécialement, par la nature et l'importance de ses attributions, à produire et à régler les phénomènes de cette *force de résistance vitale*.

Rappelons maintenant ce qui a été annoncé au commencement de ce chapitre, savoir, que certaines causes morbides, par leur nature essentiellement délétère et antivitale, frappent *immédiatement* les foyers principaux de ce système, et anéantissent ou détraquent primitivement la résistance vitale; que d'autres causes, mais d'une nature quelconque, rencontrant l'organisme dans certaines conditions, dont les unes peuvent être déterminées autant que possible, dont les autres sont tout-à-fait indéterminables d'avance, produisent le même résultat.

Il nous reste, par conséquent, à parler de ces états pathologiques sous les points de vue principaux de leur histoire, qui peuvent servir à éclairer les indications thérapeutiques que sont appelés à remplir à leur égard les Toniques radicaux ou spécifiques.

On sait que ces médicamens, dont l'étude spéciale et détaillée a été faite en son lieu, sont les amers en général, mais par excellence, et à un degré dont nul autre n'approche, le quinquina.

Le caractère qui mérite le plus de fixer l'attention dans les maladies dont nous avons à nous occuper, c'est la *malignité*.

Quelques modernes se sont beaucoup amusés de cette expression et l'ont fait disparaître du langage médical; puis la chose a été ridiculisée et méconnue comme le nom qui doit être pourtant réhabilité, puisqu'il désigne un fait grave et incontestable que nul autre mot n'exprime plus exactement.

Qu'est-ce donc que la malignité en pathologie?

Écoutons, non une définition, mais la comparaison aussi juste que pittoresque d'un grand praticien.

La fièvre maligne, dit Tissot, *est un chien qui mord sans aboyer.*

En effet, ce qui frappe avant tout dans les affections malignes, c'est leur marche insidieuse.

L'imminence insidieuse de l'extinction directe et prochaine de la vie, est donc ce qui constitue la *malignité*.

Pour que cette extinction soit directe, il faut admettre que les forces radicales de l'économie ont été primitivement atteintes; et c'est pour cette raison, comme nous l'avons déjà fait senti, que sont indiqués desagens spécifiques, c'est-à-dire, dont la puissance curative est primitive, et n'a pas besoin, pour produire ses effets thérapeutiques, d'être précédée d'effets physiologiques.

« La résolution des forces radicales me semble être ce qui constitue les maladies malignes. » (*Barthez.*)

On a cru pouvoir remplacer le mot *malignité* par celui d'*ataxie*. C'est à tort, selon nous. *Ataxie* exprime un désordre, une incohérence, un défaut d'harmonie fonctionnelle *en général*, et n'entraîne pas nécessairement l'idée d'une terminaison funeste. C'est un mot générique qui embrasse tout et ne spécifie rien. La *malignité*, au contraire, est cette espèce d'*ataxie* qui porte sur les fonctions vitales, c'est-à-dire, dont l'exercice est actuellement et incessamment nécessaire à la persistance de la vie. Et voilà pourquoi elle a pris le nom de *malignité* : parce que la force qui préside à ces fonctions étant frappée directement et dans son essence, la synergie ou la simultanéité d'action qui doit régner entre elles sous peine de mort étant rompue, l'existence est prochainement et insidieusement menacée de s'éteindre.

Cette distinction est de la plus haute importance pour l'objet de la médication qui nous occupe ; car l'emploi des Toniques spécifiques n'est pas indiqué dans toute ataxie, mais seulement dans celle qui réunit les conditions que nous venons de spécifier.

En effet, les fonctions d'un ou de plusieurs appareils peuvent offrir une prostration profonde, des désordres, un défaut d'harmonie, une incohérence de phénomènes absolument exempts de danger et sans que l'existence en soit compromise ; nous n'en exceptons même pas les fonctions vitales. Mais il faut, pour cela, que la cause de ces anomalies soit indirecte et n'ait pas porté immédiatement son influence sur les forces vitales de l'économie. C'est ce qui constitue l'oppression des forces, la faiblesse et l'ataxie indirectes, lesquelles fournissent des indications thérapeutiques tout opposées.

Il est donc bien essentiel de savoir distinguer ces deux états si semblables pour l'aspect et la forme, si dissemblables pour le fond, la nature, le traitement.

Barthez, que nous aimons à pouvoir citer dans ces hautes

questions de pathologie générale, parce qu'il ne les a jamais touchées sans y laisser l'empreinte de son profond génie, Barthez (*Nouv. élém. de la sc. de l'H.,* tom. 2, p. 181 et suiv.) établit les principes suivans, que nous développerons et que nous éclaircirons par des exemples à mesure que cela nous paraîtra nécessaire.

« Dans les maladies malignes, le système des forces du principe vital se trouve affaibli par une véritable *résolution* des forces de tous les organes qu'ont produite les causes primitives de ces maladies, en portant le plus grand désordre dans la *succession* des fonctions. »

Pour prendre une idée juste et frappante de cette résolution des forces radicales qui apporte un si grand désordre dans la succession des fonctions, commençons, selon notre habitude, par chercher nos types dans des cas pour ainsi dire physiologiques, puis dans ceux qu'au moyen d'agens toxiques nous pouvons produire sous nos yeux, et arrivons ainsi aux affections que sont appelés à combattre les Toniques-spécifiques.

Les effets des passions dépressives, de la peur par exemple, sont très-propres à nous initier à la physiologie des maladies malignes.

Supposons un homme pusillanime saisi tout à coup d'un effroi profond à la vue de quelque objet qui menace ses jours, et, pour charger davantage la situation, admettons que cet homme est à jeun, affaibli par le besoin d'alimens.

C'est une expression consacrée : être *glacé* d'effroi. Ainsi donc soudainement la vie est attaquée dans son symbole le plus essentiel, la calorification spontanée. Remarquons que ce n'est pas consécutivement à la dépression de quelque fonction spéciale que la réfrigération s'est fait sentir. Un instant indivisible a dans certains cas confondu la cause et son effet; et plus d'une fois cet effet a été la mort. Cette mort, ou, pour ne pas aller si loin, le froid et la syncope instantanés de la peur, par quoi ont-ils été précédés? Est-ce le cerveau, le cœur ou le poumon, lequel des trois qui le premier est tombé en résolution et a entraîné le collapsus des autres? Mais il n'y a pas eu agonie; car l'agonie est un combat, et ici le premier coup a été mortel. Ce n'est pas telle fonction spéciale primitivement abolie, et dont le maintien indispensable à l'action des autres ait suspendu celles-ci par son arrêt. C'est quelque chose encore avant cela; c'est cet *enormon*, cet *impetum faciens* qui imprime le mouvement à ces grands rouages qu'on appelle cœur, poumon ou cerveau.

Que la trachée artère soit tout à coup oblitérée, qu'une des cavités du cœur vienne à se rompre subitement, qu'une luxation rapide de l'atlas sur l'axis détermine une compression instantanée du bulbe rachidien, voilà la mort directe par le poumon, le cœur ou l'encéphale. Mais qu'un individu soit étendu sans vie par un coup violent reçu sur la région épigastrique, indépendamment de toute lésion appréciable d'organisation; ou que le même effet soit produit par l'annonce d'une nouvelle funeste (et dans ces deux cas le mécanisme est le même), nous dirons que la vie, que le principe vital a été éteint dans sa source qui n'est ni au cœur, ni au poumon, ni au cerveau. Après avoir dit où elle n'est pas, on n'exigera certainement pas que nous disions où elle est. Cela demanderait une excursion dans la physiologie comparée et l'embryologie dont nous saurons nous abstenir. Nous avons constaté le fait : cela suffit à notre objet.

Revenons aux effets primitifs de la peur.

Ce froid glacial est intéressant à observer, car nous le retrouverons au début des maladies malignes les plus graves et les mieux caractérisées. Que les modernes partisans de la théorie chimique et mécanique de la calorification, que ceux qui attribuent la cause de toute la chaleur organique à la formation du gaz acide carbonique dans les poumons, au roulis des globules sanguins, aux combinaisons chimiques de la nutrition, que ceux-là viennent donc mesurer leurs théories avec le fait que nous étudions!

L'atteinte directe portée aux forces radicales de l'économie qui président à la résistance vitale, va bientôt se révéler par des incohérences fonctionnelles. Les synergies sont brisées, et c'est en cela que consiste l'ataxie; et si ces synergies brisées sont celles des fonctions vitales, il y aura malignité. Des sueurs froides partielles, du dévoiement, des urines limpides involontaires, la volonté de parler sans parole, *vox faucibus hæsit*, des efforts pour fuir, et les pieds fatalement fixés au sol, les yeux sans larmes, la bouche sèche. Les causes des douleurs physiques, une brûlure, un coup, une plaie, ne sont pas perçus. Les mouvemens de la respiration sans coordination avec ceux du cœur, des battemens énergiques et partiels d'artères, l'ictère et jusqu'à l'instinct de conservation perverti et sans puissance.

Vous avez vu la vie incertaine, prête à défaillir. Deux onces de vin portées dans l'estomac peuvent renouer les synergies et affermir la résistance vitale.

Quelques substances vénéneuses, telles que divers poisons septiques fournis par les animaux, comme sont les venins d'ophidiens, les plantes vireuses, comme le tabac, le datura stramonium, la jusquiame, etc..., produisent des symptômes analogues à ceux des maladies malignes, et qui attestent une atteinte directe portée aux forces radicales. Nous renvoyons, pour la description de ces accidens, aux ouvrages de toxicologie.

« Il est très important de bien distinguer cet état de résolution des forces, qui caractérise une maladie maligne d'avec l'état de simple oppression des forces; d'autant que dans cette oppression, des évacuations convenables développent souvent très promptement l'action des forces radicales que l'on croyait éteintes. »

Deux hommes gisent, froids, pâles, sans pouls, sans mouvement, sans sensibilité, sans connaissance. L'un ne se meut, ne sent, ni ne pense, parce qu'il est gorgé d'alimens et de boissons; l'autre ne se meut, ne sent, ni ne pense, parce qu'il est à jeun depuis quatre jours. Ces deux hommes peuvent être rendus à la vie dans un instant. Le choix des moyens de traitement est-il indifférent? Les ferez-vous vomir tous deux, les alimenterez-vous tous deux? L'un a toutes ses forces en puissance, quoiqu'il ne les ait pas en action ; elles ne sont qu'enchaînées. Qu'il soit évacué, elles vont se déployer soudain. L'autre ne les a pas en action, parce qu'il ne les a plus en puissance. Que vous lui présentiez un cordial, puis un bouillon, elles vont renaître, non pas soudain, mais graduellement, parce qu'il faut réhabiliter la puissance.

Ce cas se présente souvent en médecine pratique, et il n'est pas besoin de dire combien il importe de ne pas confondre une action embarrassée, *opprimée* seulement dans sa manifestation, dans son jeu, avec une action abolie dans sa cause, dans son foyer d'impulsion; de ne pas confondre un membre, qui malgré les contractions musculaires les plus énergiques, ne produit que des mouvemens obscurs et avortés, parce qu'il est fixé et retenu immobile par une puissance supérieure, avec un membre libre, mais paralysé, et qui refuse d'obéir à la volonté.

« Il me paraît que les forces radicales de tout le système sont résoutes dans une maladie aiguë, lorsque les causes manifestes qui l'ont préparée et produite ont affecté profondément ces forces et lésé directement les fonctions de plusieurs organes, et qu'elles sont seulement opprimées, lorsque les lésions particulières des organes qui constituent les divers symptômes de cette maladie sont entièrement dépendantes de la lésion d'un seul organe. »

Un poison de la nature de ceux dont nous parlions il y a un instant est porté par la circulation à tous les organes, et frappe de langueur ou jette dans le trouble ou l'incohérence les fonctions de ces organes. — Un viscère important est atteint d'une phlegmasie violente, et, soit absence de l'influence physiologique que, par la nature de ses fonctions, il irradiait aux autres appareils, soit excès de réaction générale inégalement tolérée par ces appareils, un grand désordre règne dans l'organisme; les actes généraux et particuliers de l'économie souffrent et périclitent par exagération, par insuffisance ou dépravation fonctionnelles. Nous supposons ce dernier cas chez un homme surpris en bonne santé par une maladie accidentelle et dont la cause n'a rien de spécifique.

Il faut ici que nous nous fassions les mêmes questions que dans les exemples allégués plus haut. Dans le premier cas, celui d'une intoxication générale, un principe délétère, ennemi de la vie, partout présent, partout en contact immédiat, a simultanément empoisonné tous les appareils, toutes les molécules vivantes. Il n'est par conséquent aucun organe, aucune portion de matière animée qui soit désormais capable d'une réaction naturelle, puisque tous ont ressenti l'influence toxique on peut considérer alors l'organisme comme une réunion d'êtres tous individuellement empoisonnés, et dont les réactions isolées, sans ensemble, discordantes, sont d'autant plus fâcheuses qu'elles sont plus nombreuses, parce que chacune d'elles use de la vitalité sans profit pour le *consensus*, pour le bien général.

Dans le second cas, dans celui d'une lésion organique isolée, qui exagère, débilite ou trouble l'action des autres fonctions de l'une ou de l'autre manière que nous avons indiquées, les organes étrangers à l'altération idiopathique ne font que *sympathiser* avec celui qui est le siége primitif et unique de la maladie, laquelle n'a affecté les fonctions de cet organe que secondairement, c'est-à-dire après avoir affecté son tissu. Cette dernière remarque est de la plus haute importance dans la question.

Ainsi, bien que dans ce cas toutes les fonctions puissent être lésées, elles ne le seront pas toutes directement, parce que la cause qui a frappé l'organe primitivement n'est pas métastatique, ne se transporte pas matériellement à tous les autres, et que les dérangemens fonctionnels de ceux-ci ne sont pas le résultat d'une atteinte immédiate, mais d'un retentissement qui se fait en vertu du *consensus* qui lie toutes les parties.

Que si maintenant nous supposons que la cause qui a frappé

de phlegmasie un seul organe, comme, par exemple, le poumon dans la pneumonie, ait simultanément frappé un certain nombre d'organes importans, ainsi qu'on le voit dans quelques états inflammatoires généraux, nous aurons une résolution des forces, mais une résolution par *oppression* : et si cette pensée n'a pas été celle de Barthez, il s'est étrangement mépris, car autrement la lésion des fonctions ne serait pas, comme il le dit, *directe ;* elle serait indirecte au contraire, puisque ces fonctions ne seraient lésées que consécutivement à l'altération du tissu de leurs instrumens : or, il faut, pour que la lésion soit directe et entraîne par conséquent l'idée d'une extinction des forces radicales, il faut, disons-nous, que la fonction soit troublée ou détruite d'emblée et non secondairement à la désorganisation du tissu de l'appareil par lequel elle est exécutée. Ainsi la syncope toute nerveuse est une lésion directe de fonction qui révèle une inaptitude radicale, tandis qu'une lésion de structure du cœur n'atteint que fort indirectement la vie cardiaque.

Qu'on applique cet exemple à tous les organes et à toutes les fonctions en particulier, ainsi qu'à l'ensemble des organes et des fonctions, et on aura l'esprit de la proposition de Barthez, tel que nous croyons devoir l'interpréter pour nous conformer aux vues de ce grand médecin; car, bien qu'il ne rende pas explicite son intention, on voit qu'il affecte d'opposer les mots *lésion directe de fonctions* aux mots *résolution des forces radicales*, et ceux de *lésion d'organe* à celui d'*oppression des forces*.

La malignité dans les maladies est produite de deux manières bien distinctes.

Dans le premier cas, elle est due à des causes antivitales par elles-mêmes, comme les passions tristes, les poisons septiques, et certaines influences morbifiques qu'on remarque surtout dans les épidémies. Ici la cause est tout ou presque tout.

Dans d'autres cas, c'est du côté de l'individu que sont les conditions de la malignité. Celles de ces conditions qui nous sont connues dépendent en général d'un affaiblissement des forces radicales produit à la longue par des maladies antérieures, des excès, des évacuations exagérées, etc ... Une cause morbide quelconque qui vient frapper l'économie dans de telles conditions, pourra déterminer des affections qui revêtiront un caractère de malignité.

« Il faut donc, dit toujours Barthez, pour reconnaître une maladie maligne, examiner si sa production a été manifestement précédée de causes graves ou long-temps continuées, dont les unes aient essentiellement affaibli le système des forces, en portant un grand trouble dans l'*harmonie et la succession des fonctions*, et dont les autres, dans la formation primitive de cette maladie, aient lésé particulièrement plusieurs organes divers. »

« Ainsi, les unes de ces causes sont celles d'un épuisement général, comme le défaut de nourriture, des pertes excessives par la transpiration, etc.... »

« Les autres causes de résolution des forces radicales sont les longues omissions de l'exercice des forces de plusieurs organes et leurs *violentes distractions par des efforts simultanés en divers sens*.

» Sanctorius a très-bien remarqué que les fièvres malignes sont principalement déterminées : 1° quand on a fait plusieurs excès *à la fois* des choses non naturelles, comme dans les plaisirs de la table, de l'amour, et dans les passions de l'ame ; 2° lorsque les erreurs de régime qui ont précédé ont pour ainsi dire tourmenté la nature *en sens contraires*, les unes ayant porté leurs impressions sur les viscères, et les autres sur les organes extérieurs, etc....

» Lorsque le système des forces vitales est affecté fortement *et en même temps* par les sympathies des actions de deux organes, *dont les efforts ne sont point liés l'un à l'autre, mais se font en des sens divers ou contraires*, ces sympathies tendent à déterminer des altérations *simultanées* dans les *forces* des principaux organes, qui sont le cerveau, le cœur et les vicères réunis dans la région épigastrique.

» Ces altérations sont ou *contraires* ou extrêmement diverses *entre elles* pour le mode et pour le degré. L'*unité* d'affection *nécessaire* pour l'exercice des forces de chaque principal organe, *doit* manquer alors; ce qui peut amener promptement l'*interception des fonctions essentielles à la vie.* »

Nous avons souligné les mots de ces passages qui nous paraissent le plus propres à inculquer aux lecteurs les idées générales sur lesquelles repose la notion de la malignité dans les maladies.

Il en résulte, comme nous l'avons déjà dit bien des fois, que l'harmonie pathologique est le plus sûr garant de la bénignité des maladies et du maintien de la résistance vitale; que la disharmonie pathologique ou l'ataxie est le signe le moins trompeur de la gravité des maladies et du défaut de résistance vitale, quand elle a les caractères essentiels que nous avons exposés, et surtout quand, portant sur les fonctions vitales, elle constitue la malignité.

Après avoir, dans ce qui précède, défini, distingué les maladies malignes et montré la manière d'agir des causes qui les produisent, nous devons brièvement esquisser leurs caractères génériques, leur marche, leurs terminaisons, pour mettre en évidence la relation intime qui existe entre leur étiologie, leur nature, leur forme, et par conséquent légitimer davantage le traitement qui leur convient, traitement dont les motifs ou les indications se déduisent tout naturellement de cette série de considérations.

M. le professeur Récamier, dans les notes qui font suite à ses recherches sur le traitement du cancer (*tome* 2, *page* 424 *et suiv.*), s'est chargé de ce tableau que nous ne saurions mieux faire que de reproduire ici, car personne n'a mieux vu ni mieux dit la chose.

« Dans les fièvres ataxiques, la résistance vitale est vive ou paresseuse; mais essentiellement faible et disposée à s'éteindre, quelle que soit la forme sthénique ou asthénique des phénomènes qui sont fortement ou faiblement dessinés et sans rapport exact entre eux. La marche est incohérente ; les terminaisons sont difficiles ; l'action des agens morbifiques et thérapeutiques, soit en mal, soit en bien, est sans proportion avec leur quantité apparente et avec les phénomènes produits.

» Dans les fièvres biosiques ataxiques, l'action vitale opprimée (il eût été plus juste de dire *déprimée*) ou exagerée, manque de résistance et tend à s'éteindre, soit qu'elle produise les phénomènes du froid et de la chaleur, ou ceux d'une sécrétion poussée à l'excès. C'est ce qu'on voit arriver dans les fièvres algides auxquelles les malades succombent dans le froid et la sédation ; dans les fièvres ardentes, dans lesquelles la chaleur et la surstimulation donnent la mort ; et dans les suettes, qui font périr par une déperdition excessive.

» Les phénomènes ne sont point en rapport entre eux, le sentiment d'une chaleur brûlante s'alliant à celui du froid, le sentiment d'un froid glacial à celui de la chaleur, une sueur chaude à un pouls serré, fréquent, irrégulier, etc... ; ce qui est évidemment lié à la combinaison des anomalies du tact général et des fonctions vitales communes, à l'occasion desquelles on observe la rougeur variée, vermeille, livide, ou la sueur de régions de la peau qui sont froides. Quant aux phénomènes, on observe les formes suivantes : 1° *la prédominance exclusive* des phénomènes de l'un des trois stades de froid ou de sursédation, de chaleur ou de surstimulation, et de détente ou de sécrétion ; 2° *le mélange incohérent* de ces trois ordres de phénomènes portés très-loin ; ainsi la chaleur la plus forte, avec le pouls le plus faible, etc... ; 3° *l'alternative* de ces mêmes symptômes au plus haut degré d'intensité, un froid excessif faisant place à une chaleur ardente ; 4° *la modération* et la régularité apparente des phénomènes pendant les premières périodes de la maladie, et leur gravité fatale et imprévue à une époque plus avancée, sans cause évidente et surtout proportionnée ; telles sont les fièvres lentes nerveuses.

» Les causes agissent sans proportion avec les effets qui suivent, comme une promenade auprès d'un marais, etc...

» Les agens thérapeutiques qui paraissent indiqués, souvent ne produisent point les effets qui leur sont propres et qu'on désire, et en produisent de fâcheux que souvent on ne peut ni prévoir ni empêcher.

» Les terminaisons sont incomplètes ou fâcheuses, comme lorsque des phlegmasies intérieures graves remplacent les sécrétions critiques qu'on devait attendre, ou lorsqu'on voit la gangrène frapper, avec ou sans inflammation antécédente ou concomitante, les membranes muqueuse buccale, gutturale, gastrique, intestinale, la peau dans des endroits où elle n'a éprouvé aucune compression, ou divers organes spéciaux des fonctions respiratoires, circulatoires, digestives, sexuelles, etc...

» C'est aussi dans les ataxies fébriles qu'on observe parfois les plus grandes anomalies des fonctions vitales spéciales de la respiration, de la circulation, etc., etc... Ainsi, la propension des fonctions vitales communes à leur extinction, qui constitue le véritable désordre vital ou l'ataxie, ne doit point être mesurée seulement par le tumulte des phénomènes, mais par l'état de la résistance vitale. Toute méprise sur cet objet pouvant inspirer une sécurité funeste, je crois devoir insister un moment sur ce point de doctrine clinique.

» On désigne par le nom d'*ataxique* un état de désordre vital, dans lequel *la vie est menacée* généralement ou localement, quelle que soit la violence ou la modération apparente des symptômes. Il ne faut donc pas se faire de l'ataxie l'idée du trouble et du désordre qui accompagnent l'inflammation de quelque viscère. Un homme de trente-cinq ans, bien constitué, éprouve des symptômes lipothymiques qui cessent bientôt et se répètent le lendemain à la même heure : on ne prend aucune précaution; les accidens recommencent le lendemain; le malade succombe, et la nécropsie ne fait constater aucune ésion physique à laquelle on puisse attribuer une issue fatale aussi prompte. Une demoiselle de dix-neuf ans éprouve des accidens semblables : après la seconde reprise, on se hâte d'administrer le quinquina à haute dose ; la troisième est presque nulle, et la malade guérit immédiatement. Quelle que soit la forme algide, ardente, sudatoire, délirante, spasmodique, paralytique, comateuse, orthopnéique, cholérique, dysentérique, hémorrhagique, pleurétique, pneumonique, gastralgique, douloureuse, etc..., que prenne la maladie, le résultat pratique est le même que celui dont je viens de parler. Je demande maintenant ce qu'il y a de véritablement utile à connaître dans le cas que je viens de citer ? Est-ce l'agitation, le trouble ? Mais lorsque ces accidens constituent de simples névroses hystériques, épileptiques, asthmatiques, etc., ils ne menacent pas la vie, et surtout immédiatement ; et lorsqu'ils dépendent de quelque inflammation locale évidente, ils ont une marche différente : la saignée soulage et le quinquina est nuisible. N'est-il pas évident que le mode d'invasion, le retour inopiné des accidens et leur progression sur la valeur desquels on est d'accord, sont d'une tout autre importance à bien saisir que des affections locales douloureuses et qui ne donnent pas la mort de la même manière ?

» Ce que je viens de dire pour les fièvres ataxiques intermittentes, il faut que je le dise des continues et des rémittentes du même ordre.

» Il n'y a point de symptômes sans lésion organique, soit : en ce cas, il faut déterminer la lésion organique présumée chez cet enfant en convulsion par la titillation de la barbe d'une plume à la plante des pieds, chez ce lipothymique qui récupère la santé par la projection de quelques gouttes d'eau froide au visage et la position horizontale, etc., etc., etc... ; car il n'est pas de forme de symptômes si grave que je ne puisse faire voir survenant et cessant par des agens incapables de produire l'inflammation ou de la faire cesser, et, à plus forte raison, insuffisante pour produire la moindre lésion organique.

» L'état ataxique fébrile doit donc être envisagé sous le point de vue de la résistance ou de l'énergie vitale, et non pas seulement sous celui de la vivacité, de la lenteur ou du désordre des phénomènes qui l'accompagnent; c'est-à-dire que dans l'ataxie fébrile, il faut considérer :

» 1° La tendance locale ou générale à l'extinction prochaine de la vie, tendance qui dure jusqu'à la cessation du *dernier phénomène* de l'ataxie, quelque peu important qu'il paraisse.

» 2° La variété des formes des phénomènes, tantôt avec turbulence, tantôt avec collapsus, et tantôt enfin avec une apparente modération, sans que le danger réel de la vie soit moindre dans un cas que dans l'autre.

» Lors donc que la résistance vitale est menacée prochainement, sans affection locale, évidente et primitive, à laquelle on puisse attribuer les accidens, je dis qu'il y a *ataxie.* »

Le talent de savoir reconnaître une maladie maligne à son début, la pénétration encore plus précieuse qui, au milieu d'une maladie bénigne ou grave, découvre des tendances ataxiques, et par conséquent en déduit l'indication positive des Toniques radicaux, sont les plus admirables priviléges de notre profession, entourent le médecin d'un pouvoir et d'un respect qui semblent surhumains, et, chose bien importante, lui inspirent de la confiance dans la puissance de son art. Cette confiance partagée par le public est la plus douce récompense de l'homme qui représente dignement un art dont les torts ou les bienfaits sont en général si mal jugés.

Hippocrate promet déjà au médecin l'estime et l'admiration qui l'attendent quand il saura démasquer les affections malignes ; *Proindè ubi talium affectionum naturam, quantum scilicet vires corporis superant, cognoverit, simulque et si* QUID DIVINI *in morbis inest hujus quoque providentiam ediscere oportet. Hâc enim, ratione, meritò sibi admirationem et boni medici existimationem conciliaverit. (Hipp. prænot.)*

Le père de la médecine attachait une idée très-distincte et très-juste à cette expression *divinum quid.* On peut en juger par plusieurs passages de ses écrits : « Il me paraît, dit Barthez, qu'Hippocrate a désigné sous ce nom une cause inconnue qui rend ces maladies très-graves et même promptement mortelles, et dont on ne peut rapporter les effets à des causes sensibles que l'on reconnaisse pouvoir surmonter les forces du corps vivant.

» Ainsi, ce *divinum quid* n'existe pas, suivant Hippocrate, dans une inflammation particulière dont on reconnaît que le progrès suffit pour donner la mort en détruisant l'organe enflammé; mais il a lieu dans des fièvres véritablement malignes, dans des angines pernicieuses où il ne paraît point de signes d'inflammation ni de gangrène, et dans plusieurs autres affections spasmodiques d'une nature funeste. »

Cet étonnant génie, à qui nous devons tous les grands principes de l'art de guérir, recommande un *criterium* très-précieux pour n'être pas surpris par la fatalité des affections malignes, et pour remplir à temps opportun les indications vitales qu'elles présentent. *Si quid in morbis præter rationem eveniat*, dit-il, *non fidendum*.

En effet, il faut se défier de ce qui s'écarte de la marche régulière de la nature; il faut se défier des accidens qui sont sans rapport évident avec la constitution connue du malade, le genre d'affection qu'il présente, et l'influence déterminée par l'observation des modificateurs internes et externes qui agissent sur lui. Voilà pourquoi l'harmonie pathologique, la conservation des synergies sont les attributs de la force médicatrice; celle-ci est calculable dans sa marche et l'enchaînement de ses actes: le caractère de l'ataxie est de ne l'être pas. La force médicatrice n'a que quelques voies franches et directes pour rétablir l'ordre physiologique. L'ataxie, la malignité qu'on pourrait appeler, comme Stahl, un délire et une distraction de la force médicatrice, *in malignis, anima obliviscitur et desipit: neque deinceps nec tuetur nec vigilat* (*Stahl*), l'ataxie, au contraire, a mille voies imprévues pour conduire à la mort. « Lorsque la nature est en pleine vigueur, dit l'illustre Grimaud, ses mouvemens sont parfaitement réglés, mesurés; ils se présentent constamment dans le même ordre, et ils sont dès lors très-faciles à suivre et à connaître : mais il n'en est pas de même quand elle éprouve des aberrations profondes; car le nombre en est indéfini ; et comme elle tend à sa conservation par des procédés simples et qui sont toujours les mêmes, elle marche à sa destruction par des routes dont il est impossible de fixer le nombre. »

Aussi Hippocrate requérait-il, pour qu'une maladie fût simple et exempte de danger, qu'elle offrît le plus de rapport possible avec l'âge, la constitution du malade ainsi qu'avec la saison : *In morbis minùs periclitantur ii quorum naturæ et ætati et habitui et tempori magis similis fuerit morbus, quàm ii quibus horum nulli fuerit similis.*

Il est temps à présent que nous nous tournions un instant vers les ressources que la matière médicale nous fournit, pour conjurer les états morbides si graves dont nous avons dû avant tout bien déterminer la nature et l'aspect. Si on trouvait que nous l'avons fait trop longuement et que de pareilles excursions dans le champ de la pathologie générale sont des hors-d'œuvre déplacés dans un traité de thérapeutique, nous répondrions que nous sommes fidèles aux principes que dans notre introduction (*tome* 1er, *p.* XXVI), nous avons établis comme devant nous guider dans nos chapitres généraux. Nous y avons annoncé, en effet, que la source réelle des indications serait toujours recherchée et distinguée de toutes les autres qui ne sont pas elle, avant l'art de remplir ces indications, et que le résultat de cette dernière opération viendrait à son tour confirmer ou infirmer la première donnée ; en un mot, que toutes les choses qui indiquent seraient constamment appréciées sous toutes leurs faces pratiques avant les choses indiquées, etc.....

Nous nous abstenons autant que possible de ce travail, quand nous savons que les véritables sources d'indications sont exposées convenablement dans les ouvrages modernes qui servent à l'instruction des élèves; mais nous ne reculons pas devant lui, et il nous semble indispensable de nous y livrer quand il est clair pour nous que ces choses sont dédaignées ou méconnues. Ce n'est pas notre faute si les notions que nous venons de développer sont oubliées et ignorées, pour des connaissances d'un ordre souvent bien moins important.

Nous avons senti (*page* 305 *de ce volume*) la nécessité, pour combattre les maladies qui frappent et affaiblissent directement la résistance vitale, de moyens spécifiques, c'est-à-dire qui produisent des effets thérapeutiques immédiats, non précédés d'effets physiologiques.

Le quinquina réunit cette condition par excellence.

Barthez est l'auteur qui ait le mieux caractérisé la vertu spécifique du quinquina. Les accroissemens de ces forces (les forces radicales), a-t-il dit, se font d'une manière directe par l'action de divers fortifians qui peut se porter immédiatement sur ces forces. Il est aussi naturel que des remèdes fortifians, tels que le quinquina, par exemple, puissent augmenter directement les forces radicales du principe vital, qu'il l'est que les poisons puissent attaquer directement et même détruire ces forces radicales.

Ce qui prouve à quel point la manière dont nous concevons l'action des Toniques-spécifiques découle de l'observation des faits dont elle est la formule la plus générale, c'est ce qu'on remarque dans le traitement des fièvres intermittentes par le quinquina.

Hippocrate, qui était privé de cet héroïque remède, signalait déjà, dans les médicamens dont il se servait pour guérir ces sortes de fièvres, la propriété de fixer l'état des forces organiques et de prémunir la résistance vitale contre le retour de l'accès fébrile, théorie qu'il a aussi nettement énoncée que possible dans cette phrase (*De adfect. cap.* 4) : *Harum autem febrium* (*tertiana et quartana*) *medicamenta hanc habent facultatem, ut his epotis, corpus in loco sit ; hoc est in consuetâ caliditate et frigiditate juxtà locum consistat, neque præter naturam incalescat, neque refrigeretur.* On s'évertue depuis bientôt deux cents ans à découvrir le mode d'action physiologique du quinquina, ce qui est la pierre philosophale en thérapeutique; et, depuis plus de deux mille ans, Hippocrate a écrit, sans qu'il soit possible d'y rien ajouter, la formule de son acton thérapeutique. Cette formule pourra paraître à bien des personnes une banalité, parce que ce n'est qu'un fait général immédiatement, et on serait presque tenté de dire naïvement déduit de l'observation d'un résultat ; et on ne prend pas garde que ces faits généraux incontestables et placés au-dessus des explications, sont les fondemens des sciences.

C'est sans doute pour consacrer l'opinion du père de la médecine que nous venons de faire connaître, que Barthez a très-justement dit : « Je donne le nom de vrais toniques aux remèdes (tels que le quinquina et les martiaux) dont l'action spécifique établit dans tout le système des forces ce que j'appelle *la stabilité d'énergie.* »

Quelques exemples d'une observation vulgaire rendront tout ceci très-évident.

Un homme est affecté de fièvre intermittente. Vous administrez le quinquina méthodiquement, c'est-à-dire dans l'apyrexie. L'accès suivant est considérablement mitigé ou même supprimé, et cependant cet homme *reste exposé à l'influence de la cause morbifique,* les effluves marécageuses, par exemple ; l'action physiologique du quinquina a été complètement nulle ; et si le retour d'un trouble intermittent de l'organisme n'avait été empêché, rien n'aurait révélé les effets d'un agent bien puissant néanmoins. Mais la résistance vitale de l'économie faiblissait périodiquement, et le quinquina lui a rendu sa *stabilité d'énergie.* La cause a eu beau continuer son action, celle-ci a été neutralisée par une résistance vitale supérieure à elle, et le quinquina seul y a pourvu, immédiatement, sans faire appel à une influence tierce, à une modification intermédiaire. La résistance vitale avait été idiopathiquement frappée, elle a été primitivement relevée. Nous avons vu comment agissaient les causes des maladies malignes ; ainsi leur antagoniste : *par malo remedium.*

L'expérience a prouvé qu'on vivait jusqu'à un certain point impunément dans un pays marécageux où les fièvres intermittentes règnent endémiquement, si on a soin de prendre régulièrement du quinquina à titre de prophylactique. Aurions-nous eu tort, d'après ce fait, d'affirmer que l'action physiologique du quinquina est nulle? Non sans doute : l'organisme était sain et fort ; le quinquina sans susciter le moindre phénomène appréciable ni en plus ni en moins, l'a conservé sain et fort contre l'action d'une cause efficace et presque certaine de maladie. Il ne l'a pas changé, mais il l'a empêché d'être accessible à un changement d'état ; il a imprimé à son *énergie* de la *stabilité* et fixé sa résistance vitale : *faciunt ut corpus in locos it.*

Il est si vrai que les Toniques radicaux ou spécifiques agissent purement et simplement en imprimant à l'organisme de la résistance vitale, et en le prémunissant contre les influences dépressives de cette force, que leur administration n'est jamais plus opportune qu'au moment où les fonctions jouissent le plus de leur stabilité et de leur harmonie. Ainsi, c'est entre les accès qu'on doit les faire prendre, alors que tout est rentré dans l'ordre, et c'est à l'époque la plus éloignée possible de l'accès à venir qu'il convient encore le mieux de les introduire dans l'économie ; car ils n'arrêtent pas un accès commencé, mais ils préviennent celui qui doit revenir.

On croit généralement, et à tort selon nous, que le quinquina et ses succédanées sont des antidotes de la cause morbide, des miasmes marécageux par exemple ; qu'ils neutralisent cette cause, comme le mercure neutralise la cause syphilitique. Il ne nous paraît pas qu'il en soit ainsi. Le quinquina laisse subsister la cause avec toute son intensité, mais il met l'organisme en mesure d'y résister, et le résultat est le même. Le mercure, cet autre spécifique, ne donne pas à l'organisme la faculté d'être inaccessible à l'influence morbifique de la cause ; car on ne se préserve pas de la contagion vénérienne en prenant du mercure ; mais la maladie existant, il en éteint la cause.

L'action des Toniques radicaux sera donc d'autant plus puissante, qu'on les emploiera dans des affections intermittentes, c'est-à-dire qui se reproduisent après des intervalles de repos pendant lesquels l'organisme a recouvré son état normal et est susceptible d'être fixé dans un équilibre qu'il doive conserver.

Si la portée d'action de nos toniques est relative à la forme totale de la maladie, elle l'est aussi notablement à la forme de chaque accès.

L'organisme affecté par la même cause morbide ne réagit pas toujours contre cette cause de la même manière. Ainsi trois individus sont exposés à l'influence des effluves d'un marais, c'est la même cause, et chez tous trois une maladie intermittente, identique pour la nature, différente pour la forme, va se déclarer. Nous observerons chez l'un un mode de réaction qu'on appellera fièvre intermittente *légitime;* chez l'autre, *larvée;* chez le troisième, *pernicieuse.*

La première mérite bien la dénomination de *légitime*, parce que l'organisme a réagi au moyen des fonctions vitales communes, c'est-à-dire par une fièvre générale et régulière. La résistance vitale a bien reçu une atteinte directe, mais les synergies n'ont pas été rompues, il n'y a pas eu ataxie. Au contraire, la réaction s'est manifestée par des phénomènes simultanés, bien proportionnés, calculables, critiques comme tous ceux qui sont opérés par l'ensemble des fonctions vitales communes, de ces fonctions générales par lesquelles tout être organisé vit, persiste dans la vie, se conserve au moyen d'une réaction incessante contre toutes les influences nuisibles. C'est contre cette forme des affections intermittentes que les Toniques radicaux développent leurs effets les plus constans et les plus sûrs, parce que la nature s'y écarte moins de ses habitudes, de ses voies normales, et qu'elle n'a besoin pour ainsi dire que d'un léger secours pour y rentrer. Ajoutons qu'ils les développent avec d'autant plus de succès et de promptitude, que les intervalles qui séparent chaque accès sont plus égaux entre eux et laissent plus d'espace entre chaque nouvelle invasion. Effectivement, on supprime plus facilement et plus promptement une fièvre tierce qu'une quotidienne, et une quarte qu'une tierce. Il semble que, dans la première, le tonique n'ait pas le temps suffisant pour imprimer à l'organisme de la résistance vitale et le prémunir contre l'accès si prochain. Ce désavantage a sa compensation ; car si on supprime plus aisément une fièvre à type quarte qu'à type quotidien, celle-ci une fois bien disparue est infiniment moins sujette à récidiver que la fièvre quarte, et on n'est pas obligé (comme on l'a vu à l'article *quinquina*) de continuer aussi long-temps les doses préventives de l'écorce du Pérou.

Dans la fièvre *larvée*, la nature prend le masque d'une autre maladie. Elle ne réagit plus par l'ensemble des fonctions vitales communes, mais par quelque fonction ou quelque action organique spéciales, par exemple, une douleur locale, un trouble fonctionnel isolé, etc... Cette anomalie, cette cause qui déclare son existence par des effets *præter rationem*, annonce en général une affection plus tenace, plus réfractaire : la cause est la même, seulement l'organisme y a répondu autrement, anormalement, et il sera plus difficile d'en être maître, parce que indépendamment de la résistance vitale affaiblie qu'il faut fortifier, il y a une lésion particulière, existant en vertu d'une prédisposition qui peut être très ancienne et très enracinée, et sur laquelle le tonique n'aura souvent pas d'action. Tout à l'heure il y avait de l'ordre dans le désordre, une tendance, des efforts salutaires, l'organisme *fonctionnait* d'une nouvelle manière, et cela était le signe et le garant d'une maladie simple, docile, d'un équilibre facile à rétablir. Maintenant voilà une bizarre localisation de la réaction organique ; ce n'est pas l'économie entière qui se soulève avec des efforts coordonnées ; c'est un nerf qui souffre, une fonction spéciale qui est pervertie : il est besoin d'une action thérapeutique plus puissante, plus soutenue.

C'est ce que prouvent les faits. Il faut des doses triples, quadruples de quinquina, une opiniâtreté inconcevable dans cette médication, pour triompher d'une fièvre larvée ; et, de plus, un emploi prophylactique du même remède très persévérant.

Quelquefois il arrive qu'après plusieurs accès de la forme larvée, qui a résisté ou n'a cédé qu'imparfaitement au quinquina, l'organisme vient à réagir par une fièvre générale, et ce qui atteste la vérité de ce que nous disions plus haut, la maladie obéit alors de suite à des doses très modérés du spécifique.

On confond très souvent la fièvre intermittente pernicieuse avec la fièvre intermittente larvée, et cette erreur se commet quand l'accident particulier qui constitue la forme larvée prend une intensité considérable et en apparence menaçante. Il est bon de savoir que la fièvre reste larvée tant qu'elle se borne à produire un trouble, une lésion fonctionnels spéciaux, isolés, auxquels ne prennent pas part les forces radicales de l'économie, et tant que les synergies générales sont conservées, quelle que soit du reste l'intensité effrayante de cet accident local.

La perniciosité existe lorsque, en même temps que se déclarent un ou plusieurs troubles fonctionnels spéciaux, dont la concomitance n'est d'ailleurs pas nécessaire, il y a rupture des synergies dans les fonctions vitales communes, propension à l'extinction vitale directe, menace insidieuse de mort.

Ici les Toniques spécifiques, le quinquina, jouissent de toute leur merveilleuse efficacité, et, circonstance digne de remarque qui confirme bien hautement les idées que nous avons émises précédemment, l'expérience apprend qu'ils en jouissent bien plus sûrement quand la résolution des forces radicales atteint davantage les fonctions vitales communes sans lésion fonctionnelle spéciale, comme dans les fièvres pernicieuses algides, ardentes, lipothymiques, diaphorétiques, etc...; en un mot, quand il faut seulement, comme dit Barthez, imprimer de la résistance vitale aux forces radicales de l'économie.

La puissance thérapeutique des Toniques-spécifiques varie

encore beaucoup suivant la nature de la cause des maladies intermittentes et malignes.

Ainsi, celles qui sont dues aux miasmes des marais, toutes choses étant égales d'ailleurs, cèdent bien plus volontiers que celles qui se développent sans cause connue chez des personnes nerveuses, dans les grandes villes. Ces dernières aussi sont en général bien plus irrégulières dans leurs expressions symptomatiques, dans leur type, dans leur marche, ce qui vient prêter un dernier appui à l'opinion que nous avons présentée il y a un instant.

Mais les Toniques-spécifiques ne sont pas exclusivement indiqués dans les affections intermittentes, malignes ou autres.

Tous les états morbides même continus qui offrent les caractères que nous avons attribués à la malignité, à l'ataxie, réclament le secours de ces agens thérapeutiques. Malheureusement ils n'ont plus alors une vertu aussi constante, aussi infaillible ; et cela probablement parce qu'on est privé, pour les administrer, du repos de l'organisme, qui est une des conditions de leur action.

Cependant, toutes les fois que les causes de ces maladies continues avec malignité auront affaibli primitivement les forces radicales de l'économie, et qu'elles ne consisteront pas en des matières vénéneuses et septiques venues du dehors ou engendrées par l'organisme ; toutes les fois que ces causes auront agi d'emblée sur le système nerveux qui préside à la résistance vitale et aux synergies, les Toniques spécifiques possèderont encore une énergique efficacité.

Ces états morbides peuvent être primitifs et constituer toute la maladie, comme dans certaines fièvres nerveuses ataxiques développées par des causes morales très-vives, etc., etc., dans un organisme profondément débilité. Plus souvent ils compliquent d'autres maladies, comme cela se voit chez les blessés affectés de pourriture d'hôpital, ou chez ceux qui, dans le cours d'accidens traumatiques, viennent à être affectés par des nouvelles pénibles, ou qui ayant perdu leurs sens par une blessure qui les en a privés pendant quelque temps, ne les recouvrent que pour se sentir ou mutilés, ou esclaves, ou voués à la honte, quelquefois même au supplice.

Il est bien important de distinguer les états morbides avec malignité produits par ces causes d'avec ceux qui se développent souvent au milieu des mêmes maladies, mais sous l'influence d'autres causes. Tels sont, par exemple, les accidens ataxiques qui compliquent les grandes plaies suppurantes. Ceux-là sont dus à la résorption du pus et à un véritable empoisonnement. Tels sont encore ceux qu'on voit dans les fièvres typhoïdes et qui constituent la forme dite ataxique de ces graves affections.

A tous les accidens de malignité déterminés par ce genre de causes, on peut appliquer ce que l'un de nous disait de l'emploi des toniques dans la forme ataxique des fièvres entéro-mésentériques (*Journal des connaissances médic. chirurg.*, *tome* 3, *page* 154) : « L'espèce *ataxique* est de toutes la plus mortelle. La fièvre, réaction légitime et nécessaire une fois qu'a agi la cause typhoïde, la fièvre dans cette forme est remplacée par des symptômes nerveux qui, comme dans les névroses simples, ne cèdent plus à de simples modificateurs du système nerveux ; mais qui entretenus par une cause, le poison dont je parlais plus haut, qu'il n'est pas en notre pouvoir d'éliminer ou de neutraliser, persistent et tuent tant que l'organisme ne rentre pas dans l'ensemble des phénomènes de réaction fébrile qui seuls, selon des lois nécessaires et calculables, peuvent amener la terminaison favorable de la maladie. »

Pourtant, il n'est pas impossible de retirer dans ces cas quelques avantages de l'action des Toniques-radicaux ; mais on les emploie alors à titre de remèdes fortifians, cordiaux et pour aider la digestion et l'élimination des produits morbides, mode d'action qui ne rentre pas dans cette section, et dont nous parlerons dans un instant.

Lorsqu'on administre les Toniques-spécifiques dans les affections continues avec malignité qui en réclament réellement l'usage, les forces radicales sont quelquefois dans un tel état de résolution, que l'action de ces médicamens n'est pas toujours assez immédiatement impressionnante, assez subtile, assez stimulante pour se faire sentir et être assimilée. L'organisme est descendu si bas, son incitabilité est si épuisée, qu'un Tonique pourrait ne pas l'impressionner plus qu'un corps inerte. De plus, les momens sont souvent si pressans, qu'on doit craindre que la vie ne s'éteigne avant que l'action thérapeutique du quinquina ait pu se manifester. Dans ces cas, il faut, par un remède pénétrant, immédiatement actif, un diffusible comme le vin, l'éther, etc..., monter les forces vitales à un degré où elles puissent être sensibles à l'action plus lente d'un tonique ; de même qu'une corde d'instrument a besoin d'être tendue à un certain degré pour vibrer et résonner sous l'archet. Si par ces diffusibles on peut susciter un peu de fièvre, l'imminence prochaine de la mort est conjurée, car on ne meurt pas avec la fièvre ; ce mode de réaction n'entre pas dans les élémens de l'agonie.

L'opinion qui fait consister le mode d'action du quinquina et ses effets antipériodiques dans une révulsion locale qui détruirait l'irritation morbide en vertu du principe *duobus doloribus simul obortis etc...* Cette opinion est trop puérile et trop discréditée, pour que nous nous arrêtions à la réfuter. Il suffit pour en faire sentir l'insignifiance de remarquer qu'on guérit très-bien une fièvre intermittente en faisant pénétrer immédiatement le quinquina dans les secondes voies, comme cela se pratique par la méthode endermique qui peut rendre de si grands services dans les fièvres pernicieuses, où l'administration par les premières voies est impossible. D'ailleurs, n'avons-nous pas dit qu'on se prémunissait contre les fièvres intermittentes endémiques d'un pays qu'on habite, en prenant de temps en temps du quinquina ? Est-ce que dans ce cas la révulsion habituelle qu'on entretient par ce tonique ne permettrait pas à une affection de s'établir? S'il en est ainsi, qu'on prenne des purgatifs, qu'on s'applique un vésicatoire, et si de cette manière on se préserve de la fièvre, comme on le fait par le quinquina, nous proclamerons vraie une théorie que jusqu'ici nous qualifions d'absurde.

Il nous reste, pour terminer ce chapitre, à parler des toniques en tant que stomachiques et que fortifians généraux dans le traitement des affections autres que celles que nous avons étudiées jusqu'ici sous le rapport des indications thérapeutiques qu'avait à remplir à leur égard la médication tonique.

Cette médication était autrefois en bien plus grand honneur que maintenant, surtout dans les maladies chroniques, sur la fin et pendant la convalescence des maladies aiguës, enfin dans tout le cours de certaines espèces de ces maladies.

Il est juste de dire que si la doctrine physiologique a été trop exclusive dans les proscriptions qu'elle a lancées contre l'usage des toniques en général, elle a rendu un service signalé à l'art de guérir en s'élevant avec force et succès contre l'abus qu'on faisait autrefois de ces médicamens.

Des adeptes inintelligens et forcenés ont souvent fait retomber sur leur illustre chef des accusations dont ses écrits doivent le disculper.

On ne saurait rien dire de plus sage et de plus juste que ce qu'il a établi sur les indications des stomachiques dans les propositions de thérapeutique de l'examen des doctrines. Nous nous estimerons heureux si, en reproduisant ici ces principes, au lieu d'exprimer les mêmes choses autrement et pour notre propre compte, nous pouvons venger ce grand médecin des erreurs qui ont été commises et professées en son nom.

« L'indication de solliciter l'estomac par les toniques ne se tire ni de la faiblesse, ni de la maigreur, mais plutôt de la pâleur et de la largeur de la langue, ainsi que du sentiment de langueur et de la lenteur de la digestion, lorsqu'on a fait usage des alimens peu stimulans. Elle peut aussi résulter des douleurs de l'estomac, des rôts, des borborygmes et des coliques qui accompagnent ces sortes de digestions, lorsque ces accidens disparaissent avec des alimens d'une propriété plus irritante. » (*Prop.* 445.)

« La débilité générale sans phlegmasie n'exige que les bons alimens et une dose modérée de vin, si la digestion s'exécute. Si elle se fait avec peine, les amers sont nécessaires. » (*Prop.* 446.)

« Lorsque la gastro-entérite la plus violente se prolonge jusqu'à un certain point, la débilité fournit des indications qu'il faut remplir avec des matériaux alibiles, pour prévenir la mort *per inediam;* car il arrive une époque où la digestion est possible, malgré la persistance de l'inflammation, sans produire l'exaspération de celle-ci. » (*Prop.* 441.)

Les cas indiqués dans ces excellentes propositions sont loin d'être les seuls où les toniques amers peuvent et doivent être employés comme stomachiques; et nous nous ferions un devoir de signaler tous les états morbides qui en réclament l'emploi, si nous ne nous étions suffisamment acquittés de cette tâche dans notre premier volume quand il a été question des ombellifères aromatiques et des labiées. On trouvera tous ces développemens, qui s'appliquent très bien aux amers, depuis la page 283 jusqu'à la page 291, ainsi qu'aux pages 304, 310, 311, 316, 320 et 326 de notre premier volume.

Les toniques sont utiles en outre à titre de fortifians généraux dans une foule de maladies aiguës ou chroniques où il importe de soutenir les forces.

On trouve encore dans l'examen des doctrines plusieurs propositions de M. le professeur Broussais, où quelques-unes de ces indications sont bien formulées.

« Les hydropisies qui proviennent de la mauvaise assimilation disparaissent par les toniques, l'air sec, chaud, lumineux, les bons alimens et les remèdes du scorbut, si cette maladie coexiste. » (*Propos.* 395.)

« Les hydropisies qui sont dues à la disette, aux hémorrhagies et aux autres causes d'épuisement se guérissent par les toniques, les bons alimens, le vin, l'alcool et les diurétiques actifs, lorsqu'il n'existe point de désorganisation dans les viscères ; mais il faut beaucoup de soins pour graduer la restauration. » (*Propos.* 396.)

« Quelle que soit la débilité qui accompagne les irritations (nous restreignons ici ce mot à signifier un degré quelconque d'inflammation aiguë ou chronique ; car, en lui accordant la latitude vicieuse qu'il a dans le langage de M. Broussais, nous serions loin de sanctionner cette proposition), celles-ci fournissent seules les indications, tant qu'elles sont assez violentes pour s'exaspérer par l'ingestion des matériaux alibiles et des médicamens stimulans. Aussitôt que le contraire a lieu la débilité fournit des indications qui se combinent avec celles qui dépendent de l'irritation ; enfin, lorsque celle-ci a cessé, la débilité devient la maladie principale ; mais l'irritabilité des organes exige de grands ménagemens dans l'emploi des stimulans. » (*Propos.* 428.)

« Les convulsions et les douleurs, quel que soit le nom qu'on leur donne, laissent à leur suite une débilité qui fournit quelquefois seule les indications. . . . . »
(*Propos.* 429.)

« L'accouchement est quelquefois suivi d'une débilité qui s'augmente progressivement jusqu'à la mort et qui fournit seule les indications, quoiqu'elle soit un produit de l'irritation. »
(*Propos.* 436.)

» La débilité avec phlegmasie située ailleurs que dans le canal digestif exige des alimens légers et qui laissent peu de résidu, si la phlegmasie est aiguë, mais elle proscrit les stimulans dont l'irritation se répéterait dans l'organe enflammé ; si la phlegmatie est chronique, cette débilité exige des alimens substantiels, mais toujours de facile digestion. Quant aux toniques, ils n'y conviennent qu'à doses légères et momentanément « (*Propos.*, 447.)

» La débilité avec un catarrhe qui épuise par une expectoration trop copieuse et sans fièvre demande des alimens substantiels et de facile digestion, avec l'emploi des toniques-

astringens à doses très ménagées. Tels sont le quinquina, le lichen et l'acétate de plomb. . . . . »
(*Propos.*, 448).

» La débilité avec colite aiguë n'exige que le traitement indiqué pour cette maladie; mais dans le cas de chronicité, elle nécessite des fécules dépouillées de tout ce qui peut laisser du résidu dans le colon et l'usage modéré du vin rouge, pour retenir les alimens dans l'estomac, car l'irritation du colon les appelle vers cet intestin avant leur assimilation, et ils y font l'office de purgatifs. « (*Propos.*, 450).

La débilité produite par les hémorrhagies excessives exige des alimens gélatineux, albumineux et féculens, avec un peu de vin rouge, quelques astringens et des toniques fixes ; mais elle repousse les alimens de haut goût. Les stimulans diffusibles ne conviennent qu'immédiatement après les grandes hémorrhagies. « (*Propos.*, 441).

Les fièvres entéro-mésentériques revêtent quelquefois une forme qu'on appelle adynamique et dans laquelle l'emploi des toniques est parfaitement indiqué. Mais pour en retirer du fruit, il faut avoir bien reconnu les véritables caractères de l'adynamie. Nous nous livrerions volontiers à cette étude, s'il ne nous devenait nécessaire de reproduire ici dans toute son étendue un assez long travail de l'un de nous, inséré dans le tome troisième du *Journal des Conn.-Médic.-Chirurg.*, page 149. Nous ne pourrions que nous répéter, et nous y renvoyons.

L'indication des Toniques ne se présente nulle part plus fréquemment et plus impérieusement que dans les maladies des vieillards. Nous ne pensons pas, comme nous l'avons déjà dit dans ce volume, que les phlegmasies des vieillards doivent être traités sans moyens antiphlogistiques et toujours avec des toniques, mais nous croyons utile de combiner alors ces deux sortes de médications. On peut lire un très bon Mémoire de M. le Docteur Guislain, dans la *Gazette Médicale* du 5 avril 1836, sur le traitement des maladies mentales par les toniques.

Une classe d'affections dans laquelle les toniques rendent d'éminens services est la classe des affections scrophuleuses; on peut même dire que les alimens analeptiques, les toniques gymnastiques, les bains de mer, l'usage des substances amères en petite quantité et par intervalles, sont les plus puissans et peut-être les seuls agens réellement curatifs des scrophules.

Les toniques étaient autrefois beaucoup employés sous le titre d'alexipharmaques, c'est-à-dire, de *chasse-poison*, de dépurateurs. Il est certain qu'il est souvent bon d'aider par des agens fortifians l'économie à se débarrasser des matières nuisibles qui la surchargent et l'offensent; mais c'est une chose difficile que de bien comprendre ce genre d'indications. Quelques anciens avaient le tort de croire à une action neutralisante directe des alexipharmaques, tandis que ce n'est qu'en donnant des forces à l'économie pour digérer et éliminer les produits morbides qu'agissent alors les toniques et les stimulans.

« La médecine, dit M. le professeur Broussais (*Ex. des doct. méd. tome 4, p.* 561), n'est pas une manipulation chimique; les réactifs exercent bien quelque action sur les substances étrangères, lorsqu'elles ne sont que dans les voies digestives, encore faut-il tenir compte de la vitalité de leurs parois: mais dans les secondes voies, dans celles de l'absorption, de la circulation, de la sécrétion, et dans la trame intime où s'opère la nutrition, l'œil du chimiste ne voit rien, la main du manipulateur ne dirige rien; c'est d'après d'autres données que celles tirées de la chimie brute qu'il faut opérer : ce sont les lois vitales, constituant la providence intérieure de l'organe, qui opèrent les transformations, les départs, les éliminations, les dépurations, et, *le plus souvent*, il ne faut que modérer ou ranimer l'excitation à propos, pour qu'elles réussissent dans ce travail. »

C'est de cette manière qu'il faut considérer l'avantage des toniques dans les affections gangréneuses. L'organisme aidé par eux élimine une portion de membre gangrénée, par le même mécanisme que des matières putrides circulant avec le sang.

La thérapeutique possédait autrefois dans ces cas un moyen bien exalté et tout-à-fait discrédité de nos jours, la thériaque. Sydenham appréciait beaucoup ce monstrueux électuaire, et il servait aux anciens médecins dans un nombre infini de circonstances. Il l'employait dans les maladies nerveuses. Voici ce qu'il en dit : *Theriaca Andromaca vel sola, si crebrò diùque usurpetur, magnum est in hoc malo (hysteria) remedium. Neque verò in hoc solo, sed in aliis quàm plurimis à caloris et concoctionis sivi digestionis defectu ortis omnium forte potentissimum quæ hactenùs nobis innotuere, ut à plerisque fastidiatur, quòd et pervulgata sit et à tot sæculis jàm cognita.*

Comme c'est bien ici le lieu de parler de cette composition, et que notre expérience personnelle ne nous a pas suffisamment instruits sur la valeur de ses propriétés, nous croyons devoir finir, en citant le remarquable morceau que Bordeu a écrit sur la thériaque dans ses recherches sur l'histoire de la médecine (*OEuvres de Bordeu*, t. 2, p. 564).

« Andromaque, médecin de Néron, fit un assemblage énorme de toutes sortes de drogues. On ne sait quel génie le conduisit dans cette composition. Ce ne fut pas la méthode, qu'il devait connaître assez pour sentir et craindre le ridicule des mélanges qu'il faisait, mais qu'il ne connaissait pourtant pas assez pour le détourner de son entreprise ; il combina toutes les formules des empiriques : il fit un composé monstrueux qui dure encore, et qui durera toujours ; qui toujours sera l'écueil de tous les raisonnemens, de tous les systèmes, et qu'on ne bannira jamais : elle est, pour ainsi dire, suivant le cœur, suivant l'instinct ou suivant le goût de tous les hommes.

Il me semble que la thériaque, qui tient essentiellement des liqueurs spiritueuses, et qui ne peut être suppléée en partie que par le vin et ses préparations, contient éminemment toutes les vertus nécessaires dans les incommodités et dans beaucoup d'accidens des maladies : elle console la nature, elle la remet dans tous les cas de langueur, de faiblesse, de tristesse ; elle réveille les fonctions de l'estomac, toujours en faute dans les maladies : elle excite dans les corps un tumulte d'ivresse nécessaire pour vaincre les dérangemens de ce viscère important, qui est, à tant d'égards, un des centres de la vie, de la santé, et de l'exercice de toutes les fonctions. Elle réussit dans mille cas qui semblent opposés, parce qu'elle a mille côtés favorables à la santé ; elle réunit, pour ainsi dire, tous les goûts possibles de tous les estomacs.

» J'en suis fâché pour la théorie et pour les médecins de toute autre secte que celle des empiriques. Ils l'attaqueront tant qu'ils voudront : ils prouveront que cette composition n'a pas le sens commun, suivant les règles de la bonne pharmacie; mais le langage de tous les siècles est plus fort que les plus belles dissertations. Andromaque fit un chef-d'œuvre nécessaire à l'espèce humaine, et non moins utile aux animaux, lorsqu'il imagina ou qu'il ramassa les matériaux de la thériaque.

» Ce médecin serait bafoué parmi nous, s'il voulait répondre à toutes les objections de théorie qu'on pourrait faire à sa composition : il ne serait pas reçu bachelier dans nos écoles ; mais son remède est en vogue partout. J'ai vu pendant plusieurs années donner chaque soir un bol de thériaque à tous les malades de l'hôpital de Montpellier, tandis que les écoles de cette métropole de la médecine retentissaient d'invectives contre cette composition.

» J'ai vu donner de la thériaque, et même à très-forte dose, dans toutes les incommodités, dans tous les ménages, par toutes les vieilles gens d'expérience, et j'ai vu réussir cette manœuvre dans beaucoup d'occasions, où je n'aurais su quel parti prendre en suivant les indications puisées dans les principes de la théorie. Quelle vogue n'ont pas prise de nos jours, au milieu de Paris, des formules qui n'étaient que des diminutifs de la thériaque ou des cordiaux plus ou moins actifs! Combien d'efforts ceux même qui décriaient ces formules n'ont-ils pas faits pour les imiter!

» Je connais un médecin qui prétend prouver un jour qu'on a plus employé, pendant ces dix dernières années, de drogues chaudes dans Paris, qu'on n'en avait employé pendant les trente précédentes ; cet emploi s'est fait par ceux même qui décriaient ceux qui ont remis en vogue l'usage que nos grands-pères faisaient des remèdes chauds, c'est-à-dire de la thériaque, du vin et des résines qu'on y dissolvait.

» Tous les volumineux éloges de l'eau pure, le grand nombre de guérisons qu'on lui a attribuées, l'usage immodéré qu'on en a fait, n'ont pu détourner l'instinct des hommes incommodés et malades de la pente qu'il a pour les cordiaux et pour les drogues actives qui raniment la vie, qui aident à en supporter le fardeau. Si les malades se sont accoutumés à craindre les remèdes échauffans et à courir après ce qui rafraîchit ; si l'histoire de la circulation et les scholarités de l'inflammation ont appris à connaître le feu et la gangrène, et les engorgemens, et la suppuration, et les petits vaisseaux, ce n'est, il faut en convenir, que du préjugé seul que partent ces craintes. Il faut, le plus souvent, des remèdes qui aident à vivre, qui donnent des forces, qui remuent les passions nécessaires dans les divers états où les hommes se trouvent.

» C'est à la médecine à trouver ces remèdes. L'eau qui rafraîchit, la diète qui affaiblit, sont sous la main de tout le monde. La thériaque et ses diminutifs, le vin et ses diverses combinaisons réveillent l'activité et soutiennent la vie au lieu de l'affaiblir. Il est pourtant vrai qu'il y a quelques occasions où les vrais cordiaux sont des aqueux ou relâchans. Telles sont, par exemple, les maladies aiguës. »

FIN DE LA PREMIÈRE PARTIE DU DEUXIÈME VOLUME.

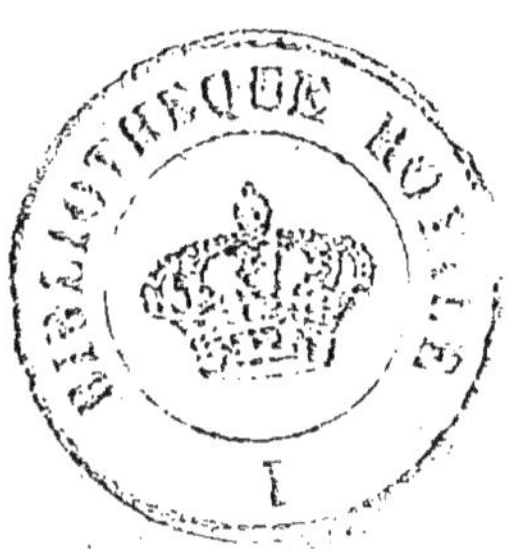

TABLE

DES MATIÈRES

CONTENUES DANS LA PREMIÈRE PARTIE DU DEUXIÈME VOLUME.

MÉDICATION EXCITANTE.

MÉDICATION IRRITANTE.

MÉDICAMENS ALTÉRANS.

MEDICAMENS TONIQUES.

TABLE

ALPHABÉTIQUE.

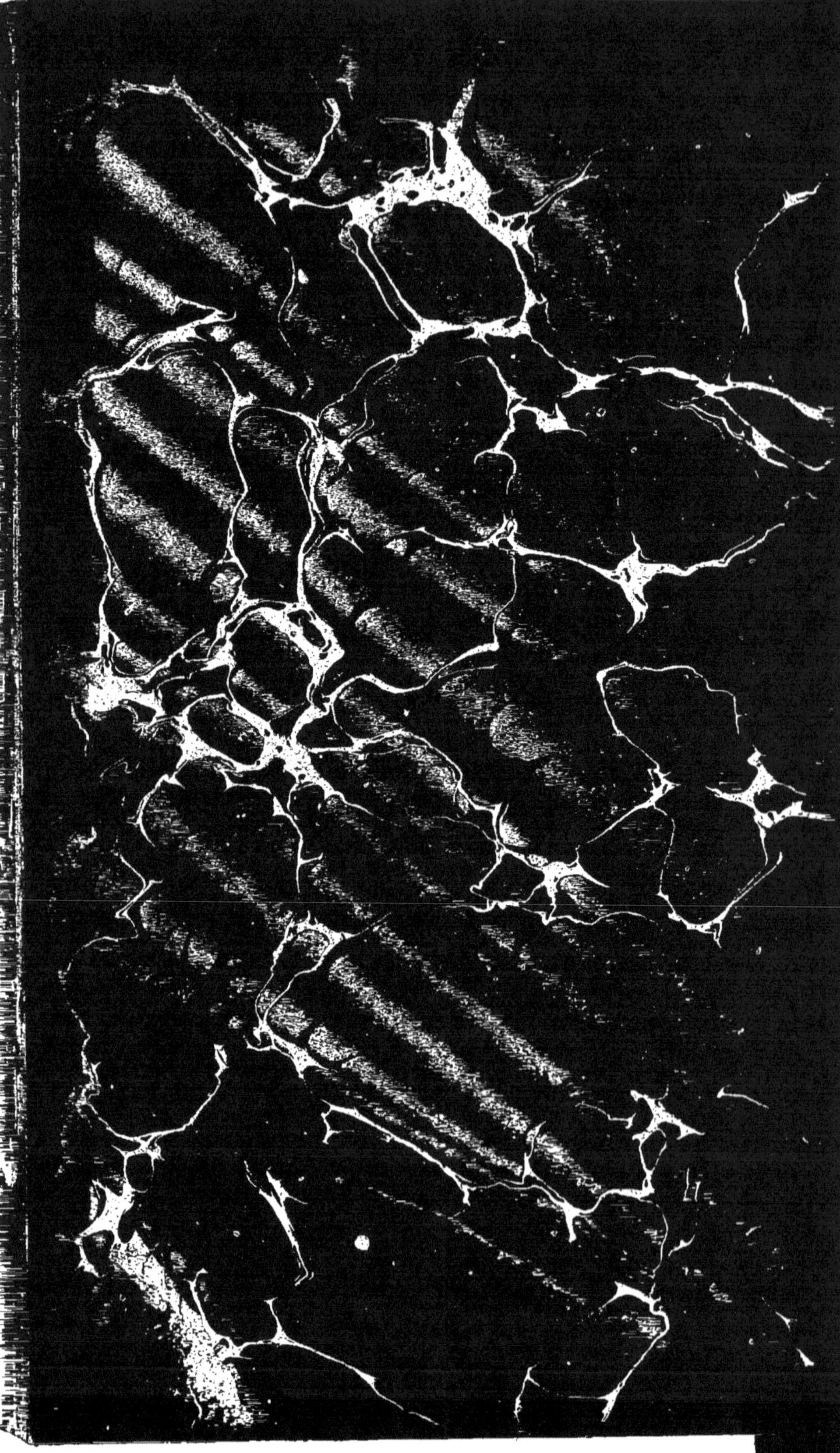

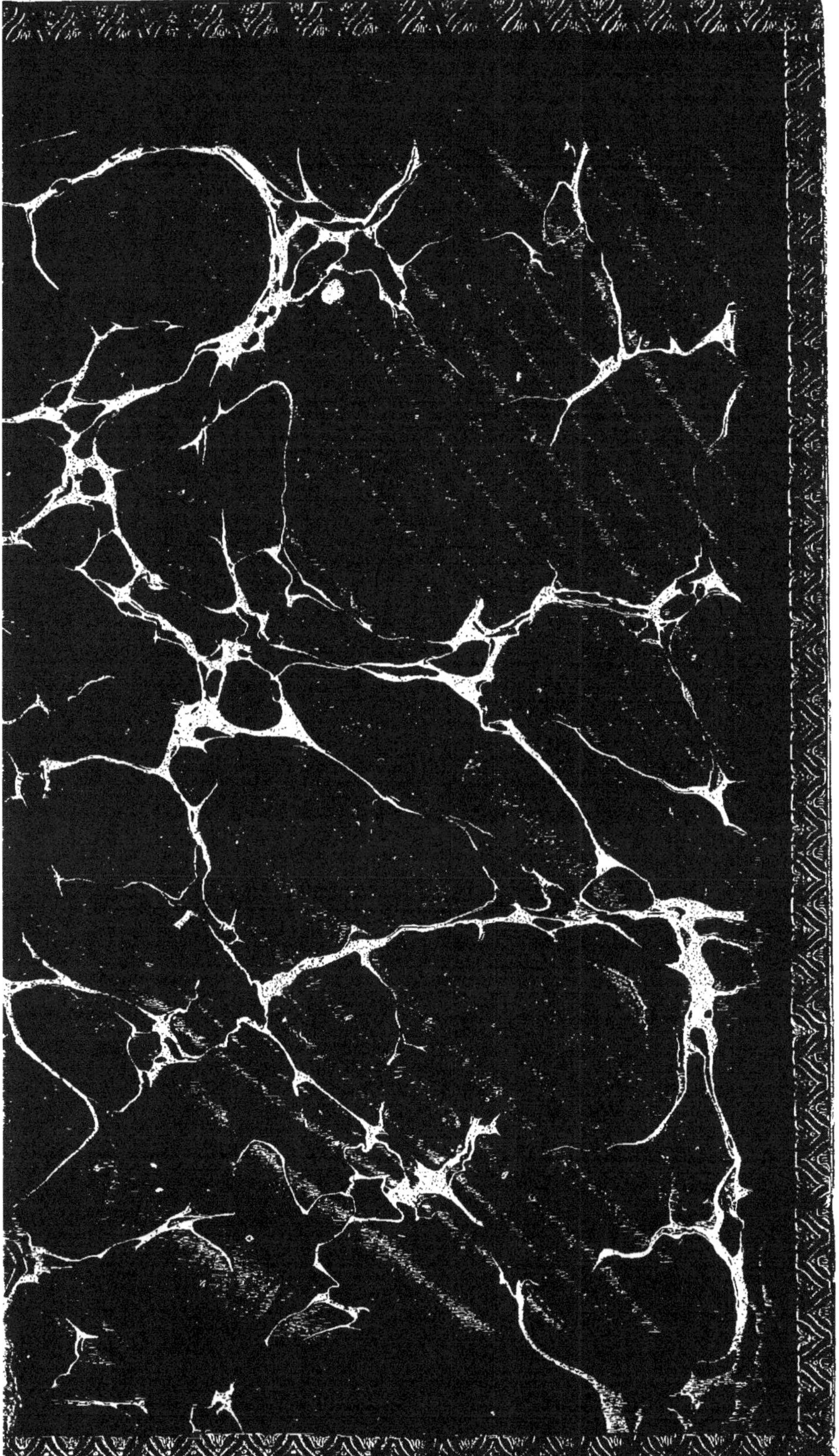

www.ingramcontent.com/pod-product-compliance
Lightning Source LLC
Chambersburg PA
CBHW060540220326
41599CB00022B/3555

* 9 7 8 2 0 1 1 3 4 8 0 3 6 *